辨质辨病辨证临床应用手册
——中西医结合快速诊疗六十病

王　勇　著

中医古籍出版社

图书在版编目（CIP）数据

辨质辨病辨证临床应用手册——中西医结合快速诊疗六十病/王勇编著．—北京：中医古籍出版社，2014.9

ISBN 978－7－5152－0636－3

Ⅰ.①辨…　Ⅱ.①王…　Ⅲ.①中西结合－诊疗－手册

Ⅳ.①R4－62

中国版本图书馆 CIP 数据核字（2014）第 140456 号

辨质辨病辨证临床应用手册

——中西医结合快速诊疗六十病

王　勇　著

责任编辑　王益军
封面设计　映象视觉
出版发行　中医古籍出版社
社　　址　北京东直门内南小街 16 号（100700）
印　　刷　北京金信诺印刷有限公司
开　　本　850×1168mm　1/32
印　　张　12
字　　数　270 千字
印　　次　2014 年 9 月第 1 版　2014 年 9 月第 1 次印刷
印　　数　2500 册
书　　号　ISBN 978－7－5152－0636－3
定　　价　25.00 元

河北省科技成果证书

证书编号：2006-0388

项 目 名 称：广义适禁论、中医适禁论、教育适禁论原理

完 成 单 位：河北省滦南县程庄镇小贾庄村

完成者姓名：王　勇

省级登记号：20060388

发 证 日 期：二〇〇六年三月七日

河北省科学技术厅

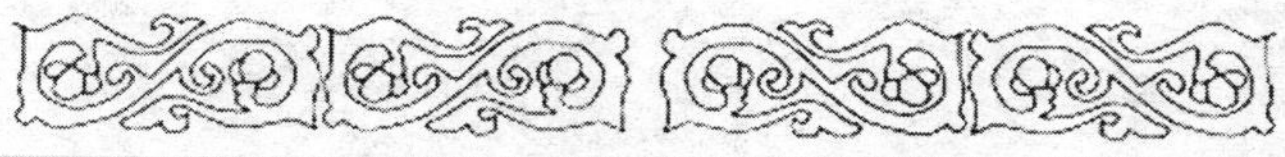

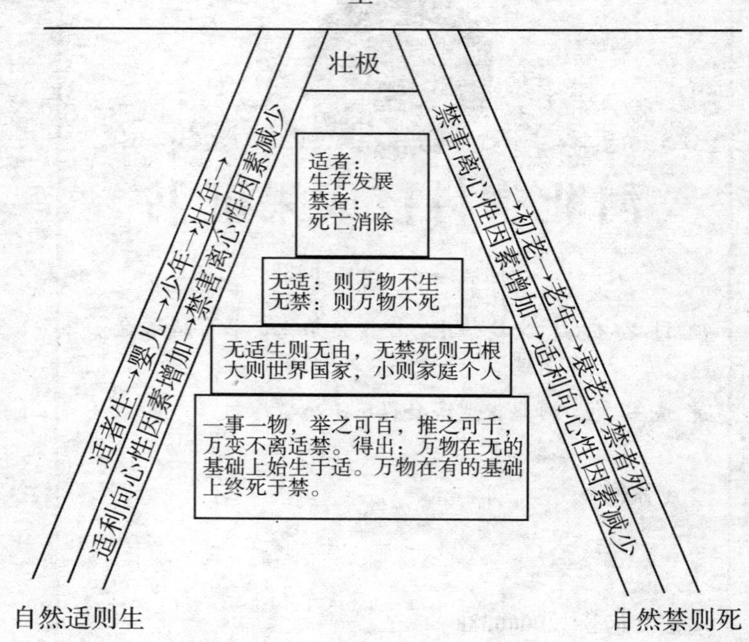

适禁论→禁
适
者
生
死←律死生
壮极
适者：
生存发展
禁者：
死亡消除
无适：则万物不生
无禁：则万物不死
无适生则无由，无禁死则无根
大则世界国家，小则家庭个人
一事一物，举之可百，推之可千，
万变不离适禁。得出：万物在无的
基础上始生于适。万物在有的基础
上终死于禁。
适者生→婴儿→少年→壮年→
适利向心性因素增加→禁害离心性因素减少
禁害离心性因素增加→适利向心性因素减少
→初老→老年→衰老→禁者死
自然适则生
自然禁则死

前　言

中医药学是世界传统医药学宝库中的一块光彩夺目的瑰宝，也是几千年中国传统文化的重要组成部分。中医药学具有几千年的悠久历史，曾经为中华民族的繁衍昌盛作出过重大贡献。但自西学东进以来，由于西医的传入，现代科学飞速发展、日新月异，各种诊疗仪器的问世，西医得到快速发展，对中医的挑战和冲击，加上受古代阴阳五行学说的禁锢，中医的发展逐渐缓慢。认为中医不科学，废医存药之争从未停息过，中医再不创新发展，则生存艰难。数十年来，国家投入大量人力物力，努力促使中西医两种医学结合，取得了一定的成果。本书立足于此，将中医宏观理论与西医微观理论有机结合，临床诊疗过程融合在一起，实现综合而扬弃，合二而一，具有时代积极进步意义。

全书选病60种，以内科疾病为主，外科、儿科、妇科均精选几个有代表性的疾病。每病分概述、综合诊断、鉴别诊断、治疗方法、预防等5部分详细论述，其中治疗方法又细分为中医治法和西医治法两部分，而综合诊断是中西医结合的切入点，也是本书的亮点。辨质辨病辨证三位一体的诊疗方法，得出多质、一病、多证的特色。

辨质的临床意义 我将人的体质分为四型：（1）零质：正常质，正数值1。说明身体健康，气血充沛。一旦发病原则治病治症；（2）加质：气虚质、血虚质。定义为：轻虚质负值

0.1；（3）加减质：阴虚质、阳虚质。定义为：轻虚弱质负值0.2。主张养生保健食疗不需用药，一旦发病原则治病治证；（4）减质：为病质，（大约分20多种）根据负值量，凡是大病质负值量出现0.7～0.8以上原则以治质为主，治病治证次之。

辨病的临床意义 疾病成千上万种，各自的致病细菌病毒等病因不同，体质各异，出现的症状有轻有重，所定负值量的大小有异。治疗原则以治病为主，例如肺结核，以抗结核菌治疗为主，虽然出现肺阴虚证仍以治质治证次之。

辨证的临床意义 根据质、病所出现的临床表现症状区别来定证型与负值量、特色多质、一病、多证，证分得详细，根据其证的负值量，原则以治证为主，治质治病次之，例如疫毒痢（中毒性痢疾）负值0.7～0.8为大病；0.9～0.95病危；负值出现1为病故。质可直接影响于病，则病重。重病又可直接影响于质，大病后则会造成正常质转变为病质，临床上根据不同质、不同病、不同证，要全局考虑，综合诊断，分主次、轻、重、缓、急争取做到对质、对病、对证，作到药到病除。

关于本书中医治法中剂量取舍问题本人也几经考量。考虑到一本临床医书的质量，方药不加剂量是一大缺失，但是一旦加上剂量则存在一定风险。因医师水平等级不同，加上患者体质强弱、年龄等各有差别，若不经辨证全部照搬书中剂量则可能存在一定风险。故本书特作声明如下：根据本书作者多年临床经验，将原方中载有有毒性的药物，如细辛、川乌、草乌、关木通、蜈蚣等，凡有毒药物剂量宜轻，一般为2g；枳实、枳壳、桂枝等药物，为安全期间一般不超过6g；附子、肉桂、麻黄等药物一般不超过8g，重症不超过10g；黄芪、白果仁、生地、陈皮、款冬花、橘红、芦根等药物剂量稍大，一般为15g；茵陈、石膏、金钱草、竹沥等药物，若病情较重，一般为30g。临床用药剂量选择应严格把握适应证，不可粗心大意。本书的方剂剂量不做为标准剂量，仅供医师临床参考。医师可根据病情自己决定剂量，另外不懂医学的局外人不可照方自己开药自己用，否则出现一切不良后果责任自负，作者及出版社概不负责。特此声明，望读者、临床医师鉴谅。

本书内容翔实、简明易懂，对中医临床治疗、教学、科研均有一定的参考价值。由于时间仓促，文中难免存在一些疏漏，敬请读者谅解。

王勇

2013年9月10日

目　录

上呼吸道感染 …… 1
急性支气管炎 …… 5
慢性支气管炎 …… 10
支气管哮喘 …… 17
支气管扩张症 …… 31
肺脓肿 …… 36
肺炎 …… 43
肺气肿 …… 50
肺结核 …… 56
结核性胸膜炎 …… 63
高血压病 …… 70
心绞痛 …… 81
急性心肌梗死 …… 88
急性心功能不全 …… 93
急性胃肠炎（包括食物中毒） …… 100
慢性胃炎 …… 105
消化性溃疡病 …… 113
细菌性痢疾 …… 120
溃疡性肠结核 …… 127
增生性肠结核 …… 133

病毒性肝炎 …… 136
急性黄疸型肝炎 …… 138
急性无黄疸型染性肝炎 …… 142
慢性肝炎 …… 144
肝硬变 …… 150
门静脉性肝硬变 …… 151
肝性昏迷 …… 162
急性胆囊炎 …… 167
胆囊结石 …… 171
胆道蛔虫病 …… 175
急性肾小球性肾炎 …… 178
慢性肾小球肾炎 …… 182
慢性肾功能衰竭 …… 187
泌尿系感染 …… 194
糖尿病 …… 201
甲状腺功能亢进症 …… 212
脑血管疾病 …… 217
流行性脑脊髓膜炎 …… 228
神经症 …… 236
急性胰腺炎 …… 242
类风湿关节炎 …… 246
缺铁性贫血 …… 254
再生障碍性贫血 …… 260
血小板减少性紫癜 …… 269
猩红热 …… 274

伤寒 …………………………………………………… 279
虐疾 …………………………………………………… 287
阿米巴痢疾 …………………………………………… 294
阑尾炎 ………………………………………………… 299
破伤风 ………………………………………………… 303
血栓闭塞性脉管炎 …………………………………… 308
颈部淋巴结结核 ……………………………………… 313
急性乳腺炎 …………………………………………… 317
功能性子宫出血 ……………………………………… 321
闭经 …………………………………………………… 330
痛经 …………………………………………………… 337
经前期紧张症 ………………………………………… 341
更年期综合征 ………………………………………… 344
麻疹 …………………………………………………… 349
百日咳 ………………………………………………… 356
流行性腮腺炎 ………………………………………… 361
小儿腹泻 ……………………………………………… 365

上呼吸道感染

【概　　述】

上呼吸道感染（上感）是一种起病较急的临床常见病、多发病，发病率在各年龄组中无明显差别，以冬春季较多。上感包括急性鼻咽炎、咽炎、扁桃体炎等，也常涉及周围的器官，如喉、气管、中耳等。常以着凉、疲劳等为发病诱因，病原体有病毒也有细菌，病毒可占原发感染90%以上，一般通过飞沫传染，直接接触也传染，偶尔可通过肠道传染。患病前几天是传染期，人体对这种病的免疫力1~2个月，所以1年可患数次上感。

症状：其主要症状可分两个方面

（1）多数患者起病较急，局部症状为打喷涕、鼻塞、流清涕、咽部干痒、咽痛，有时声音嘶哑、咳嗽、少痰等。

（2）全身症状个体差异较大，有些患者全身症状较轻，重者表现为：发热头痛、乏力、食欲减退、四肢关节或全身酸痛等。

【临床表现】

1. 风寒感冒

主症：发热轻，怕冷重，无汗，鼻塞，流清涕，全身关节痛或咳嗽吐白痰。舌苔薄白，脉浮或浮紧。

2. 风热感冒

主症：发热重，怕冷轻，汗出口渴，头痛，咽喉痛或咳嗽，吐黄痰。舌苔薄黄，脉浮数。

【综合诊断】

1. 辨质

（1）零质　正常质，正数值为1。

（2）亚健康质 加质：气虚质、血虚质，负值0.1；加减质：阳虚质、阴虚质，负质0.2。

（3）减质病质 小病质负值0.3～0.4；中病质，负值0.5～0.6；大病质，负值0.7～0.8；病危质负值0.9～0.95；负质达到1为病故。

2. 辨病

减病　“上呼吸道感染”，负值0.3～0.4。

3. 辨证

减证　风寒型感冒，负值0.3～0.4；风热型感冒，负值0.3～0.4。

【鉴别诊断】

1. 与麻疹、百日咳、猩红热等急性传染病鉴别　这些疾病初期也可有上述症状。需要详细询问病史，了解当地流行情况并做随访观察。

2. 与流行性感冒鉴别　流感可以引起流行，全身中毒症状重，局部症状轻，易反复发病。

3. 与过敏性鼻炎鉴别　过敏性鼻炎常有过敏史，有季节性鼻部发痒，以打喷嚏为主，无全身中毒症状。

上感虽属可全愈之病，但不及时治疗可影响周围器官，感染可通过血液播散全身。感染及变态反应，可以引起风湿热、心肌炎、肾炎等，后果严重，不可掉以轻心。上感多为病毒感染，抗生素对它无效，除有细菌感染外，滥用抗生素只会对机体产生不利影响。

【治疗方法】

1. 中医治法

（1）风寒感冒

治法：辛温解表，疏散风寒。

方药：荆防败毒散加减。

组成：荆芥穗12g、防风10g、羌活10g、前胡10g、甘草10g。头痛重加白芷10g；咳嗽重加桔梗12g、冬花12g、白前10g；痰多加陈皮15g、半夏10g、白果仁12g；无汗而喘加麻黄8g、杏仁10g。

（2）风热感冒

治法：辛凉解表，疏散风热。

方药：银翘散加减。

组成：银花12g、连翘10g、薄荷10g、桔梗12g、豆豉10g。头痛加菊花10g、蔓荆子10g；咽红肿加射干10g、山豆根6g；咳嗽加杏仁10g、前胡10g、百部10g；痰黄加瓜蒌皮12g、浙贝10g；热甚加栀子10g、黄芩10g；口渴加天花粉10g。

2. 西医治法

（1）一般治疗 多休息，多饮水，清淡饮食。

（2）可选药物　抗感冒药物种类很多，但大多只有辅助作用。故可根据实际条件，酌情选用感冒通、感冒胶囊、感冒冲剂、快克、康泰克等等。

（3）如伴有扁桃体炎、中耳炎等，应使用青霉素等敏感抗生素治疗，应用足量，用5～7天。如青霉素过敏，可选用其他抗生素。青霉素（苄青霉素）肌注80～320万U每日4次，肌注，静滴800万～1200万U/日，分2～4次静滴。

3. 对症治疗

（1）发热　口服，百服宁1片（必要时），复方阿司匹林1片，每日3次发热高时可肌肉注射安痛定1支或肌肉注射柴胡注射液2支。

（2）止咳、化痰　复方甘草片每次2～4片，每日3次，棕色合剂每次10ml，每日3次。沐舒热每次30mg，每日3次。

（3）鼻塞、咽痛　10%新麻滴鼻液滴鼻或鼻通滴鼻；咽痛可含华素片，草珊瑚含片，金果含片等。

【预　　防】

1. 发病时要注意室内通风，适当参加室外活动，清淡饮食，注意休息。

2. 尽量少去人群聚集的公共场所，减少感染机会。

3. 周围人群发病多时，可建议用板蓝根冲剂等中草药预防。

急性支气管炎

【概　　述】

急慢性支气管炎是一种常见病，患病率较高可达 3.8%，其患病率受到很多因素影响，老年人患病率高（50 岁以上者可达 15%），吸烟者、北方寒区、农村山区、大气污染严重的地区患病率高。

1. 常见病因

（1）感染性因素

①病毒感染：如流感病毒、鼻病毒、腺病毒、呼吸道合胞病毒等。

②细菌感染：如流感嗜血杆菌、肺炎球菌、甲型链球菌、奈瑟球菌等，以前两者多见。

（2）非感染因素

①大气污染：有害的化学气体，如二氧化硫、二氧化氮、氯气、烟雾、微粒等对呼吸道均有损害，降低其防御功能，引起发病。

②吸烟：是慢性支气管炎发生发展的重要因素之一。吸烟时间越长，吸烟量越大，发病率越高。戒烟后慢性支气管炎病常可减轻甚至痊愈。

③气候变化：主要是寒冷空气的影响，可成为慢性支气管炎发生发展因素，故高寒地区患病率高。

④过敏反应：机体产生过敏反应的主要原因是细菌等反复感染，机体对细菌和炎症产生敏感或支气管感染后引起自身免疫性损伤；另外寄生虫、花粉、尘埃等均可成为抗原，引起过敏反应，参与慢性支气管炎的发生。

（3）内因

体质因素导致发病

①机体抗病能力低下。

②植物神经功能失调。

③内分泌功能减退。

④过敏反应机体

2. 症状

其主要症状可分四个方面：

（1）咳嗽 是本病最主要症状之一。急性支气管炎多由上呼道感染引起，开始时干咳，较轻，只是早晚发作或间断性咳嗽后逐渐加重。

（2）咳痰 急性支气管炎最初几天可能无痰，经1～2 天后咳出少量白色黏痰，有时渐变脓性痰。

（3）全身症状 支气管炎常有畏寒、全身酸痛、头痛等症状。体温一般不高，总之，支气管炎患者呼吸系统症状较全身症状明显。

（4）听诊 可有呼吸音稍减弱，呼吸音粗糙或两肺散在干、湿性啰音等。

【临床表现】

1. 风寒型

主症：初起有轻度发热，咳嗽痰稀色白，鼻塞、流涕喉痒或头痛，恶寒无汗。舌苔薄白，脉浮紧。

2. 风热型

主症：咳嗽吐黄痰，甚则作喘，口渴咽痛，微寒头痛鼻塞、或发热。苔黄腻，脉浮数。

3. 风热加湿型

主症：暑天感冒，咳嗽胸闷，吐黄白痰，心烦口渴，尿黄。舌质多红，苔薄黄，脉数。

【综合诊断】

1. 辨质

（1）零质　正常质 正数值1。

（2）亚健康质 加质：气虚质、血虚质，负值0.1；加减质：阳虚质、阴虚质负值0.2。

（3）减质病质 小病质，负值0.3~0.4；中病质，负值0.5~0.6；大病质，负值0.7~0.8。病危质，负值0.9~0.95。

2. 辨病

减病　“急性支气管炎”负值，0.5~0.6。

3. 辨证

减证　风寒型，负值0.5~0.6；风热型，负值0.5~0.6；风热加暑型，负值0.5~0.6。

【鉴别诊断】

1. 与支气管肺炎相鉴别　支气管肺炎，发热较高，多在38℃~40℃呼吸困难明显，肺部以水泡音为主，血液检查白细胞明显增多，胸X线检查可见肺下野或中下野多见小片状阴影。

2. 与上呼吸道感染相鉴别　上呼吸道感染，病程较短，而且鼻、咽喉症状较明显，而下呼吸道症状较轻，肺部检查亦无异常体征。

【治疗方法】

1. 中医治法

（1）风寒型

治法：祛风散寒，宣肺止咳。

方药：杏苏散加减或华盖散加减。

组成：苏叶 10g、荆芥 12g、防风 10g、杏仁 10g、前胡 8g、桔梗 12g。或麻黄 8g、杏仁 10g、生甘草 10g、苏子 12g、橘红 15g、前胡 10、桔梗 10g。

（2）风热型

治法：解表清肺，止咳祛痰。

方药：麻杏石甘汤加减。

组成：麻黄 8g、杏仁 10g、生石膏 30g、前胡 8g、甘草 10g、黄芩 10g、桔梗 12g。咳重痰多加贝母 10g、瓜蒌皮 12g；无汗加薄荷 10g、桑叶 10g；口渴加芦根 12g。

（3）风热夹暑型

治法：疏风解暑，清肺解毒。

方药：香薷饮合桔梗汤加减。

组成：香薷 10g、厚朴 6g、扁豆 12g、桑叶 10g、桔梗 12g、黄芩 10g、贝母 10g、六一散（包煎）

2. 西医治法

目前对本病治法虽多，但是尚无根治性特效疗法。治疗主要是控制疾病的进展，针对自觉症状给予对症疗法及预防复发。其治疗原则与具体措施主要包括控制支气管感染，祛痰、平喘及镇咳等。主要选择对细菌、流感杆菌和肺炎双球菌敏感的抗生素。

首选药：四环素、青霉素、红霉素、庆大霉素等。四环素用法：口服 0.25 ~0.5g/次，3 ~4 次/日；静注 0.5g/次，以 10mg/1ml 浓度注入；静滴：1g/日，以 1mg/1ml 浓度滴入。红霉素用法：口服 0.3 ~0.5g/次，4 次/日；静滴 0.3g/次，先用注射用水 6ml 溶解，再稀释于 30 ml 液体中滴入，每日 3 ~4 次。庆大霉素用法：口服 024 ~0.64g/日，分 4 次口服；肌注：80mg/次，2 ~3/日；静滴：0.16 ~0.32g/日。根据病情决定用药疗程。青霉素类与链霉素是治疗急性支气管炎的常用药，一般合用，青霉素每日剂量 80 ~160 万 U，链霉素每日 1g，成人分 2 次肌注，疗程 5 ~7 天。多数有较好的效果。

3. 对症治疗

针对咳、痰、喘。祛痰药：氯化铵 0.3 ~0.6g/次，3 次/日。或必嗽平 4 ~8mg/次，3 ~4 次/日。复方甘草合剂（棕色合剂）具有镇咳祛痰作用，10ml/次，3 次/日。或用咳必清 25 ~50mg/次，3 次/日，等等。

【预　　防】

1. 锻炼身体，增强体质，以提高机体适应外界环境的能力和抵抗力。

2. 避免外界刺激因素，特别是要防止粉尘、烟雾、有害气体等刺激和影响，忌吸烟。

3. 预防感冒，平时要保持口鼻清洁，清除上呼吸道感染，如扁桃体炎、副鼻窦炎。

慢性支气管炎

【概　　述】

支气管炎每年发作3个月以上，连续2年以上，或每年发作虽不足3个月，但有明显客观检查依据（X线，肺功能等），既可诊断为慢性支气管炎。本病分为两型：单纯型，仅有反复咳嗽、咳痰者；喘息型：除咳嗽、咳痰外，尚有喘息，并可闻及哮鸣音。

1. 症状

慢性咳嗽、咳痰是慢性支气管炎最突出的表现，起病缓慢、隐匿，常因受凉、感冒而反复发作。

（1）咳嗽　其特点是长期、反复、逐渐加重。多在冬季、寒冷季节咳嗽加重，夏季减轻，每天清晨及夜间咳嗽加重，日间减轻。一般不影响睡眠和工作。重者咳嗽频繁，可影响睡眠及工作。

（2）咳痰　多为白色黏痰或白色泡沫痰，合并感染时痰量增多，并变为黄色脓痰。有时剧烈咳嗽可有血痰。

（3）喘息　多在感染时发作或加重，有喘息者可诊断喘息型慢性支气管炎。无喘息者为单纯型慢性支气管炎。

2. 体征

（1）单纯型慢性支气管炎　早期可无异常体征或仅有呼吸音粗糙。随病情发展，肺部可闻及干啰音或伴有少许湿啰

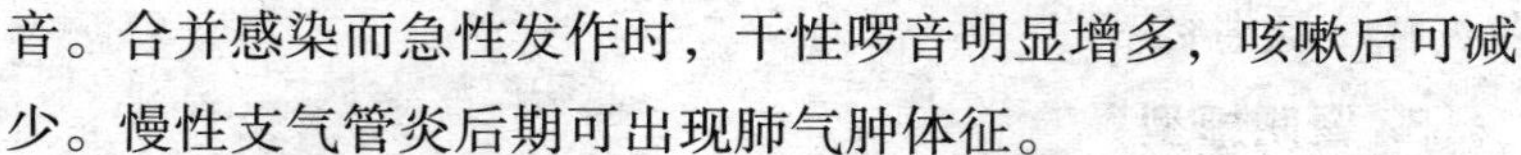

音。合并感染而急性发作时，干性啰音明显增多，咳嗽后可减少。慢性支气管炎后期可出现肺气肿体征。

（2）喘息型慢性支气管炎，可闻及干湿啰音及哮鸣音。

3. 慢性支气管炎分期

急性发作期：多在感染后出现发热，咳黄色脓痰、白细胞增高或咳嗽、咳痰、喘息加重。缓解期：治疗后症状体征明显减轻和自然缓解并保持一段时间（2 个月以上）。实际上在上两期之间还有一期为慢性迁延期，是指不同程度咳、痰、喘症状迁延 1 个月以上。

4. X 线检查

胸部透视或胸片早期可无异常，随病情加重，可见肺纹理增多、紊乱、变形、中断，亦可见网状纹理。

5. 实验室检查

（1）血常规化验　急性发作期白细胞总数及中性粒细胞计数可增多。喘息型慢性支气管炎嗜酸性粒细胞增多

（2）痰常规化验　急性发作期痰为黄色，显微镜下可见大量脓细胞，喘息型者痰中可见较多嗜酸粒细胞。痰涂片或培养常见致病菌为流感嗜血杆菌、肺炎球菌、甲型链球菌、奈瑟球菌等。

【临床表现】

1. 痰湿型

主症：咳嗽痰多、痰多而黏，胸闷口淡。舌淡白、苔腻、脉滑。

2. 痰热型

主症：咳嗽吐黄黏痰，或有发热口渴、尿黄、大便干。苔

多黄腻、脉滑数。

3. 肾阴虚型

主症：咳嗽少痰，经久不愈，喘促气短，活动尤甚，腰酸腿软。苔黄、脉浮细数。

【综合诊断】

1. 辨质

（1）零质　正常质，正数值为1。

（2）亚健康质 加质：气虚质、血虚质，负值0.1；加减质：阳虚质、阴虚质负值0.2。

（3）减质病质 小病质，负值0.3～0.4；中病质负值0.5～0.6；大病质负值0.7～0.8；病危质，负值0.9～0.95。

2. 辨病

减病　“慢性支气管炎”负数值0.5～0.6。

3. 辨证

减证　痰湿型，负值0.7～0.8；痰热型，负值0.7～0.8；肾虚型，负值0.7～0.8。

【鉴别诊断】

慢性支气管炎与下述疾病有相似之处，需仔细鉴别。

1. 与支气管哮喘鉴别　后者多在青少年发病，可有家族史与过敏史，临床上以喘息为主，咳嗽较轻，到后期合并慢性支气管炎时，有较重咳嗽、咳痰。支气管哮喘发作时两肺可闻及哮鸣音，发作缓解后可恢复正常。支气管扩张药物可控制哮喘发作。以上诸点可与喘息型慢性支气管炎相区别。此两种疾病典型病例区别较易，但支气管哮喘后期，常合并慢性支气管炎，两者鉴别较难。目前有人认为喘息型慢性支气管炎的实质是慢性支气管炎合并哮喘。

2. 与肺结核鉴别 后者有咳嗽和咳痰，但不如慢性支气管炎严重。肺结核常有典型的低热、盗汗、消瘦，全身不适等结核症状，咳血较慢性支气管炎多见，痰检可查出抗酸杆菌。

3. 与支气管扩张症鉴别 后者有慢性咳嗽，但患者有大量脓痰，反复咳血等特点，查体肺部可闻及固定性湿啰音。X线检查可见蜂窝状、卷发样肺纹理影像，CT及支气管碘油造影可帮助确诊。

4. 与肺癌鉴别 后者发生于40岁以上男性，有常期吸烟史者，或有刺激性咳嗽伴有痰中带血。X线检查可见块状阴影等，痰查癌细胞或支气管镜活检可以明确诊断。

5. 与肺尘埃沉着症（尘肺）包括硅沉着病（硅肺）鉴别 后者有职业史和粉尘接触史，胸部X线平片可见明确的硅肺结节，结合病史可作诊断。

【治疗方法】

1. 中医治法

（1）痰湿型

治法：健脾燥湿，止咳化痰。

方药：二陈汤加减。

组成：陈皮15g、半夏10g、茯苓10g、杏仁10g、紫菀10g、款冬花12g、薏苡仁10g。胸闷加苍术12g、厚朴6g、枳壳6g。

（2）痰热型

治法：清热解毒，清肺化痰。

方药：清肺化痰汤加减。

组成：栀子 10g、黄芩 10g、桑白皮 10g、知母 12g、贝母 10g、桔梗 12g、瓜蒌仁 10g、芦根 10g。

（3）肾阴虚型

治法：滋补肾阴，止咳化痰。

方药：六味地黄丸加减。

组成：熟地 12g、山萸肉 10g、茯苓 10g、杏仁 10g、苏子 12g、五味子 10g、百部 10g、款冬花 12g。

2. 西医治法

针对慢性支气管炎的病因，病期及反复发作特点采取防治结合的措施。

（1）急性发作期及慢性迁延期治疗　呼吸道感染是引起急性发作的最重要诱因，此期控制感染，辅以祛痰、舒张支气管等措施。

①一般治疗：急性发作期应适当休息，戒烟、避免冷空气、粉尘及有害气体的刺激，室内温度、湿度要适宜，可蒸气吸入湿化气道。

②控制感染：根据病情选有效抗生素，如有条件在应用抗菌药物前，留痰做细菌培养及药敏试验，作为选药依据。抗生素可选用：青霉素 80 万 U，肌注，每日 2 次，发作较重时亦可用 160 万～240 万 U 静脉滴入。红霉素 0.3g，每日 3～4 次。或 1.0～1.2g 静脉滴入。麦迪霉素 0.2～0.3g，每日 4 次。螺旋霉素 0.2～0.3g，每日 4 次。氨基苄青霉素每日 2～6g，分 4 次口服或肌注，亦可静脉滴入。先锋霉素静脉注射 0.5～1g，每日 4 次。磺胺类可选用复方新诺明，每次 2 片，每日 2 次，首次加倍。当感染的症状缓解或减轻，痰转为白色，白细胞总

数、中粒细胞正常时，再用1～3周可停药。以上诸药可单独使用，严重感染可联合用药。

③祛痰剂：祛痰与止咳药物应配合服用，祛痰剂促进痰液排出，有利于通畅呼吸道及控制感染。常用祛痰止咳药有；氯化氨0.3～0.4g，每日3次。必嗽平8～16mg，每日3～4次。或沐舒坦30mg，每日3次。10%～20%痰易净1～3ml，雾化吸入，每日3～4次。α－糜蛋白酶5mg，雾化吸入或肌肉注射，每日1～2次。

④支气管舒张剂：一般用氨茶碱0.1～0.2g，每日3次；舒喘灵4mg，每日3次；间羟叔丁肾上腺素（博利康尼）2.5～5mg，口服，每日3次。或用气雾剂（喘康速，舒喘灵、爱喘乐、必可酮等吸入。

（2）缓解期治疗　当感染控制后，症状缓解或减轻，此期治疗目的主要是增加机体免疫力，防止急性发作，防止病情发展及肺功能进一步恶化。具体措施：

①气管炎菌苗：最常用三联菌苗（甲型链球菌、白色葡萄球菌及卡他球菌），气雾给药最佳，皮下注射次之，口服效果最差。

② 脂多糖注射液，0.5g/ml由0.2ml开始皮下注射，每次增加0.2ml，增至1.0ml后不再增加，共注射20次或更长，可提高非特异性免疫能力

③其他：体育锻炼、戒烟，预防上呼吸道感染等是慢性支气管炎综合治疗不可缺少的措施。

【预　　防】

慢性支气管炎病因尚不十分清楚，预防必需采取综合措

施，平时要注意提高机体抵抗力，加强体育锻炼，避免理化因素刺激，戒烟对预防慢性气支气管炎的发生、对减慢或阻止病情发展及合并症发生有重要作用。

支气管哮喘

【概　　述】

支气管哮喘是机体对敏感因素或非敏感因素反应性增高的疾病，引起可逆的支气管平滑肌痉挛、黏膜水肿、黏液分泌增多等病理变化。临床表现以发作性呼气性呼吸困难双肺哮鸣音为主。可发于任何年龄，但半数以上在12岁以前发病。部分患儿进入青春期后可缓解。成年患者无显著的性别差异，儿童患者男女之比为1.5∶3。约20%的人有家族史。

根据病因及发病机制可将哮喘分为外源性与内源性。外源性哮喘致敏原，分为吸入性（花粉、小螨、皮屑等）、食入性（如鱼、虾、蟹、蛋、奶等）及药物性（如青霉素、阿斯匹林等）。内源性哮喘病因为非致敏性因素，包括感染、冷空气、化学性气体、粉尘、运动及情绪波动等。支气管哮喘的发病是综合因素作用的结果。

（一）外源性哮喘

常于幼年发病，有过敏史。多数患者发作有明显的季节性，春秋发病较多。发作前有致敏原接触史。每次发作可持续数分钟、数小时、数日不等，每次发作间隔不等。缓解期可无症状。

1. 前驱期（先兆期）　典型发作前患者有鼻、眼睑发痒，流清涕，打喷嚏，干咳胸闷，烦躁不安，不能平卧，干咳或有少量痰液，心率增快，紫绀，出冷汗。

2. 典型发作期 以发作性、呼气性呼吸困难为突出症状，伴有胸闷，烦燥不安，不能平卧，干咳或有少量痰液，心律增快，紫绀，出冷汗。

3. 缓解期 发作将要结束时感染者可闻及干啰音。在发作时可发现胸廓处于吸气状态扣诊过清音，肺底下降等，发作缓解时便消失。病程较长者，尤其伴有慢性支气管炎者，易形成慢性阻塞性肺气肿。在发作时还伴有心率增快、紫绀，额部以至全身出冷汗等。

（二）内源性哮喘

多指感染性哮喘。因病毒、细菌、真菌等引起呼吸道反复感染，除有咳嗽、咳痰外，逐渐出现呼气性呼吸困难，双肺可闻及哮鸣音及干性啰音。发作期长，从数天至数周，当感染控制后哮喘可缓解，但不易根治。

（三）混合性哮喘

在哮喘过程中过敏性因素与感染性等多种因素相互影响，使症状不典型。成年发生的哮喘，绝大多数是此型。发作无季节性，可终年反复发作，症状较重，且不典型，治疗效果多不理想。

（四）哮喘持续状态

严重哮喘发作，用一般支气管扩张剂治疗无效，持续12~24小时仍不缓解者，即为哮喘持续状态。诱发因素有：（1）呼吸道感染未控制；（2）致敏原持续存在；（3）严重缺氧或二氧化碳潴留及酸中毒；（4）严重脱水，痰液黏稠，形成痰栓，阻塞小支气管；（5）激素撤减不正规，或撤药后出现应激状态（如外伤、手术、分娩、感染等）未及时补充足够剂量的激素；（6）严重并发症，如肺不张、气胸、纵隔气肿、心肺功能衰歇等。

出现有辅助呼吸肌参与呼吸、紫绀、大汗淋漓、脱水、窒息感、心动过速、血压可下降，严重者可昏迷，甚至心肺功能衰竭，哮鸣音可明显增多，亦可明显减少，甚至消失，此系支气管高度痉挛或痰栓阻塞细小支气管，或患者衰竭无力呼吸，或伴有气胸等原因所致。凡出现神志模糊，心率 130 次/分以上，奇脉，哮鸣音减少或消失，或伴有气胸、纵隔气肿等现象之一者，提示病情危重。

（五）实验室及其他检查

1. 血常规 嗜酸性粒细胞增多，但不超过 30% 合并感染时白细胞总数及中粒细胞增多。

2. 痰化验 嗜酸性粒细胞增多，感染时粒细胞增多。

3. 肺功能检查时 发作时由于支气管平滑肌痉挛等病理改变，呼气气流受阻，肺通气功能障碍，呼吸流速个项指标均显著下降。

4. 血气分析 哮喘发作较轻者仅有低血症（PaO_2 下降），或伴有低碳酸血症（$PaCO_2$ 下降）。PaO_2 逐渐下降表明病情趋于严重，哮喘持续状态可见严重低氧血症，可合病呼吸性酸中毒，代谢性酸中毒。动脉血气及酸碱平衡的变化对哮喘的治疗效果有明显影响必须注意纠正。

5. X 线检查 哮喘发作时，两肺透光度增强，肋间隙增宽，膈平坦。缓解期可无异常发现。如合并肺部感染、继发肺气肿、肺心病则可有相应 X 线表现。

因此，有反复发作史，发作时表现为呼气性呼吸困难，伴有双肺哮鸣音，排除其他疾病引起的喘息及哮鸣音，可初步考虑为支气管哮喘。

【临床表现】

（一）发作期

1. 风寒型

主症：畏寒怕冷，发热不重，流清涕，头痛身痛，无汗，呼吸急促，喉中痰鸣，痰白而清稀或泡沫状，胸膈满闷。舌质淡，苔薄白，脉浮紧。

2. 风热型

主症：呼吸急促、喉中痰鸣、痰黄量少、不易咳出、胸膈满闷、面红自汗，或发冷发热、口渴欲饮、小便黄、大便干、或秘结。舌苔黄腻、脉滑数。

（二）缓解期

1. 肺气虚型

主症：哮喘患者平素阳虚，畏寒自汗，呼吸短促，少气无力，容易感冒，稍感风寒容易复发，持续不愈。舌质淡，脉细弱。

2. 脾肾两虚型

主症：平素食少腹胀，浮肿便溏腰酸怕冷，面色苍白，四肢无力，气短息少，呼多吸少活动尤甚。舌质淡、脉沉细迟弱。

【综合诊断】

1. 辨质

（1）零质　正常质，正数值1。

（2）亚健康质　加质：气虚质、血虚质，负值0.1；加减质：阳虚质、阴虚质，负值0.2。

（3）减质病质　小病质，负值0.3～0.4；中病质，负值0.5～0.6；大病质，负值0.7～0.8。

2. 辨病

减病　“支气管哮喘”，负值0.5～0.6。

3. 辨证

减证　风寒型，负值0.5～0.6；风热型，0.5～0.6；肺气虚型，负值0.7～0.8；脾肾两虚型，负值0.7～0.8。

【鉴别诊断】

1. 与心源性哮喘鉴别　后者是左心衰竭急性肺水肿的表现，多发生于中老年人，常有风湿性心脏病、高血压心脏、冠心病等心脏病病史，常表现为夜间阵发性呼吸困难、端坐呼吸、咳粉红色泡沫痰，并常伴有心脏扩大、心脏杂音、心率失常等，发作时双肺特别是肺底部可闻及湿性啰音，此啰音常可随体位改变而移动。与支气管哮喘相反，心源性哮喘用洋地黄、吗啡治疗有效，但禁用肾上腺素，而支气管哮喘用肾上腺素使哮喘发作停止，但禁用吗啡，以防抑制呼吸中枢。因此，必须注意鉴别。

2. 与喘息型慢性支气管炎鉴别　后者为慢性支气管患者由于反复感染而发生喘息。每当呼吸系统感染喘息发作，并有哮鸣音出现。感染控制后喘息缓解哮鸣音减少或消失，有人认为喘息型慢性支气管炎的实质是慢性支气管炎合并支气管哮喘。

3. 与支气管肺癌鉴别　后者肿块阻塞压迫支气管，出现局限性哮鸣音，易与支气管哮喘混肴。但肺癌多发生40岁以上男性，有长期吸烟史者，常有刺激性咳嗽、咳痰、咯血、进行性加重呼吸困难，支气管扩张剂效果差。胸部X线、CT检查及纤维支气管镜检查均可提供重要的诊断线索。活体检查、痰查癌细胞可明确诊断。

【治疗方法】

（一）中医治法

1. 风寒型

治法：疏风散寒，豁痰平喘。

方药：小青龙汤加减。

组成：麻黄8g、桂枝6g、细辛2g、五味子12g、干姜10g、白芍10g、射干10g、半夏10g。痰稀量多加白果仁12g、陈皮15g。

2. 风热型

①发热型

治法：清肺散热，化痰平喘。

方药：麻杏石甘汤加减。

组成：麻黄8g、杏仁10g、生石膏20g、银花12g、连翘12g、蒲公英10g、射干10g、贝母10g。

②不发热型

治法：平喘止咳，清肺化痰。

方药：白果定喘汤加减。

组成：麻黄8g、杏仁10g、白果仁12g、桑白皮10g、黄芩10g、杏仁10g、贝母10g。痰黏难咳出加瓜蒌12g、海浮石10g；憋气痰多加苏子12g、葶苈子8g、款冬花12g。

3. 肺气虚型

治法：补肺纳气，固表平喘。

方药：生脉散加减或人参蛤蚧散加减。

组成：人参10g、麦冬10g、五味子10g、沙参10g、贝母10g、紫菀10g、陈皮15g或人参10g、蛤蚧粉6g、胡桃肉10g、五味子10g、天冬10g、百合10g、橘红12g、茯苓10g。

4. 脾肾两虚型

治法：温肾健脾，平喘化痰。

方药：金匮肾气丸加减。

组成：党参15g、白术12g、茯苓10g、山药10g、泽泻10g、熟地12g、肉桂8g、五味子10g、胡桃肉10g、补骨脂10g、枇杷叶10g。

（二）西医治法

治疗原则：去除病因与诱因，控制发作，巩固治疗、预防复发。

1. 一般处理

休息，保持安静，适量补充液体，有呼吸道感染表现者，积极给予抗生素治疗。

2. 发作期的治疗

最重要的是应用支气管扩张剂。

（1）支气管扩张剂

①茶碱类

氨茶碱：对各类哮喘均能缓解症状，口服每次0.1g，每日3次。为减轻对胃的刺激，可在饭后服用，或加氢氧化铝，亦可用肠溶片。氨茶碱注射液0.25g，加25%～50%葡萄液

40ml，于15～30min内静脉注完，其后按每千克体重1mg/h的速度静脉滴入，维持有效血浓度，持续5h。氨茶碱每日总量不宜超过1.2～1.5g。副作用为：胃肠刺激症状如恶心、呕吐、食欲下降、胃部不适或疼痛；中枢神经兴奋症状如失眠、烦躁，甚至惊厥；心血管副作用如心律失常、血压下降等，严重心律失常可导致死亡。

二羟丙茶碱（喘定）：是氨茶碱的中性衍生物，平喘作用仅及氨茶碱的1/5，但对心血管的副作用仅为氨茶碱的1/20～1/10，用量0.2g，每日3次，老年人或心动过速者服用喘定较安全。喘定注射液0.25～0.5g/次肌肉注射，或加葡萄糖液40ml静脉注射，或用0.5～1.0g加在葡萄液500ml内静脉滴入，每日总量不超过1.5g。

②肾上腺素类：兴奋β受体，活化腺苷酸环化酶，使环磷酸腺苷增多，发挥其平喘作用。

肾上腺素：在急性发作时可选用肾上腺素0.3～0.5mg，皮下注射，15min后可重复使用，两次注射无效时换药。

异丙基肾上腺素：本药发挥快，持续时间短。10mg舌下含服，每日3次。或0.25%～0.5%气雾剂，每次吸入0.1～02ml（0.25～0.5mg），每日4～6次，重复使用的间隔时间不应少于2min，一般认为每7～10天吸入10ml（1瓶）为宜。本药治疗期间易加快心率，增加心肌耗氧量，也可引起心律失常，因此应注意血压、心电图变化。有心血管病的患者慎用或禁用。

β_2－受体兴奋剂：目前使用普遍，抑制肥大细胞释放生物活性物质，松弛痉挛的平滑肌，增加纤毛运动，降低血管通透性均有利平喘。在口服或吸入β_2－受体兴奋剂1周左右产生耐药性，表现为舒张支气管作用明显减弱，药效持续时间缩短，但停药1周后可恢复舒张支气管作用，糖皮质素可使本类药物的作用恢复至原水平。此类药物平喘效果好，维持时间较长。临床常用的 β_2－受体兴奋剂有以下几种：

舒喘灵（salbutamol，羟甲叔丁肾上腺素、沙丁胺醇）2～4mg，每日3次；0.25%～0.5%气雾剂吸入，广泛用于临床，每次吸入0.1～0.2mg。

氯喘（clorprenaline）5.0～10mg，3次/日。气雾剂每次吸入6～10mg。

氨哮素（咳喘素，（clenbuterol，NAB365）20～40μg，每日3次：气雾剂每次吸10～20μg，尚有栓剂供酌情使用。

博利康尼（terbrutaline、间羟叔丁肾上腺素、叔丁喘宁）对支气管 β_2～受体选择性较强，舒张支气管的作用明显，2.5mg，口服，每日3次；尚有注射剂，0.25mg皮下注射，15～30min无效时可重复注射1次，但4h中总量不能超过0.5mg；其气雾剂（喘康素）0.25～0.5mg吸入，均能较迅速奏效。本药副作用发生效率低，但有人报告有震颤、强直性痉挛和心悸等。从小剂量逐渐加至治疗量常能减少副作用，因此成人在开始1～2周内每次1.25mg（半片），2～3次/日，以后可加至2.5mg（1片）3次/日。儿童0.065mg/公斤，分3次口服。

③肾上腺皮质激素（下称激素）类

适应症：重症哮喘或哮喘持续状态者；慢性哮喘，其他药物治疗效果欠佳者；哮喘患者处于应激状态如外伤、手术、感染、分娩等，特别是以往应用过激素者，或虽无服用激素史，但估计有肾上腺皮质功能不足者。

制剂与使用方法：重症哮喘立即静脉注射琥珀酸钠氢化可的松 100～200mg，其后可用氢化可的松200～300mg 或地塞米松 5～10mg 静脉滴注，每日用量视病情而异。待病情初步缓解后，可改用泼尼松（强的松）或氢化泼尼松片（强的松龙）口服维持，直至哮喘完全缓解后，逐渐停药。慢性哮喘可服用强的松，每日清晨顿服 30～40mg，1～2 周后逐渐减量。二丙酸氯地米松（倍氯松，beclomethasonedipropionate）气雾剂每次吸入 0.1mg，每日 3～4 次，平喘效果优于口服用药

使用激素的注意事项：确定适应症后因尽早使用；严密观察激素副作用；激素奏效慢，在使用激素的同时应使用 β_2- 受体兴奋剂或茶碱类药物。与后者联合使用，平喘效果更好；急性严重发作，剂量宜足，切忌小量递增。减轻激素对丘脑－垂体－肾上腺皮质轴系的抑制作用或其他副作用，选择短效激素，尽量缩短疗程。隔日或晨间顿服对该轴系抑制较轻。局部用二丙酸氯地塞米松气雾剂副作用小，并可部分或全部替代全身用药。激素对肾上腺皮质抑制作用时间较长（2 个月至 2 年），此间哮喘患者如有感染、外伤、手术、分娩等应急情况，应给予或增加激素。在应用或撤减激素过程中，使用促肾上腺皮质激素（ACTH）可反馈性抑制丘脑和垂体，故应甚用或不用 ACTH。根据用药时间，确定撤药速度，用激素时间越长撤药时间应越长，相反撤药需时间则短。快速撤药：每日可撤药量 50%。中速撤药：每周撤药量相当于强的松 2.5～5.0mg。慢速撤药：每月撤减 1mg。当激素撤到生理需要量（相当于强的松龙 3～7mg 时，更应缓慢撤药。激素撤减过快，会出现肾上腺皮质功能低下综合征，会使哮喘加重、复发，甚至诱发哮喘持续状态。

④抗胆碱能类药物：包括阿托品、异丙阿托品（ipratropine，SCH1000）东莨菪碱654－2、异丙东莨菪碱（isopropylscopolamine）等对内源性哮喘、老年人哮喘较好。

阿托品类，气雾吸入副作用少，可收到较好的平喘效果。但阿托品、654－2有口干、痰稠不易咳出、尿潴留、瞳孔散大等副作用，故老年患者使用受限、青光眼患者禁用。

异丙阿托品对支气管平滑肌选择性较高，松弛支气管平滑肌作用较强，对呼吸道腺体和心血管系统的作用不明显。气雾吸入本药40～80μg，对哮喘的疗效相当于气雾吸入200μg舒喘灵。异丙阿托品气雾吸入，每次40～80μg，每日4～6次，5min左右起效。维持4～6h，副作用少。

异丙东莨菪碱的作用类似异丙阿托品，气雾剂每次吸入180μg，每日2～3次。

钙离子阻滞药：近年试用于临床，取得一定疗效。硝苯地平20mg，每日3次，口服，舌下含服或气雾剂吸入，均有平喘作用。其作用机制是本类药物阻止钙离子进入细胞内，抑制致喘的生物活性物质的合成与释放。

（2）祛痰与排痰　常用的祛痰药物有：必嗽平8～16mg，每日3次。氯化氨0.3～0.6g，每日3次。痰易净（N－乙酰半胱氨酸）0.1～0.2g物化吸入，每日2～3次。强利痰灵（羧甲半基胱氨酸）0.6g，每日3次，还可用a－糜蛋白酶，透明质酸梅均可使痰变稀易咳出。水蒸气吸入，湿化气道，补充水分，纠正脱水对咳痰有重要作用。

（3）积极控制感染 选择有效的抗菌药物足量尽早应用，对控制哮喘发作有重要意义。根据病情及化验结果可选青霉素或与链霉素合用，还可选用庆大霉素、氨基苄青霉素、螺旋霉素、先锋霉素、复方新诺明等。

（4）去除病因与诱因 努力寻找并脱离哮喘的致病因素，是急性发作期治疗不可缺少的措施。

3. 缓解期治疗

主要达到预防发作，巩固疗效之目的

（1）改变机体对致敏原的反应性，减轻或避免1型变态反应的发生

特异性脱敏疗法：将特异性致敏原制成不同浓度的浸出液，做皮内注射，进行脱敏。首先以低浓度液0.1ml皮内注射，每周1次逐渐增加0.1ml至0.5ml，然后提高一个浓度再按上法注射。一般在好发季节前3个月开始脱敏注射。15～20周为一个疗程，可用1～2个疗程，顽固者可终年脱敏注射。

非特异性免疫疗法：将呼吸道常见的寄生菌（如：甲型链球菌、白色葡萄球菌、奈瑟球菌）制成哮喘菌苗，于发病季节前2个月开始皮下注射0.1ml，每周1～2次，每周递增0.1～0.2ml直至0.5～1.0ml并以此为维持量通常2个月后方能见效，15～20天为一个疗程，有效可连用1～2年。

（2）色甘酸钠 其粉沫吸每个胶囊含20mg，用时将胶囊刺成多个小孔，放在特制的装置上，使之飞速旋转，药粉从小孔飞出时吸入，每日3～4次，由于不能立即生效，故于好发季节前1～2周开使用持续4～8周。吸入干粉可引起刺激性咳嗽。目前尚有以二氟二氧甲烷为喷射剂的混悬色甘酸二钠气雾剂放在特制容器中，每日吸入3～4次，剂量由定量阀门控制。本药只能预防发作而无止喘作用。

（3）噻哌酮（ketotfen，酮替酚） 是H_1受体拮抗药。可预防哮喘发作。对外源性、运动性哮喘均有效，用药后发作次

数减少，症状明显减轻。此药发挥有效作用较慢，但作用时间较长。每次 1mg，每日 2 次。用药后 6 ~ 12 周，出现最大疗效，本药可引起倦怠、嗜睡、眩晕及胃肠反应等副作用，一般继续用药可消失。

4. 哮喘持续状态的治疗

哮喘持续状态属内科急症应立即抢救。吸氧可用鼻导管、面罩吸氧，严重时呼吸机给氧，吸氧强调湿化。

支气管扩张剂联合用药应包括激素，并考虑静脉给药，以便较快地发挥作用。可给予氨茶碱 0. 25g 加 25% ~50% 葡萄糖 40 ~60ml 缓慢静注，并于 30min 后以每千克体重每小时 1mg 的剂量静脉滴入，持续 5h。在静脉注射氨茶碱的同时可口服舒喘灵、静脉注射琥珀酸钠氢化可的松 200 ~300mg。

祛痰排痰，减轻痰对呼吸道的刺激与阻塞。补充液体纠正脱水是重症哮喘祛痰最重要措施。根据病情每日补液 2000 ~ 3000ml（每分钟 40 ~60 滴）。

纠正酸碱失衡及电解质紊乱，可根据血气分析及血生化检查，确定治疗方案，如代谢性酸中毒应给予 5% 碳酸氢钠 100 ~200ml 静脉滴入，以后根据血气检查，决定补给剂量。

选择有效的广普抗生素，积机控制感染，待病情稍稳定立即转医院。

【预　　防】

1. 积极净化环境，加强个人防护，减少或避免与致病因素相接触；加强体育锻炼，提高抗病能力，对预防哮喘形成有重要意义。

2. 为减少哮喘发作，避免哮喘持续状态的发生，以及减少哮喘并发症及阻止病情恶化，必须积极防治呼吸系统的感染。

3. 预防呼吸道感染，预防哮喘发作。

（1）加强体育锻炼　坚持呼吸体操运动，增强机体抗病能力。

（2）免疫增强剂　常用的有转移因子、干扰素、卡介苗、左旋咪唑等，有助于提高非特异性免疫功能，增强机体抗病能力。

支气管扩张症

【概　　述】

支气管扩张症是由支气管的管壁损坏和管腔扩张变形引起的疾病。本病为一常见的肺部感染性疾病。疾病早期可无症状，晚期有大量脓性痰、慢性感染以及反复咳血等临床表现。本病可分为原发性支气管扩张症和继发性支气管扩张症。真正的先天性支气管扩张症是比较少见的。

1. 常见病因

（1）感染因素　支气管扩张症的造成，绝大多数为肺部化脓性和肺结核感染的并发症和后遗症。

①常见诱发支气管扩张的疾病 麻疹、百日咳、猩红热、流感后支气管肺炎等，皆可引起支气管壁的病变，造成损伤和破坏，引发本病。

②常见的细菌：肺炎双球菌、链球菌、葡萄球菌等。

③支气管内因：管内有分泌物蓄积（多见支气管炎症）、异物、支气管内膜结核、肿瘤等。

（2）管外因素 支气管肿瘤或淋巴结肿大等压迫造成不完全性支气管阻塞。

2. 症状

其症状可分两个方面

（1）主要症状　咳嗽、咳痰、反复咳血等。咳痰，一般多为黄色或黄绿色脓痰，早期量少晚期可达几百毫升。痰成脓性、量多，放置后分三层。亦与体位有关、若有厌氧菌感染，痰可有臭味；咳血，为常见症状，几乎90%的病例都有咳血症状。有部分支气管扩张患者，咳血可能为唯一症状。

（2）全身感染症状　发热、倦怠乏力等全身症状常伴随肺部化脓性感染而出现。在病的晚期，因病变广泛伴有大量的肺纤维化及肺气肿。可有呼吸困难，发绀；最后可累及右心最终可能引起右心衰竭。除上所述外，最后诊断应由支气管碘油造影肯定。病变处支气管可呈囊状、柱状或混合型的扩张象和狭窄阴影。

【临床表现】

1. 肺寒型

主症：咳嗽，咳痰，白色黏痰，小便清长，畏寒怕冷。舌苔白，脉迟弱。

2. 肺热型

主症：咳嗽，咳痰，黄色脓痰，发热，尿黄。舌质红、苔黄，脉数。

【综合诊断】

1. 辨质

（1）零质　正常质，正数值1。

（2）亚健康质　加质：气虚质、血虚质，负值0.1；加减质：阴虚质、阳虚质，负值0.2。

（3）减质病质　小病质，负值0.3～0.4；中病质，负值0.5～0.6；大病质，负值0.7～0.8；病危质，负值0.9～0.95。

2. 辨病

减病　“支气管扩张症”负值，0.7～0.8。

3. 辨证

减证　肺寒型，负值0.7～0.8；肺热型，负值0.7～0.8。

【鉴别诊断】

本病应与慢性支气管炎、肺结核等疾病相鉴别。在晚期应与原发性肺脓肿和支气管肺癌相鉴别。

1. 与慢性支气管炎鉴别　后者中老人多见，痰量一般较少，咳痰、咳嗽与体位变化无关。

2. 与肺结核和支气管内膜结核鉴别　后者除有结核中毒症状、咳嗽、咳血外，痰中可查结核菌。

3. 与原发肺脓肿鉴别　后者病史短，多半是急性感染，有弛张热，咳脓痰比支气管扩张量多，痰臭味大，病变局部扣诊大片浊音，血液白细胞增高明显，放射线检查显示大片状阴影，浓度一致且深。

4. 与支气管肺癌鉴别　后者年龄较大，放射线检查发现肺部癌瘤阴影，肺门淋巴结常肿大，同时肺部常有大块肺不张，亦可有大面积炎症，应及时作支气管镜检查及痰中癌细胞反复检查。

【治疗方法】

1. 中医治法

（1）肺寒型

治法：温肺散寒，化痰止咳。

方药：经验方。

组成：白术12g、肉桂8g、炙甘草12g、紫菀10g、款冬花12g、杏仁10g、陈皮15g、半夏10g、瓜蒌12g、贝母10g。

（2）肺热型

治法：清除肺热，排脓化痰。

方药：经验方。

组成：百合10g、白及10g、百部10g、海蛤壳12g、桑皮10g、藕节12g、豆蔻仁10g、黄芩10g、蒲公英10g、金银花12g。

2. 西医治法

支气管扩张的治疗可分为内科治疗与外科治疗两个方面。

（1）内科治疗　对早期或不能施行手术或手术前准备病例可作内科治疗。内科治疗有三大原则。

①促进支气管扩张的脓痰引流

体位排痰：患者每日早晚应作体位排痰至少两次，必要增至四次每次20～30分钟，采用的体位，取决于病变部位，一般使病变部位较支气管和喉部为高以利于脓痰顺流咳出（严重衰弱或咳血病者不用）。

有支气管痉挛者给氨茶碱口服，每次0.2g，每日3次。或用麻黄素口服每次0.015～0.03g，每日3次。以解除支气痉挛，有利于痰的咳出。

祛痰剂：氯化氨每次0.3～0.6g，每日3次，或复方甘草合剂，每次10ml，每日3次。

②控制感染：本病多为混合感染，因此需要用抗菌素，如青霉素和链霉素合用，青霉素每次40万U，每日肌注2～4次。链霉素每次0.5g，每日2次。如果效果不佳，最好作痰细菌培养及抗菌素敏感度试验来选择敏感有效的抗菌素。也可选用四环素、氯霉素、以及庆大霉素、新型青霉素等。凡病情严重又对一般抗菌素肌注或口服疗效不佳者，还可酌情静脉点滴办法

给予抗菌素。此外，还可以作雾化吸入及气管滴入疗法。

③提高机体抗病能力：由于患者经常咳多量脓痰，机体耗损很多，病情严重，常呈营养不良状态，故给予患者高热量、高蛋白及高维生素食品，有时须输血以纠正贫血症。尤其是大量咳血可窒息死亡。支气管扩张症合并咳血时，应安静卧床休息可给镇静剂及镇咳剂，使用一般止血剂，如垂体后叶素，抗血纤溶芳酸等，必要时可输血。

（2）外科手术治疗

如病变局限，伴有下列情况者应考虑肺切除手术：反复大咳血者；经内科积极治疗仍有大量脓痰；支气管扩张部位反复发生肺炎；病变比较局限，其余肺部机能比较正常。

手术禁忌症：双侧支气管扩张症者；合并有心、肝、肾等严重并发症者；肺功能有严重损伤者。

【预　　防】

1. 加强身体锻炼，预防感冒、麻疹、百日咳等。
2. 应早期根治慢性副鼻窦炎、支气管炎、肺化脓症。
3. 加强生活卫生制度的规律化，提高机体健康水平 。

肺 脓 肿

【概 述】

肺脓肿是肺部化脓性炎症的一种，各种病因所致的肺组织化脓症，总称肺化脓症。它多因吸入性因素造成支气管的细菌栓塞，引起某个肺叶或肺段的化脓性炎症，继而形成脓肿脓腔。绝大多数病例以突然畏寒、高热、咳嗽、胸痛、咳大量脓性臭痰为特征。临床上最常见的肺脓肿为此种支气管感染型肺脓肿（亦称为吸入性肺脓肿），本病比较常见，壮年人发病率高，绝大多数在20~50岁，男性多于女性。在分类上此种肺脓肿称之为原发性肺脓肿。

1. 常见病因

（1）引起本病的病原菌有各种化脓菌（葡萄球菌、链球菌、肺炎双球菌等）、与厌氧菌（如梭状杆菌及螺旋体）以及各种固紫染色阴性杆菌（如肺炎杆菌、流感杆菌、大肠杆菌、变形杆菌、绿脓杆菌、产气杆菌）。常见为混合感染，既同一患者痰中可找到几种病菌。

（2）吸入性因素为最常见，可见于口腔感染，疾病有：龋齿、齿槽溢脓、扁桃体炎等。

（3）血源性肺脓肿一般多发性的，可出现于肺的任何部分，是带菌栓子随血流到达肺部而引起感染的，其致病菌多数为金黄色葡萄球菌。

（4）支气管感染型肺脓肿常有典型发病史，按病程及临床特点，一般分为急性肺脓肿和慢性肺脓肿。

①急性肺脓肿　根据有无脓腔形成，分为化脓性肺炎和脓肿破溃期两个阶段。

A 化脓性

肺炎期：多数患者发病急骤，寒战、高热、呈弛张热，胸痛、气短、多汗、脉博加快、虚弱和全身不适。开始咳嗽不剧烈，痰量不多，现为黏液痰，以后变为脓性痰。体格检查可发现热病面容，呼吸促迫，患侧胸廓呼吸运动减弱，局部压痛，病变部扣诊浊音、呼吸减弱，或出现湿性啰音。

B 脓肿破溃期

起病后 7～10 天左右咳嗽加重，有时突然咳出大量脓痰，此为脓肿和支气管相通所致。痰呈黄绿色或脓血样，常有恶臭，痰放置玻璃瓶分三层，咳嗽、咳痰常与体位有关，卧于健侧，咳嗽增加，但痰易咳出；卧于患侧，咳嗽咳痰变为阵发性，痰亦不易咳出。

局部扣诊明显浊音、呼吸音减弱、有湿性啰音，或可听到支气管呼吸音。数周后可出现轻度杵状指。

②慢性肺脓肿 发病 2、3 个月后，逐步进入慢性肺脓肿阶段。但仍常有低热、脉博稍快、食欲不振、不同成度的贫血和消瘦等中毒症状。每日痰量 100～300ml，亦可 500ml 以上。痰分三层，个别患者可能发生脑、肝、肾各器官的转移性脓肿。

2. 并发症

本病的并发症有自发性气胸、支气管胸膜瘘、脓胸、支气管扩张及脑脓肿等。

3. 实验室检查

血液检查：急性肺脓肿时，白细胞总数在15，000以上，中性分叶及杆状粒细胞增多，当肺脓肿趋向慢性时，白细胞增加多不明显。久病者可有贫血。多数肺脓肿血沉增快。

痰液检查：痰的多少和性质很能反映肺脓肿的病理变化，每日应记痰量。未系统治疗前应作痰细菌培养及抗菌素药物过敏试验，对治疗有指导意义。

4. X线检查

早期呈肺炎样阴影，多为肺段性侵润，但中心较浓，边缘模糊不清，在病程中，病变逐渐扩大，形成脓肿。溃破后病变中心形成空洞绝大多数单房性。空洞内一般有液平面，呈半月形，下半部为浓液上半部为空腔。空洞壁很厚，周围有炎性病变。通过碘油造影，慢性肺脓肿可见有“多叶蔓延”“多枝相连，多枝相通”等X线特征。

【临床表现】

1. 初期发热型

主症：发热恶寒，咳嗽胸痛，呼吸不利，痰如泡沫，继而痰黏量少，咳出不爽。舌质红、苔黄，脉浮滑而数。

2. 中期成痈型

主症：但热不寒，汗出不解，咳逆上气，咳吐脓血，腥臭异常，面赤身热，烦渴喜饮，胸中满闷而痛，甚者喘不能卧。舌质红、舌苔黄腻，脉滑数。

3. 后期溃脓型

咳吐脓血，状如糜粥腥臭异常，久延不净，胸痛满闷吐后稍轻，甚则呼吸短促、喘不得卧，面赤身热，烦躁口渴。舌质红、苔黄腻，脉滑数。

【综合诊断】

1. 辨质

（1）零质　正常质，正数值1。

（2）亚健康质　加质：气虚质、血虚质，负值0.1；加减质：阴虚质、阳虚质，负值0.2。

（3）减质病质　小病质，负值0.3～0.4；中病质，负值0.5～0.6；大病质，负值0.7～0.8；病危质，负值0.9～0.95。

2. 辨病

减病　“肺脓肿”，负值0.7～0.8；

3. 辨证

减证　发热型，负值0.7～～0.8；成痈型，负值0.7～－0.8；溃脓型，负值0.7～0.8。

【鉴别诊断】

1. 与大叶肺炎鉴别　肺炎高热持续时间较短，为稽留热，病后2～3天咳铁锈色痰。

2. 与空洞肺结核鉴别　肺结核，有结核病史及肺结核病全身中毒症状。无大量脓臭痰。

3. 与支气管扩张症鉴别　支气管扩张症，有长期咳嗽咯血史，感染时可有发热及较多脓痰肺部有局限水泡音，X线胸片及支气管碘油造影可资鉴别。

4. 与支气管肺癌鉴别　肺癌，男性40岁以上；肺脓者，有吸烟史，支气管镜检查、肺部X线断层片、支气管碘油造影术及反复查痰中癌细胞，可协助确诊。

5. 与阿米巴肺脓肿鉴别 阿米巴肺脓肿，常有阿米巴痢疾或肝脓肿病史，痰腥臭，巧克力色，下肺部常见，一般抗炎治疗差，但抗阿米巴治疗有特效。痰和大便可找到阿米巴原虫。

6. 与血源性肺气肿鉴别 血源性肺气肿，有皮肤感染史，或败血症、脓毒血症病史。高热等急性中毒症状更明显，血液白细胞总数可达2～3万或更高，肺部病灶为多发性，常为双侧，脓痰不多，痰培养结果，常为金黄色葡萄球菌。

【治疗方法】

1. 中医治法

（1）初期发热型

治法：清肺散热，清热解毒。

方药：银翘散加减。

组成：银花12g、连翘12g、芦根12g、甘草10g、桔梗12g、牛蒡子10g、豆豉10g、薄荷10g。头痛加桑叶10g、菊花10g。

（2）中期成痈型

治法：清热解毒，祛痰排脓。

方药：苇茎汤加减。

组成：芦根12g、薏米12g、桃仁10g、银花15g、连翘12g、败酱草10g。壮热加石膏20g、知母10g；痰味恶臭者可合用犀黄丸以解毒化浊行瘀；痰中带血加仙鹤草10g、白及8g；呼吸不利而痰壅的加桑白皮10g、葶苈子10g。

（3）后期溃脓型

治法：排脓解毒，益气补阴。

方药：桔梗苇茎汤加减。

组成：银花 12g、连翘 12g、败酱草 10g、鱼腥草 12g、桔梗 12g、生甘草 10g、冬瓜子 10g、桃仁 10g、杏仁 10g、生薏仁 10g、贝母 10g、芦根 12g。

2. 西医治法

（1）全身治疗　加强营养、增强体质是本病全部治疗过程中的一个重要环节。肺脓肿患者每日咳出大量脓痰表明体内大量组织破坏和耗损。在高热期间，应补充热量每日 3000g 以上，高蛋白饮食及充足的水分及盐类，注意维生素的补充。热度基本消退时，应逐步增加体育锻炼，多晒太阳，坚持呼吸体操，以利排痰及促进呼吸功能的早日恢复。

（2）消炎治疗　首选青霉素，每日 160 ~ 240 万 U，或并用链霉素 1.0g，分 2 ~ 4 次肌注。必要时可加用四环素、金霉素、红霉素等静脉点滴每日 1.0g，可考虑应用各种新型青霉素、先锋霉素治疗或静点黄连素、三棵针等。

（3）体外排痰　空洞形成，可用体位引流的方法排痰每日 2 ~ 3 次。可用支气管镜吸痰引流必要时可重复使用。

（4）支气管滴入疗法　一般用青霉素 20 ~ 40 万 U 加链霉素 0.25g，加盐水 5 ~ 10ml 和其他抗生素、中草药等。可由鼻导管滴入法或甲状软骨环状软骨的正中线间直接刺入法，要求以适当体位（使病变部位居最低，和体位排脓恰相反）。缓慢注入药液，每日 1 次。每次支气管滴入前，需先做体位排脓。在透视下将肺导管插入空洞内注药。疗效较高。

（5）外科疗法　慢性肺脓肿病理变化复杂，脓腔壁厚不易闭合，且多以发生支气管扩张，故在治疗上，无手术禁忌症，多须作肺切除术。

3. 其他对症治疗

祛痰剂、支气管解痉药及止血药可酌情给予。应避免用麻醉性镇咳药，以免抑制咳嗽，使脓痰不易咳出。体质衰弱、贫血或低蛋白血症可输血治疗。慢性肺脓肿可并用理疗治疗。

【预　　防】

加强身体煅炼，提高抗病能力预防感冒，戒烟酒。

肺 炎

【概　　述】

肺炎（pneumonia）是由多种病原引起的肺充血、水肿、炎性细胞侵润和渗出等病变，临床常见，可发生于任何人群。临床表现主要有发热、咳嗽、咳痰和呼吸困难，肺部X线炎性侵润阴影。

感染性肺炎，以病原体不同又分为：（1）细菌性肺炎；（2）病毒性肺炎；（3）支原体性肺炎；（4）真菌性肺炎；（5）其他病原体上有立克次体（如Q热立克次体）、衣原体（如鹦鹉热衣原体）、弓形体（如鼠弓形体）、寄生虫（如阿米巴、血吸虫、卡氏肺包虫）等均可引起相应性肺炎。

肺炎球菌肺炎（pneumococcal pneumonia）是由肺炎双球菌引起的急性肺泡炎症，为最常见的细菌性肺炎，多在机体抗病能力突然减低起病、寒战高热、胸痛、咳嗽、咳血痰，典型X线表现为肺段、叶实变。随着抗生素的广范应用典型表现和大叶分布者已少见。肺炎球菌不产生外毒素，一般炎症消散后不留痕迹。一般病程7～12天。

非感染性肺炎，包括：（1）化学性肺炎；（2）放射性肺炎；（3）过敏性肺炎；（4）结缔组织肺炎；（5）药物性肺炎，有些药物对肺有损害。此外根据病情成度、临床经过、消散情况还可分为轻型、普通性、休克型、迁延型、消散不全型和机化型肺炎。

1. 症状

（1）全身症状　多数在健康状态下突然起病，以寒战、高热为首发症状，体温迅速达40℃左右，常呈稽留热伴周身酸痛，衰弱乏力。

（2）呼吸系统症状　咳嗽、咳痰、典型者初期为干咳或伴少量的黏痰；起病2～3天后常有黏性的铁锈色样痰或血性痰；第4～5天则转为黏液脓性痰，至消散期则呈多量稀薄的淡黄色痰。胸膜受累则有胸痛，常有一侧胸刺痛，随咳嗽或深呼吸而加剧，患侧卧位可减轻，累及隔胸膜者可出现顽固性呃逆和剧烈上腹痛或肩背痛。

（3）其他症状　食欲减退、恶心呕吐、腹部胀气。也可出现表情淡漠，烦躁不安谵语昏迷和脑膜刺激征等神经症状。

2. 体征

重症患者有呼吸困难、紫绀和典型的肺实变体征，既患侧呼吸动态减弱、语音震颤增强、扣诊浊音及病理性支气管呼吸音，可闻及中小啰音，部分胸膜摩擦音。

3. 并发症

并发感染中毒休克者，其主要表现有四肢湿冷、紫绀、少尿、血压下降、末梢循环障碍；体温聚降于正常以下或持续不升；意识障碍、烦躁不安、谵语、甚至昏迷。此种症候群称中毒型肺炎或休克型肺炎。

4. 实验室检查

血白细胞计数显著增高，多在10～30×10^9L，中性粒细胞达80%以上，常伴核左移和胞浆内中毒颗粒，老年人均20%白细胞计数可正常或减低，但中粒细胞比例仍有增高。

X线检查 早期仅见肺纹理增多，或受累段叶有淡薄模糊影，实变期可见与肺段叶一致的大片状均匀的密度增高阴影，常以叶间胸膜为界，边缘清楚，因病变限于肺泡无支气管受累，故其间可见支气管气道征。

【临床表现】

1. 表症咳喘型

主症：发热恶寒，无汗或微汗，咳嗽有痰，烦躁不安，头痛，胸痛，面赤口干。舌苔薄黄，脉浮数。

2. 热毒壅肺型

高热不退，汗出，口渴，便秘，尿黄赤少，烦躁不安，头痛，胸痛，面赤，唇干。舌燥无津、苔黄，脉洪数。

3. 毒热伤阴型

主症：高热不退，午后尤甚，痰鸣气促，喘吸憋气，颜面青紫，精神倦怠，四肢厥冷，腹胀，小儿甚则抽风、昏迷。舌质红、干燥无津、苔黑，或舌光无苔，脉细数。

4. 恢复期咳喘型

主症：恢复期，咳喘无力，余热未尽，手足心热，咳嗽痰少。舌质淡或发红、苔腻脉虚数。

【综合诊断】

1. 辨质

（1）零质 正常质，正数值1。

（2）亚健康质　加质：气虚质、血虚质，负值0.1；加减质：阴虚质、阳虚质，负值0.2。

（3）减质病质 小病质，负值0.3～0.4；中病质，负值0.5～0.6；大病质，负值0.7～0.8；病危质，负值0.9

~0.95。

2. 辨病

减病　“肺炎”，负值0.7~0.8；

3. 辨证减证

表症　咳喘型，负值，0.7~0.8；热毒壅肺型，负值，0.7~0.8；毒热伤阴型，负值，0.7~ -0.8；恢复期咳喘型，负值0.5~0.6。

【鉴别诊断】

1. 与干酪性肺炎鉴别　后者病程长，有结核中毒症状；常侵犯上叶并出现空洞和支气管扩散；痰涂片抗酸杆菌阳性。

2. 与早期急性肺脓肿鉴别　后者出现大量脓痰，并常伴咯血；肺内出现空腔和液平面；病程长，完全吸收6周以上。

3. 与其他感染性肺炎鉴别

（1）金黄色葡萄菌肺炎，起病急，病情重、常伴脓毒血症，并有多发迁徙性病灶和多量脓痰。

（2）革兰阴性杆菌肺炎如克雷伯杆菌、绿脓杆菌、大肠杆菌肺炎多发生于慢性心肺疾病、年老体弱和免疫功能低下的患者，且多为医院内感染，确诊有赖于痰和血的培养。

（3）支原体肺炎，春季多见，起病缓慢，一般病情较轻，以顽固性剧烈咳嗽为突出症状，血清学检查及病原体分离有重要价值。

（4）军团菌肺炎是由嗜肺军团杆菌引起的肺炎。起病缓慢，可经2~10天潜伏期后突然发病。可有高烧、寒战、咳嗽、胸痛、少量黏液痰，X线多为一侧或两侧散在斑片状类圆形阴影。血清学检查及痰找病原体有鉴别价值。

4. 肺癌　支气管癌可并发阻塞性肺炎，也多呈段叶分布，其特点为：常在同一部位反复出现炎症且消散缓慢；于肺门附近常见团状阴影，易发生肺不张；反复查痰可发现癌细胞；纤维支气管镜可见管内新生物，同时作活检多可确诊。

5. 其他疾病鉴别　胸痛者需除外肺梗死、结核性胸膜炎等疾病，一般经 X 线及全面检查多能鉴别。

【治疗方法】

1. 中医治法

（1）表症咳嗽

治法：辛凉解表，清热开肺。

方药：麻杏石甘汤合银翘散加减。

组成：麻黄 8g、杏仁 10g、生石膏 20g、银花 12g、连翘 12g、芦根 15g、菊花 10g、薄荷 10g、甘草 10g。

（2）热毒壅肺

治法：清肺解毒，涤痰定喘。

方药：石膏清热汤加减。

组成：知母 12g、鱼腥草 12g、薏仁 10g、生石膏 20g、连翘 10g、栀子 10g、黄芩 10g、公英 10g、贝母 10g、瓜蒌 12g、甘草 10g。

（3）热毒伤阴型

治法：化痰止嗽，息风开闭。

方药：增液汤和生脉散加减。

组成：生地 12g、玄参 10g、麦冬 10g、人参 10g、莲子心 10g、五味子 10g、天竺黄 10g、菖蒲 10g、鱼腥草 10g、银花 12g、连翘 10g、公英 10g、芦茎 10g。

（4）恢复期咳喘

治法：养阴清肺，止咳生津。

方药：竹叶石膏汤加减。

组成：沙参12g、竹叶10g、生石膏15g、麦冬10g、生地12g、知母10g、甘草10g。久咳不愈、低烧加秦皮10g、地骨皮10g、黄芩10g、紫菀10g、百部10g、白前10g；痰多加白果仁12g；肺胃不和，咳嗽纳差用半夏10g、陈皮15g、茯苓10g、厚朴6g、黄芩10g、桔梗10g、焦三仙45g。

2. 西医治法

（1）加强护理及支持疗法　卧床休息、供给足量蛋白质、维生素、热量和水分；注意监测呼吸、血压、体温、脉搏和尿量，早期发现休克现象；高热者以物理降温为宜，一般不用盛汗退热剂，干咳胸痛剧烈者可口服磷酸可待因15~30mg，以缓解痛苦；适量补充液体和电解质，呼吸困难缺氧者，及时供氧。

（2）抗菌药物　应尽早应用抗生素，不宜等待细菌学结果，绝大多数肺炎球菌对青霉素敏感性高，应首选青霉素C，较轻病例用80万U每日3~4次，肌注、重症每日800~1200万U，分2~4次静脉滴注，为保持有效浓度每次应于1h内滴完。对青霉素过敏者可用红霉素1.2~1.5g，1日，或洁霉素1.8g一日静脉滴注，重症可选用第一代（头孢唑啉、头孢噻吩）第二代（头孢呋肟）头孢菌素，但亦需作过敏试验一般3~4天退热疗程7~10天。或用至热退后3天改口服制剂，如复方新啱明1.0g，每日2次。

（3）并发休克者属重症肺炎，因此必需及时抢救，加强护理。

①采取抬高床脚、高流量供氧严密监测呼吸、血压、心率、心律体温变化，及时测定酸碱、电解质和养分等指标，记录液体出入量，由其是观察尿量。

②补充血溶，可先在 1～2h 内快速输入右旋糖酐或 706 代血浆 500～1000ml，保持每小时尿量 30～40ml 以尽快使血压回升。

③应用足量抗生素，青霉素 G 日量需 1000 万 U 以上，必要时应用氨苄青霉素 8～10g，1 日或头孢菌素类药物，或联用二三种广谱感染抗生素；因末梢循环障碍，故均宜静脉给药。

④应用糖皮质激素，病情严重或经上述治疗休 g 仍未纠正时，宜尽早加用氢化可的松 100～200mg 或地塞米松 5～10mg 静脉滴注，必要时可加大剂量，有利于缓解中毒症状，改善病情及回升血压，但宜短期使用。经上述抢救血压平稳中毒症状改善，立即送往医院。肺炎球菌肺炎多数预后良好，经合理治疗 2 周左右多可康复。但年老体弱、原有慢性疾病、病情严重并发休克者预后较差。

【预　　防】

1. 预防上呼吸道感染，平时加强耐寒锻炼。

2. 避免淋雨受寒、酗酒、过度疲劳等因素。

3. 积极治疗原发病，如慢性心肺疾病、慢性肝病、糖尿病和口咽部等疾病。有条件可注射肺炎免疫疫苗。

肺　气　肿

【概　　述】

广义的肺气肿系指肺泡过度膨胀，其弹性减弱所引起肺容积增加的一种病理状态。

慢性阻塞性肺气肿，是由于支气管阻塞而引起的肺气肿，为临床上最常见的肺气肿。(后文要重点介绍)

急性肺气肿，常发生在支气管哮喘发作期，因细支气管弥慢性痉挛，或由于支气管腔内有急性活瓣性阻塞所招致的急性的肺泡扩张。但当支气管痉挛或阻塞解除后，肺泡可完全恢复正常。故不符合肺气肿的定义，实际上应称为急性肺气胀（或急性肺膨胀）较为合适。

代偿性肺气肿，是由于一部分肺组织受损害或肺不张而失去呼吸功能时，其余的肺组织为满足生理需要而过度膨胀，以补偿已失去的肺呼吸功能。

老年肺气肿，系因年老肺组织弹性减弱引起的肺泡膨胀而气肿。尽管有形态学的改变，却查不出机能障碍。临床上多无慢性支气管炎支气管哮喘或其他肺部疾病史，查体虽然扣诊有过度反应，却缺乏桶状胸的体征，一般无发绀及呼吸困难等症状。

间质性肺气肿，因支气管或肺泡破裂，气体进入肺间质所致。气体也可沿着血管鞘流注入肺门乃至纵隔，甚至到达颈部

的皮下组织。实际上这种肺气肿并非肺泡本身的气肿，故不宜列入肺气肿内讨论

1. 症状

主要症状是呼吸困难。早期不明显，随病情的发展，可逐渐加重。最初仅在劳动、上坡、上楼梯时出现气促，以后在平地活动亦感气促，严重时静息状态亦有气促，持久性气促是肺气肿重要症状。肺气肿患者感染后使通气功能和换气功能严重不足，出现低血氧症、高碳酸血症。

2. 体征

望诊可见桶状胸、肋间隙增宽、呼吸运动减弱，触诊语颤减弱；扣诊为过清音，肺下界下移；听诊呼吸音减弱，如出现呼吸衰竭除呼吸困难更加严重外，与低氧血症高碳酸血症相关的临床表现相继出现如；紫绀、神志恍惚昏迷等，如发展至慢性肺源性心脏病，于上腹剑突下可见收缩期心尖博动，此处心音较心尖部明显，有心脏增大体征。

3. 实验室检查及其他检查

（1）血常规检查　部分患者有红细胞增多，血红蛋白增高。

（2）血气分析　呼吸功能障碍直接影响动脉血氧分压（PaO_2）下降及动脉血二氧化碳分压（$PaCO_2$）增高。在失代偿性呼吸性酸中毒时 pH 值下降。

（3）X 线检查　胸廓运动扩张，肋间隙增宽，膈低位，膈顶平坦、膈及胸廓运动减弱，侧位胸片示胸廓前后径增大肺野增光度增强。可见气肿大泡，心影狭长呈滴状，肺野外周纹理稀疏，肺门则粗大，有反复感染者肺纹理增粗或呈网状结节影。

4. 并发症

(1) 自发性气胸　肺大泡因剧烈咳嗽或突然过度用力引起肺胸膜破裂所致。此时，呼吸困难突然加剧，显著的胸痛、紫绀呼吸音减弱或消失扣诊呈鼓音，X 线检查可确诊

(2) 慢性肺源性心脏病。

(3) 呼吸衰竭。

【临床表现】

1. 肾虚型

主症：肾不纳气，声微气短，胸闷乏力，畏寒自汗，喘息抬肩，动则优甚。舌质淡、舌苔白，脉沉细。

2. 风寒型

主症：素有久咳气短，外感风寒，出现头痛，恶寒，鼻塞，流涕，周身酸痛。舌苔白，脉浮紧。

3. 痰湿型

主症：痰盛久咳，白痰多稀，气逆喘鸣，胸痞纳呆。舌苔白腻，脉虚滑。

4. 痰热型

主症：咳喘胸满，喘不得卧，咳痰不爽，痰稠壅肺。舌苔黄腻，脉滑数。

【综合诊断】

1. 辨质

(1) 零质 正常质，正数值 1。

(2) 亚健康质 加质：气虚质、血虚质，负值 0.1；加减质：阳虚质、阴虚质，负值 0.2。

(3) 减质病质　小病质，负值 0.3 ~ 0.4；中病质，负值

0.5～0.6；大病质，负值0.7～0.8；病危质，负值0.9～0.95。

2. 辨病

减病 "肺气肿"，负值0.7～0.8。

3. 辨证

减证 肺虚型，负值0.7～0.8；风寒型，负值0.7～0.8；痰湿型，负值0.7～0.8；痰热型，负值0.7～0.8。

【治疗方法】

1. 中医治法

（1）肾虚型

治法：补肾纳气，平喘祛痰。

方药：麦味地黄丸加减。

组成：熟地12g、山药12g、山萸10g、茯苓10g、麦冬10g、五味子10g、肉桂8g、干姜10g、杏仁10g、冬花12g、党参15g。

（2）风寒型

治法：解表散寒，止咳化痰。

方药：三拗汤和参苏饮加减。

组成：人参10g、柴胡10g、杏仁10g、百部10g、贝母10g、紫苏10g、桔梗12g、枳壳6g、冬花12g、白果12g、白术10g、陈皮15g、甘草10g。

（3）痰湿型

治法：降气化痰，止咳平喘。

方药：苏子降气汤加减。

组成：紫苏子12g、制半夏10g、炙甘草10g、当归10g、肉桂8g、橘红12g、前胡10g、厚朴6g、陈皮15g、白果12g。

(4) 痰热型

治法：清肺化痰，消炎止喘。

方药：定喘汤加减。

组成：麻黄8g、白果12g、杏仁10g、甘草10g、苏子12g、桑白皮10g、黄芩10g、半夏10g、公英10g、银花12g、冬花12g。

2. 西医治法

(1) 一般处理

加强膈肌运动（即加强腹式呼吸锻炼）吸气时腹部鼓起，呼气时腹部内收。每次10～15min，每日2～3次或更多。可增大膈运动幅度，增加肺泡通气量，有利于改善通气功能。

缩唇呼吸、作吹口哨样缓慢呼吸，吸与呼之间之比1∶2或1∶3，使肺内气体尽量呼出，有益于通气功能的改善。因为缩唇慢呼气，使气道呼气气流的压力下降缓慢，防止小气道过早闭合，避免过多的气体滞留在肺内。

(2) 控制呼吸道感染　选择有效抗生素，一般先用青霉素，80万U或联合应用链霉素0.5g，肌肉注射，每日2次。可根据细菌培养药敏试验或根据病情，选择抗生素如氨苄青霉素、先锋霉素、复方新诺明等。控制呼吸道炎症，以免病情加重。

(3) 对症治疗

①祛痰剂：可选用必嗽平8～16mg，每日3～4次，氯化氨0.3～0.4g，每日3次。或沐舒坦30mg，每日3次，如痰仍黏稠不易咳出，可选用痰易净、羟甲半胱氨酸等使痰变稀薄易咳出。易可蒸气吸入湿化呼吸道，稀释痰液

②支气管扩张剂：舒张支气管、通畅呼吸道，常用氨茶碱

0. 1g，每日 3 次；喘定 0. 2 ~ 0. 3g，每日 3 次；舒喘灵 2 ~ 4mg，每日 3 次；或气雾吸入每次 0. 1 ~ 02mg。还可以用博利康尼或其气雾剂喘康素等

③吸氧：缺氧者应低流量持续吸氧，对缓解缺氧性肺小动脉痉挛，减轻心负荷，改善体质，提高运动耐量均有良好作用。并可预防延缓肺心病的发生。

【预　　防】

针对原发病如慢性支气管炎等进行防治，如进行呼吸运动指导，防止受凉注意保暖等，是防治肺气肿发生的措施。

肺 结 核

【概　　述】

肺结核病是由结核杆菌引起的呼吸道传染病，属我国（传染病防治法）中乙类管理疾病。近年来全球结核病有重新蔓延趋势，是我国重点防治疾病之一。

肺结核诊断主要依据痰结核菌和胸片 X 线检查，结合症状，结核菌素试验等综合判断。

1. 症状

肺结核的症状是非特异性的，其程度与机体反应性和病变发展程度、范围有关。

（1）全身症状　主要有乏力，食欲减退低热少数急性发展患者可高热，以及盗汗，妇女月经失调和植物神经紊乱等。

（2）呼吸系统症状　常见有慢性咳嗽，咳痰、痰量与病灶范围、有无空洞和继发感染有关，程度不等的咯血，胸痛主要是病变涉及胸膜时引起呼吸困难在病变广泛或伴有胸腔积液、气胸等情况时出现。

（3）可疑肺结核病例

①咳嗽、咳痰 2 周以上，经抗炎、对症处理未见明显好转者。

②有家庭内结核病接触史，或结核菌素试验强阳性反应伴有全身症状者，对可疑肺结核病例应及时转至结核病防治所进

一步检查。

2. 各型肺结核的诊断

（1）原发肺结核　胸部X线表现为原发综合征或胸内淋巴结肿大；多见于小儿、青少年；多数症状轻微，少数患者发病较急，可有高热以后转为低热、乏力等全身中毒症状；结核菌素试验阳性（多数呈强阳性反应）；部分患者可出现结核性疱疹性角膜－结膜炎、结节性红斑（或）结节性风湿性关节炎。

（2）血行播散型肺结核　急性血行播散型肺结核发病急，高热、寒战、有时可见皮下出血，肝、脾肿大，贫血、气短、紫绀，干咳。如合并结核性脑膜炎则可出现头痛、呕吐、神志不清、嗜睡、重则昏迷、脑膜刺激征，半数患者伴有结核性脉络膜炎。亚急性患者多有低热、乏力、厌食盗汗等全身症状慢性患者多无明显症状；多见小儿和老年人以及免疫功能低下者；胸部X线表现为双侧肺广泛散在病变，急性血播为大小密度相等的粟粒状阴影，亚急性和慢性则显示大小和密度不等的结节状病变；急性血播肺结核白细胞数可减少，中性粒细胞左移，血沉增快，结核菌素反应可以阴性。亚急性和慢性则基本为正常范围，结核菌素反应阳性，半数血播肺结核痰中可找到结核菌。

（3）继发性肺结核　轻症患者症状多不明显，病变进展时可出现结核全身症状和咳嗽、咳痰、咯血等呼吸系症状；胸部X线有多种表现，常见肺上部侵润或有空洞形成；纤维化干络样坏死，钙化、支气管播散等病变可混合存在；结核菌素试验为阳性或强阳性反应；半数以上痰中可找到结核菌。

【临床表现】

1. 肺损阴虚型

主症；午后潮热，手足心热，面色黄白无华，颧红，咳嗽，痰中带有血丝血块，纳呆。舌红苔薄黄，脉细数。

2. 阴虚火旺型

主症：咳嗽痰少，痰色青白、或痰黄如胶或伴有咳吐鲜血，骨蒸劳热，盗汗，心烦不寝、男子多梦遗滑精，女子则见月经不调或经闭。苔薄少津，脉细数。

3. 气阴两伤型

主症：咳嗽气短，面色恍白，精神疲倦，骨蒸潮热，自汗、盗汗，便溏。舌红无苔，脉细数无力。

4. 脾肺两虚型

主症：咳嗽痰中带血，语音低微，胸闷纳呆，身疲便溏。舌淡红，苔薄黄，脉沉细无力。

【综合诊断】

1. 辨质

（1）零质　正常质，正数值1。

（2）亚健康质 加质：气虚质、血虚质，负值0.1；加减质：阴虚质、阳虚质，负值0.2。

（3）减质病质 小病质，负值0.3～0.4；中病质，负值0.5～0.6；大病质负值，0.7～0.8；病危质，负值0.9～0.95。

2. 辨病

减病　“肺结核”，负值0.7～0.8；

3. 辨证

减证　肺损阴虚型，负值0.7～0.8；阴虚火旺型，负值

0.7～0.8；气阴两虚型，负值 0.7～0.8；脾肺两虚型，负质 0.7～0.8。

【鉴别诊断】

1. 原发性肺结核应与淋巴炎、胸内淋巴结转移瘤、淋巴系统肿瘤结节病等鉴别 疑难病例需进一步进行 CT 检查、纤维支气管镜检查淋巴结活检等。

2. 血行播散型肺结核应与急性细支气管炎、支原体肺炎、粟粒型金葡萄菌肺炎，急性肺血吸虫病、二期结节病，肺泡细胞癌粟粒型肺转移瘤，肺弥漫性间质纤维化，肺含铁血黄素沉着症尘肺、肺脓肿、支气管肺囊肿，肺寄生虫病、支气管扩张症，结缔组织病等相鉴别。

【治疗方法】

1. 中医治法

（1）肺损阴虚

治法：养阴清热，化痰止咳。

方药：百合固金汤加减。

组成：百合 12g、生地 12g、熟地 10g、沙参 10g、麦冬 10g、元参 10g、川贝母 10g、百部 10g、白及 10g、地骨皮 12g。

（2）阴虚火旺

治法：滋阴降火，润肺生津。

方药：经验方。

组成：生地 12g、元参 10g、沙参 12g、知母 10g、贝母 10g、青蒿 10g、丹皮 10g、地骨皮 10g、三七粉 3g（冲）、紫菀 10g、杏仁 10g、甘草 10g。

（3）气阴两伤

治法：益气养阴，祛痰止咳。

方药：经验方。

组成：党参15g、山药12g、白术12g、陈皮15g、冬虫草5g、鳖甲12g、银柴胡10g、玉竹10g、百部10g、紫菀10g。

（4）脾肺两虚

治法：补脾益肺，调理脾胃。

方药：经验方。

组成：人参10g、五味子12g、白术12g、陈皮15g、沙仁10g、麦冬10g、白及10g、荷叶10g、百部10g、茯苓10g、甘草10g

2. 西医治法

结核病除重症及有严重并发症或药物副作用反应外，一般均采用不住院全程监督短程化疗（DOTS）。

（1）对症处理

①发热患者应注意休息，一般不需服用退热剂。在急性血行播散型肺结核和结核性胸膜炎高热时，在抗结核治疗同时可给予泼尼松30mg，1日，逐渐减量至4周左右停药，如有继发感染应予抗炎治疗。

②咳嗽、咳痰，可适当给予止咳祛痰药。

③少量咯血，要求患者保持安静，注意休息，可给予云南白药、安络血、止血敏等。

（2）肺结核大咯血，自发性气胸、呼吸衰竭等急诊处理本病不加论述。

（3）抗结核药物治疗

①治疗方案

初期治疗肺结核：$2S_3$（E_3）$H_3R_3Z_3/4H_3R_3E_3$（或$4H_2R_2$

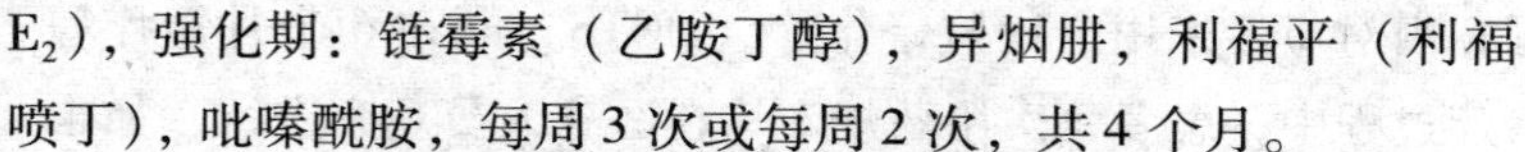

E_2），强化期：链霉素（乙胺丁醇），异烟肼，利福平（利福喷丁），吡嗪酰胺，每周 3 次或每周 2 次，共 4 个月。

2S（E）HRZ/4HR，强化期：链霉素（乙胺丁醇），异烟肼，利福平和吡嗪酰胺，每日 1 次，共 2 个月。继续期异烟肼、利福平共 4 个月。

复治肺结核：2SH（或 D）REZ/4—6H（DRE），强化期；链霉素，异烟肼，力克肺疾，利福平，乙酰丁醇，吡嗪酰胺，每日 1 次共 2 个月。继续期：异烟肼力克肺疾利福平，乙胺丁醇，每日 1 次，共 4 ~ 6 个月。慢性传染源患者，需根据耐药情况确立方案。

②主要抗结核药物简介：

药品	成人每日剂量（g）	小儿每日剂量（mg/kg）	间歇疗法成人剂量（g）	主要副作用
异烟肼（INH. H）	0. 3	10 ~ 15	0. 6	末梢神经炎
利福平（RFP. R）	0. 45 ~ 0. 6	10 ~ 20	0. 6	过敏反应、胃肠反应、肝功能损害
利福喷丁			0. 6	过敏反应、胃肠反应、肝功能损害
吡嗪酰胺（PZA. A）	1. 5	30 ~ 40	1. 5 ~ 2. 5	关节痛、胃肠反应、肝功能损害
链霉素（SM. S）	0. 75	20 ~ 30	0. 75 ~ 1. 0	听力障碍、眩晕、过敏反应
乙胺丁醇（EMB. E）	0. 75 ~ 1. 0	不宜	1. 0 ~ 1. 5	神经炎
力 g 肺疾（Dipasic. D）	0. 9	20 ~ 30	/	轻微胃肠反应、肝功能损害

（4）抗结核治疗的管理 为保证患者规律的治疗，完成疗

程，需对患者采用全程监督化疗（DOTS）既在6个月短疗程治疗过程中，患者每次用药规定均在医务人员观察进行，如未按时用药应24h内予以补上，因此要求做到：（1）对患者做好宣传工作：药品由医务人员管理；（3）每次用药后要记录；（4）用药时间和地点要方便患者；（5）对患者要进行副反应、疗效等的观察。

【预　　防】

1. 对可疑病例及肺结核患者家庭接触者作进一步检查。

2. 指导结核患者家庭实施防止结核菌传播的措施，如房间定时通风，阳光照射，患者咳嗽时要用手帕捂住嘴，不随地吐痰等。

3. 了解新生儿卡介苗接种情况，发现异常反应时转至医院检查处理。卡介苗接种12周后督促其至结防所进行接种质检查。

结核性胸膜炎

【概　　述】

结核性胸膜炎为一种常见病，是因结核菌经淋巴、血行或直接蔓延到胸膜而发生的胸膜炎。本病多发于肺结核。临床表现：发病较急早期常有发热、咳嗽、胸痛随着胸腔积液增多可出现呼吸困难。本病多发生于20～30岁青年人。

1. 病因及发病原理

结核菌侵入胸膜，并不一定发生胸膜炎，但当机体抵抗力降低并对结核菌敏感性增高时，才发生胸膜炎。结核性胸膜炎之感染途经有三：

（1）互近器官病灶直接蔓延

①肺内邻近胸膜的结核病灶蔓延到胸膜腔。

②胸椎及肋骨结核病灶蔓延到胸膜腔。

（2）淋巴蔓延 肺门纵隔淋巴结内结核菌经淋巴道逆流入胸膜腔。此种感染途经是引起结核性胸膜炎主要原因。

（3）血行播散，较少见，多发生双侧。

根据有无胸腔积液，可分为干性胸膜炎及渗出性胸膜炎两大类。

2. 症状体征

（1）干性胸膜炎　干性性胸膜炎是当机体对结核菌素无显著过敏性状态情况下发生的。病变特点为，胸膜充血及多数内皮细胞脱落，胸膜表面失去光泽，只有少量纤维蛋白性渗出物，胸膜腔内本无积液。故称为干性胸膜炎。

症状：起病较急，症状轻重不一，可有发热，周身不适、干咳。剧烈之胸痛为干性胸膜炎特征，时为针刺样，且可放射到肩部及上腹部，疼痛多在胸下部之前侧面最明显。胸痛与呼吸运动有明显关系，咳嗽或深呼吸时疼痛加重；为了减少胸痛，患者常采取侧卧位。因胸痛患者可出现呼吸浅表而频数。

体征：患侧呼吸运动减弱，局部肌肉紧张及压痛，听诊时可听到胸膜摩檫音，为诊断干性胸膜炎主要依据。此种摩檫音在吸气及呼气时均可听到，咳嗽后摩檫音不变，以听诊器压迫胸部时此音可增强。

（2）渗出性胸膜炎　渗出性胸膜炎是干性胸膜炎进步发展的结果，是因结核菌在机体处于高度过敏的状态下侵入胸膜而引起的。此时患者机体敏感性明显增高，胸膜表面除有纤维蛋白渗出物外，并有从毛细血管渗出的血浆，其量多少不等。

症状：多数病例发病较急，常有发热、畏寒、全身不适感、咳嗽、胸痛、盗汗、消瘦等。发热午后为重，有时体温可达39℃以上，伴随胸腔积液量增多，胸痛可以减轻或消失；若大量积液压迫肺及纵隔而影响肺脏功能时，则出现呼吸困难、紫绀及心悸等。

体征：当胸腔积液增多时，可出现以下各种体征；患侧胸廓膨满，肋间隙饱满，呼吸运动明显减弱，触诊语音减弱或消失，扣诊呼吸音减弱或消失。大量胸腔积液时可使气管、心脏及纵隔向健侧移位。一般胸腔积液量少于400ml时，临床体征多不明显。病程后期积液逐渐吸收，可遗留胸膜肥厚及粘连，此时气管心脏向患侧移位、胸廓下陷。由于胸膜肥厚及粘连，

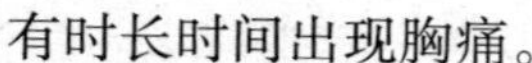

有时长时间出现胸痛。

3. 试验室检查

（1）血液　急性期白细胞总数略增或正常，分属核左移，血沉明显增快。

（2）胸腔穿刺液　呈草黄色胸水，放置后形成胶冻状凝块，少数病例可为血性胸水。胸水为渗出液，比重 1.015 以上，蛋白定量 3～6% g，细胞一般在 200～500 个/mm^2，多数为淋巴细胞，雷弗他（$RiV_{a}Lt_{a}$）试验阳性，胸水中有时可找到结核菌。

4. X 线检查

干性胸膜炎可见患侧呼吸运动受限，及透明度减低，渗出性胸膜炎积液少量时仅见肋膈角消失，横隔运动减弱。积液增多时可见膈影消失，肺中下野呈现一片均匀致密的阴影，其上界模糊，且为一自外向上向内下的凹陷弧影。大量积液时可将纵隔推向对侧。典型的胸膜炎患者，借助病史、症状、体征即可初步明确诊断。X 线检查可进一步确定病变部位及胸水量，如欲明确胸腔积液性质，必须作胸腔试验穿刺。

【临床表现】

1. 风寒型

主症：恶寒、发热，头痛，咳嗽，痛饮胸胁。舌红苔薄白，脉弦。

2. 痰饮停聚型

主症：恶寒、发热，咳嗽，胸胁胀满憋闷，呼吸短促，不能安卧或偏于一侧。舌红苔白腻，脉沉弦。

3. 阴虚发热型

主症：形疲身弱，干咳无痰，骨蒸劳热、盗汗，心烦，遗精，胸胁作痛。舌红苔薄少津，脉弦。

【综合诊断】

1. 辨质

（1）零质　正常质，正数值1。

（2）亚健康质　加质：气虚质、血虚质，负值0.1；加减质：阳虚质、阴虚质，负值0.2。

（3）减质病质　小病质，负值0.3～0.4；中病质，负值0.5～0.6；大病质，负值0.7～0.8；病危质，负值0.9～0.95；负值达到1为病故。

2. 辨病

减病　“胸膜炎”，负值0.7～0.8。

3. 辨证

减证　风寒型，负值0.5～0.6；痰饮停聚型，负值0.7～0.8；阴虚发热型，负值0.7～0.8。

【鉴别诊断】

1. 干性胸膜炎应与下列疾病相鉴别

（1）肋间神经痛和带状疱疹　此二病无咳嗽及胸膜摩擦音，且胸痛沿肋间神经走行分布，一般可以区别。但带状疱疹皮疹未出现前确诊可能有困难，但出现后诊断自明。

（2）心绞痛　由冠状动脉供血不足引起。患者年龄一般较大，部分患者可有高血压病史。为胸骨后疼痛，可放射到左肩左臂，疼痛与体力活动有明显关系，劳累后发作，休息后消失，心电图一般可有改变，发作时含用硝酸甘油酯片多可缓解疼痛。

2. 渗出性胸膜炎应与下列疾病鉴别

（1）大叶性肺炎　发病急剧，寒战、高烧、咳铁锈色痰肺部体征触诊语颤增强，扣诊浊音，可听到湿性啰音和支气管呼吸音。血液白细泡总数及中粒细胞明显增多 X 线之典型肺炎改变。

3. 结核性胸膜炎与化脓性胸膜炎、肺癌性胸膜炎相鉴别

（1）化脓性胸膜炎　主要表现，胸部或其他部有化脓性感染或胸部有外伤史，年龄不定、起病急剧恶寒高烧、胸痛不明显，胸液脓性抗炎治疗有效。

（2）肺癌性胸膜炎　肺癌及其他部位恶性肿瘤史，年龄多在中年以上，起病缓慢无发热或偶发热，胸痛严重胸液血性多见可找到癌细胞，抽液后增长迅速，抗炎抗结核无效。

【治疗方法】

1. 中医治法

（1）风寒型

治法：解表宣肺，消炎止咳。

方药：经验方。

组方：银花 12g、连翘 10g、公英 12g、冬瓜子 10g、桃仁 10g、荷叶 10g、芥穗 10g、贝母 10g、瓜蒌皮 12g、桔梗 10g、甘草 10g、鲜芦根 10g。

（2）痰饮停聚型

治法：蠲饮逐水，温通阳气。

方药：经验方。

组成：一方：葶苈子 10g、大枣 7 枚、茯苓皮 10g、地骨皮 10g、生桑皮 10g、生薏仁 12g、桃仁 10g、杏仁 10g、炒白

术12g、桂枝6g、甘草10g。（发热不明显，胸水不吸收体质尚好者，可用二方或三方）

二方：十枣汤：大戟0.5g、芫花0.5g、甘遂0.5g，各等分研细末加大枣15枚。

三方：控涎丹（成药）每日晨起空腹服，从小剂量开始递加为宜，病久体衰者不宜用。

（3）阴虚发热型

治法：养阴清热，泻火解毒。

方药：经验方。

组成：沙参12g、麦冬10g、川贝母10g、知母10g、生地10g、元参10g、瓜蒌皮12g、藕节12g、地骨皮10g、冬瓜子10g。

2. 西医治法

（1）一般疗法　急性期中毒症状明显时，均应卧床休息，同时给予富有营养易消化食物，并可补给各种维生素，在热退胸水吸收后，再继续休息3至6个月以便巩固疗效。

（2）抗结核药物应用　与一般抗结核治疗相同。急性期给以链霉素与异烟肼合用，开始链霉素每日1.0g分两次肌注，异烟肼每日服用300mg。一般链霉素与异烟肼应用2～3个月后，可停用链霉素，改为异烟肼与对氨柳酸钠合用，后者每日可服用6～12g，分3～4次口服。为了巩固疗效防止复发，用药时间宜坚持6～12个月。

（3）肾上腺皮质激素　应用肾上腺皮质激素，能减轻全身中毒症状及促进积液吸收，减少胸膜粘连肥厚。应用此药时，应注意其副作用并与足量抗结核药物同时应用。一般常用强的松（去氢考的松）5～10mg，每日3次口服，待症状改善后逐渐减少剂量，4～6 周为一疗程。

（4）胸膜腔积液的处理　少量胸腔积液经治疗后可逐渐吸收，不必穿刺排液。如积液量较多或贮留过久，可因纤维素沉着而致胸膜肥厚粘连、胸廓变形以致影响呼吸功能，故应多次穿刺排除胸水。当胸腔积液量增多引起呼吸困难时，自应及时排除胸水以缓解症状。多次抽液亦可加速退热并防止形成脓胸。否则，后者会给以后的治疗带来很多困难问题，影响患者的予后。胸腔穿刺排液一般应注意以下事项：穿刺前要作好患者的思想工作，使其密切合作。穿刺时常采取坐位或卧位。穿刺部位多在液后线 7～8 肋间或肩胛线 7～9 肋间排胸水时要缓慢抽出，切忌过速以免发生意外；每次排液量不宜超过 800ml，以防纵隔移位引起休克。急性期视胸水增长情况，可每隔 1～2 天排液一次，以后可根据病情逐渐延长间隔时间。每次排液前最好作一次胸透，以观察胸水多少及有无包裹形成等，这样便于排液，同时保证穿刺时安全。抽液过程中，要严格无菌操作，防止继发感染。抽液后也可向胸腔内注入氢化考的松 50～100mg 和异烟肼 100mg。

3. 对症治疗

剧烈胸痛可给复方阿司匹林或可待因 0. 03g，每日 3 次口服。睡眠不好，给安定 0. 4g 或其他睡眠药。

【预　　防】

加强体育煅炼，防治结核病传播途径错施，房间定时通风，阳光照射，戒烟酒。

高血压病

【概 述】

高血压病是一种常见的全身慢性疾病。其主要临床表现是动脉血压增高。正常人的血压虽有相当大的差异，但在安静状态下，40 岁以上成年人收缩压超过 150mmHg（青年人超过 140mmHg），舒张压超过 90mmHg，既为高血压。

1. 病因

高级神经活动障碍，由于强烈的、常期的、反复的精神紧张，使大脑皮层下抑制和兴奋过程发生紊乱，而失去对血管舒缩中枢的调节作用引起全身小动脉痉挛而使血压增高。由于小动脉持续痉挛使各脏器缺血，当肾脏缺血则产生肾素，肾素与肝脏中形成的 a_2 球蛋白（高血压素元）结合而产生血管紧张素（以前称高血压素），促进全身小动脉痉挛，使血压更加升高。近年我国的研究资料认为在肾脏中除加压因素（肾素）外可能还有降压因素存在，这种加压与降压之间对立统一的平衡失调可能也是高血压病发病机制中的重要环节。

内分泌体液因素，肾上腺髓质分泌肾上腺素去甲肾上腺素。肾上腺素通过使心排血量增加而使血压上升，去甲肾上腺素使周身小动脉收缩而使血压升高。由于高血压病患者血液中去甲肾上腺素确有增加，因而内分泌活动障碍可为高血压病发生的附加因素。肾上腺皮质分泌激素与高血压病发病亦有密切关系。如肾上腺皮质类固酮增多的疾病血压则增高。去氧皮质酮在钠盐作用下使血管对各种加压物质的敏感度增加，产生小动脉痉挛和血压升高。但很多试验证明，这些内分泌素只有中枢神经因素参与下才能真正影响高血压病的发生与发展

2. 正常血压和高血压之间分界线不十分明确，标准亦有过变化 1997 年美国全国联合委员会 Joint National Committee，JNCⅥ）制定的标准如下

正常，成人收缩压 130mmHg，舒张压 85mmHg 以内。正常高限收缩压 130 ~ 139mmHg，舒张压 85 ~ 89mmHg。高血压病，需经复查或转诊患者，一期（轻症）收缩压，140 ~ 159mmHg，舒张压 90 ~ 99mmHg，2 月内。二期（中症）收缩压，160 ~ 179mmHg，100 ~ 109mmHg，1 个月内。三期（重症）收缩压 180 ~ 209mmHg，舒张压 110 ~ 119mmHg，1 周内。四期（严重症）收缩压 210mmHg 以上，舒张压 120mmHg 以上，既刻转诊。单纯收缩期高血压，指收缩压超过 140mmHg，舒张压超过 90mmHg，2 个月内。以上定义适用于未用抗高血压药物，也不在急性患病期，如收缩压和舒张压不在同一范畴，以较高的范畴作为患者分析依据。从心血管危险的角度衡量，120 ~ 80mmHg 为最佳血压。

3. 高血压并发症的诊断

（1）高血压性心血管病

① 左室肥厚：心电图和（或）超声心动图诊断。

②左室功能不全。

③左心衰竭：如与冠心病或冠心病的危险因子同时存在，可加重上述并发症，甚至加重心力衰竭、心肌缺血、室性心律失常，甚至猝死。

（2）高血压性脑血管病　脑卒中、脑出血、脑梗死均可发生。

（3）高血压肾病

①肾硬化。

②肾功能不全，若同时有糖尿病时，肾病变可加重。

③主动脉瓣夹层。

④恶性或加速进行性高血压：可造成高血压危象或高血压紧急状态，脑病、肾病、视网膜病变、心力衰竭或心肌缺血。

【临床表现】

1. 肝热型

主症：平时头痛头胀，眩晕，恶热喜冷。情绪易激动，口干舌燥，大便秘结，形体多壮实。舌苔多黄，脉弦数有力。

2. 阴虚阳亢型

主症：头晕眼花，头重脚轻，耳鸣，烦躁易怒，肢体麻木，两手颤抖。舌质红，苔薄黄，脉弦细数。

3. 肝肾阴虚型

主症：头昏眼花、耳鸣，腰酸腿软，足跟痛，失眠健忘，夜尿频。舌质红少苔，脉沉细，尺脉弱。

4. 阴阳两虚型

主症：除肝肾阴虚症状外，尚有怕冷，肢凉，头晕目眩，心悸气短、胸口憋闷。或有阳痿、早泄，腹泻便溏。舌质淡或红、苔净，脉弦细无力

【综合诊断】

1. 辨质

（1）零质　正常质，正数值1。

（2）亚健康质　加质气虚质、血虚质，负值0.1；加减质：阳虚质、阴虚质，负值0.2。

（3）减质

病质　小病质，负值0.3～0.4；中病质，负值0.5～0.6；大病质，负值0.7～0.8；病危质负值0.9～0.95。

2. 辨病

减病　“高血压”，负值0.5～0.6；

3. 辨证

减证　肝热型，负值0.5～0.6；阴虚阳亢型，负值0.7～0.8；肝肾阴虚型，负值0.7～0.8，阴阳两虚，型负值0.7～0.8。

【鉴别诊断】

原发性和继发性高血压的鉴别诊断

1. 原发性高血压

（1）发病年龄往往在25岁～55岁之间。

（2）往往家族有遗传趋势及食钠偏高习惯。

（3）交感神经系统活性过高。

（4）可能有肾素－血管紧张素系统活性增高、排钠缺陷、细胞内钠和钙增高等。

（5）饮酒、吸烟多血症（或血浓缩）及非留体类消炎药可加重高血压病。

2. 继发性高血压

（1）常见的继发性高血压原因

①肾疾病：急慢性肾小球肾炎；多囊肾；糖尿病肾病；结缔组织病；肾盂积水。

②肾血管性病变。

③内分泌性疾病：甲状腺功能亢进或低减；肢端肥大症；肾上腺皮质肿瘤（Cushing 综合征、原发性醛固酮增多症）；肾上腺髓质增生或肿瘤（嗜络细胞瘤）；口服避孕药（女性激素）。

④主动脉狭窄。

⑤妊娠高血压综合症（妊娠中毒）。

⑥神经系统疾病：颅内压增高（脑瘤、脑炎、呼吸性酸中毒）；睡眠呼吸暂停综合征；急性应激状态。

⑦血容量、心排血量增加（收缩压升高）：主动脉瓣关闭不全；心内血液分流。

⑧主动脉僵硬度增加（收缩压升高）。

（2）提示有继发高血压可能性的临床线索；

①起病在 20 岁以前或 50 岁以后。

②血压 > 180/110mmHg

③靶器官损伤明显：眼底视网膜病变≥Ⅱ级；血清肌酐 > 1.5mg/dl；X 线和（或）超声显示左室扩大和（或）肥厚。

④无诱因的低钾血症。

⑤上腹部正中和（或）侧部血管杂音。

⑥血压变化大且伴心动过速、出汗、手颤。

⑦有肾病史或肾病家族史。

⑧常规抗高血压治疗很差。

【治疗方法】

1. 中医治法

（1）肝热型

治法：平肝清热，泻火降压。

方药：龙胆泻肝汤加减。

组成：龙胆草10g、黄芩10g、栀子10g、泽泻10g、草决明6g、夏枯草10g、菊花10g、珍珠母12g。便秘加大黄10g。眩晕重者加钩藤10g、牛膝10g；口干舌燥加生地12g、玄参10g。

（2）阴虚阳亢型

治法：育阴潜阳，平肝降压。

方药：天麻钩藤饮加减。

组成：天麻10g、钩藤10g、磁石12g、桑寄生10g、生地12g、当归10g、黄芩10g、草决明6g、夏枯草10客、菊花10g、枸杞子10g。

（3）肝肾阴虚型

治法：滋阴养肝，养血降压。

方药：经验方。

组成：何首乌12g、菟丝子10g、女真子10g、杜仲10g、桑寄生10g、磁石12g、草决明6g、枸杞子10g、菊花10g、熟地10g、枣仁10g。

（4）阴阳两虚型

治法：益气回阳，滋阴壮水。

方药：地黄饮子加减。

组成：熟地12g、萸肉10g、巴戟10g、肉桂8g、附子8g、肉苁蓉10g、麦冬10g、远志10g、菖蒲10g、党参12g。胸憋闷，加瓜蒌10g、薤白10g；便溏加白术12g、山药10g；阳痿早泄加淫羊藿10g。

2. 西医治法

（1）治疗和处理高血压的目的不仅是使血压恢复正常水平，更主要的是预防并发症，降低病死率。

（2）对正常血压和正常血压高限者建议应定期测压，进行健康教育。对肯定诊断为高血压患者应进行全身检查，包括体检、尿常规分析、12 导心电图、血清钾、血尿素氮、肌酐、血脂质及血糖等，以便对每一个患者进行危险评估。

（3）非药物治疗既是对社区人群进行健康教育的主要内容，也是高血压患者必须遵循的基础治疗。其内容可包括；

①减少体重：有报道称，肥胖患者 4 年内减重 4.5kg（10 磅）可维持血压正常并撤抗高血压药物。

②减少饮酒量：每日不超过 7ml。

③有规律的体力活动：每日步行或慢跑 3.5km

④减少食盐（钠）的摄入量。

⑤停止吸烟。

⑥学习处理心理压力；掌握放松技巧。

（4）药物治疗

现将常用降压药物分述如下：

①萝芙木制剂（蛇根草）：使脑、心及交感神经终末储存的去甲肾上腺素减少，发挥减压及镇静作用。

利血平（Reserpine）为萝芙木纯结晶碱剂，一次服 0.25mg，每日 3 次，口服，降压作用温和持久。常见副作用有鼻塞，胃酸增多，心律减慢，嗜睡等。

降压灵（Verticile）为国产萝芙木生物总碱制剂，降压作用稍逊于利血平但副作用少。剂量为每次 4 ~ 8mg，每日 3 次。

②噻嗪类利尿药：此类药物除利尿作用外尚有降压作用，

多与其他降压药并用。常用的药物有氢氯噻嗪片（Dihydro－chlorothiazide）降压机制是因排钠而使血管紧张度降低。每次25mg～50mg。每日2～3次，口服。

③肼苯哒嗪（Hydralazine）：抑制血管运动中枢和直接作用于末梢血管，降压迅速持久，故在降压作用的同时，还加速心率，增加心输出量，故有心动过速，冠状动脉粥样硬化或心力衰竭者禁用，本药副作用较多，如心悸，呕吐，头晕及颜面潮红等。严重中毒时可抑制骨髓及损坏肝脏。为防止产生耐药性，最好与其他降压药合用，每次10mg并逐渐加量至每次50mg，每日3次，口服。

血压达静（Dihyolralazine）：作用与肼苯哒嗪相同，副作用小。每次12.5～25mg，每日2～3次口服。

复方降压片：每次1～2片，每日1～3次。为多种降压，镇静药及维生素的复方制剂适用早期中期高血压。

④神经节阻断剂：由于小动脉收缩减弱，周围阻力减少，末梢血管扩张，血压得以降低。效果较强立位血压下降比卧位显著，因此易发生体位性低血压。适应症限于重度或急进型高血压及高血压危象。

六甲季安（Hexamethonium）：降压作用迅速，但易引起耐药性，中止用药血压即再升高故仅用于急进型高血压或高血压危象。一次剂量为25mg，肌肉注射

胍乙啶（Guanethidin）：抑制交感神经末梢，服药后心律减慢及血压下降，开始剂量每次10mg，每日3次，口服，以后根据早晨血压可逐渐增量至25mg，直到血压降至正常改为维持量。应用中应注意防止治疗性立位低血压。

地巴唑（Dibazol）：扩张血管，降低血压解除平滑肌痉

挛。副作用小，常与其他降压药合用。每次10～20mg，每日3次，口服。抗压药物很多不再介绍。

⑤降压药物的临床应用原则

一期高血压病，一般只用镇静剂，适当减轻工作量，对部分血压升高者可适当休息并用萝芙木类药物降压。

二期高血压病，除适当休息和镇静剂治疗外，应先用利血平及氢氯噻嗪片，以一般剂量作为基础降压药，无效时可再加量，如再无效，可加用胍乙定或其他神经阻断剂。血压过高或症状明显者可进行短期休息大都可以从事一般工作。

三期高血压病，各脏器已有器质性改变，此时降压随然重要，但急剧严重的缺血，乏氧而造成恶劣后果。故对本期患者选用降压药物更宜慎重。

肾功能不全的高血压患者应慎用神经节阻断药因其能造成心、肾、脑的供血不足胍乙啶对心搏出量，肾与脑的血流量的作用基本上与神经节阻断药物相同。但因其有减慢心律的作用，故当冠状动脉循环障碍时应以胍乙啶及利血平联合应用为佳。

甲基多巴对心搏出量的影响很小，不见肾血流量及肾小球滤过率减低，因此伴有肾功能不全的高血压患者特别有价值。此期患者多能从事轻工作，其中脏器损害严重者则丧失劳动能力。

目前治疗高血压病的降压药品种多，降压效果确实，对大多数高血压患者均能收到满意降血压疗效，但尚无根治高血压病的药物，一般用药收到满意疗效后，往往需要常期应用维持量降压药物以巩固疗效。

高血压病复合治疗规程，舒张压在90～100mmHg，开始治疗口服利尿药，附加治疗用萝芙木或甲基多巴，110～130mmHg，开始治疗口服利尿药加萝芙木或甲基多巴，附加治疗肼苯达嗪。舒张压在130mmHg以上口服利尿药加胍乙啶或优降灵，附加治疗用甲基多巴或肼苯达嗪。

（5）高血压危象及脑水肿的治疗

诊断确定后，必需立即紧急抢救。

①迅速降低血压：立即静脉滴注三甲硫吩（Trimethaphan）抬高床头，与地面成30°～40°角，床身不要折弯，使患者身体躺直，以达最大药效。将500mg三甲硫吩在1000ml葡萄糖溶液中，开始滴速为1～4mg/min，三甲硫吩的效用只能维持48h，故同时肌注利血平1mg和口服胍乙啶50mg，此三种药物形成三联治疗剂，利血平所缺少的即时效应由三甲硫吩来产生，胍乙啶则在服药后3～4天才起作用。

利血平的作用在4h左右发生，故此时停用三甲硫吩，如利血平的作用血压以下降则停用三甲硫吩，若血压又再升高，则三甲硫吩滴注重新开始，并再注利血平1mg，反复以上步骤，每4h一次直至血压在无三甲硫吩的情况下，保持满意水平。第二天继续应用第一天利血平的总量，在以后三天内当胍乙啶生效时，利血平量逐减。使用三甲硫吩时必需密切观察，药物注入过快可引起休克。

此外25%硫酸镁10ml缓慢静脉注射，或在密切观察血压的情况下亦可用六甲季胺25mg肌注。除应用降压药物外，同时应用冬眠合剂（冬眠一号全量为氯丙嗪50mg，异丙嗪50mg，杜冷丁100mg）镇静，每次1/4量，每日3～4次。

②消除脑水肿，降低颅内压；应用25%甘露醇250ml，静脉快速滴入。或用50%葡萄糖溶液100ml，静脉注射。氨茶碱

与地巴唑可减轻脑血管痉挛。

③治疗惊厥，肌注鲁米纳0.1～0.2g，同时10%水合氯醛20～30ml保留灌肠。

【预　　防】

高血压病发病率高。早期病例如能及时治疗，多能恢复健康及劳动力，因此开展健康人的高血压病普查工作，早期发现及时进行治疗是防治高血压病的重要措施。要坚持体育锻炼，脑力劳动者应适当参加体力劳动，使脑力劳动与体力劳动相结合，在饮食方面应少食含有胆固醇及动物脂肪的食物，多吃蔬菜。戒除烟、酒。

心 绞 痛

【概　述】

当冠状动脉管腔狭窄，在休息状态下尚能满足心肌需要，但在体力活动后不能满足心肌需要时，心肌由于暂时性供血不足，在临床上呈现发作性胸骨后疼痛，称为心绞痛。疼痛常放射至心前区、左肩、左上肢。疼痛的特点为在体力负荷或情绪激动时发生，持续数分钟，经休息或应用亚硝酸盐迅速消除。

1. 临床分型

（1）劳力型心绞痛　因体力或脑力劳动所制一过性心肌耗氧量增加所引起。

①初发劳力型：指过去未发生过心绞痛或心肌梗死的患者，在近一个月内发生心绞痛。

②稳定劳力型：指患者有一定的劳动限度，超过此限度即诱发心绞痛发作，此限度称为心绞痛阈值。

③恶化劳力型：原有劳力型心绞痛，在短期内突然发作频繁，发作时间延长，程度加重。

④卧位型心绞痛：发作于平卧时，发作时必需坐起，严重时需站立才能缓解。

（2）自发型心绞痛　由一过型心肌缺氧所致。

（3）变异型心绞痛　常因由冠状动脉痉挛引起。

（4）梗死后心绞痛　心肌梗死后几天内出现的反复发作

的心绞痛。

临床上将初发劳力型、恶化劳力型、自发型、卧位型及梗死后心绞痛统称为不稳定型心绞痛。

2. 症状与体征

(1) 病史与体征　注意疼痛发作特点、诱因、发作时间及既往发作情况，对硝酸甘油的反应。体征无特异性。

(2) 发作持续时间，一般为 3 ~5min，超过 15min 者较少见。应用硝酸甘油能使疼痛迅速终止。

(3) 常见危险因素　高血压、吸烟、高血压及糖尿病。

(4) 心电图　可在发作时出现一过 ST 段抬高或压低，有时伴有 T 波倒置。

【临床表现】

1. 阴虚阳亢型

主症：胸闷痛，头晕头痛，失眠心悸，四肢发麻，手足心热。舌质红色赤，苔薄黄，脉弦。

2. 阴虚型

主症：头晕耳鸣，记忆力差，腰酸腿软，脚跟痛，心悸心烦，口干，手足心热。舌质正常或色赤，舌苔微黄或无苔，脉沉细而弦。

3. 气阴两虚型

主症：胸闷发憋或心区疼痛，有时夜间憋醒，左肩酸痛或酸麻，疲乏，心悸、气短、咽干。舌质红或紫暗，苔薄白，脉沉细而弱。

【综合诊断】

1. 辨质

（1）零质 正常质，正数值1。

（2）亚健康质 加质：气虚质、血虚质，负值0.1；加减质：阴虚质、阳虚质，负值0.2。

（3）减质病质 小病质，负值0.3~0.4；中病质，负值0.5~ -0.6；大病质，负值07~0.8；病危质，负值0.9~0.95。

2. 辨病

减病 “心绞痛”，负值0.5~0.6；

3. 辨证

减证 阴虚阳亢型，负质0.5~0.6；阴虚型，负值0.5~0.6；气阴两虚型，负值0.7~0.8。

【鉴别诊断】

1. 与脊椎、胸廓及肩部疾病相鉴别 一般颈病伴有颈后部疼痛、颈椎弯腰痛甚、得热则舒、遇寒则重等症状。

2. 与胆道与消化道疾病相鉴别 一般有饭后上腹胀慢，打呃、嗳气消化不良等消化道症状、早期上腹可无症状或有轻度压痛，胆道感染B超检查为首选，准确率98%。

3. 与心脏神经官能症相鉴别 一般有言语动作和情绪明显失常情绪淡漠，对外界环境不关心，哭笑无常等精神系统症状等。

【治疗方法】

1. 中医治法

（1）阴虚阳亢型

治法：育阴潜阳，化瘀通络。

方药：瓜蒌薤白汤合天麻钩藤饮加减。

组成：天麻 10g、钩藤 10g、石决明 12g、枸杞子 10g、桑寄生 10g、瓜蒌 10g、薤白 10g、丹参 10g、红花 10g。

（2）阴虚型

治法：滋阴补肾，化瘀通络。

方药：瓜蒌薤白汤合首乌汤加减。

组成：首乌 12g、女贞子 10g、桑葚子 10g、瓜蒌 10g、丹参 10g、薤白 10g、红花 10g、郁金 10g、麦冬 10g、元参 10g。

（3）气阴两虚型

治法：益气养阴，化瘀通络。

方药：瓜蒌薤白汤合当归补血汤加减。

组成：黄芪 15g、当归 10g、瓜蒌 10g、薤白 10g、丹参 12g、红花 10g、玄参 10g、党参 12g、麦冬 10g、五味子 10g。

2. 西医治法

（1）治疗原则

应尽可能避免能诱发和加重心绞痛的因素，根据不同类型予以不同治疗

①稳定劳力型心绞痛：β－受体阻滞药最有指征，可加用常效硝酸盐类及钙拮抗动脉造影，明确病变后介入或手术治疗。

② 变异型心绞痛：常由冠状动脉痉挛引起，钙拮抗剂最有效，同时加用抗血小板制剂。

③不稳定型心绞痛：病情极不稳定，应转院积极治疗。需联合用药，常需加用抗血小板及抗凝药，待病情稍稳定后，行介入或外科手术治疗。

（2）抗心绞痛药物

①硝酸盐类

作用机制：扩张体循环动、静脉，降低心脏前后负荷，因而降低心肌耗氧量；扩张心外膜冠状动脉，增加有病变的冠状动脉血流；使心肌缺血部位血流再分布，增加侧支循环血流。

常用药物：

A. 硝酸甘油：硝酸甘油片：用于制止心绞痛发作，0.6mg 舌下含服，无效时可于 5min 后再用 0.6mg；硝酸甘油气雾剂：2 喷/次，疼痛不缓解时可于 5min 后重复使用；静脉注射剂：起始剂量 5～10μg/min，根据血压、心律及症状，每 5min 渐次增加剂量，最大剂量不超过 40μg/min；硝酸甘油贴膜：5～10mg/贴，每日 1 次，多用于夜间心绞痛和呼吸困难发作。

B. 硝酸异山梨醇：片剂（消心痛）：5～20mg，每日 3 次；气雾剂：2 喷/次，经颊黏膜吸收。

C. 5－单硝酸异山梨脂：依剂型不同分为 20mg，每日 2 次；40mg 或 50mg，每日 1 次。

耐药性及副作用：连续用药可产生耐药性，每日必须有 6h 的无药作用间歇，药效即可恢复。因硝酸盐类是通过其扩张血管而起效，故可同时产生头晕、头痛等副作用，少数患者可出现低血压、心动过速及昏厥，减量或消失，也可从小剂量渐渐适应

②β－肾上腺素能阻滞药

作用机制：抑制或降低心肌交感神经兴奋或儿茶酚胺的反应，降低心肌耗氧量，对劳力型心绞痛有效。

常用药物：

A. β－选择性：阿替络尔（Atenolol0）6.25～7.5mg，每

日 1 ~2 次。美托络尔（Metoprolol）25 ~100mg，每日 3 ~4 次

B. 内在拟交感神经作用：吲哚络尔（Pindolol）5 ~10mg 每日 3 次。

副作用和禁忌证：该类药物个体差异大，宜从小剂量开使，根据血压、心律及疗效可每隔几天调整。主要副作用有：心动过缓、传导阻滞、低血压及诱发或加重心衰；支气管痉挛、头晕、恶心等。禁忌证：严重心衰、休克窦性心动过缓及 2 度以上房室传导阻滞。有支气管哮喘、阻塞性肺气肿者慎用或禁用。

撤药综合征：长期服用该药者，突然撤药可诱发心绞痛或心肌梗死，称为撤药综合征。在停减此类药物时应逐渐减量至完全停用，尤其是无内在拟交感神经作用 β 受体阻滞药。

③钙拮抗剂类

作用机制：扩张心外膜冠状动脉，增加冠状动脉血流量抑制心肌收缩力，降低心肌耗氧量。

常用药物：

A. 硝苯地平：抑制血管痉挛及扩张血管效果显著，变异型心绞痛首选。对合并高血压心绞痛最佳。舌下含服 3min 起效。10 ~20mg，每日 3 ~4 次副作用：包括头晕头痛颜面潮红及下肢浮肿。突然停药可出现撤药综合征。

B. 维拉帕米：对慢性心绞痛有效。40 ~80mg，每日 3 ~4 次，长期口服需减量 50% 左右。副作用包括便秘、传导阻滞诱发或加重心衰。

C. 地尔硫卓：作用介于硝苯地平和维拉帕米之间，副作用也兼而有之。30mg，每日 3 ~4 次，最大剂量不超过每天 240mg。

D. 新的钙拮抗剂：尼卡地平、非络地平、尼群地平、尼莫地平、氨氯地平等。

④其他制剂类型及副作用

A. 抗血小板制剂

作用机制：该类药物的主要作用是抑制血小板的黏附、聚集和释放，抑制血栓形成。主要副作用是出血、胃肠不适，少数患者皮疹等过敏反应。

常用药物：阿司匹林每日 300mg。3 天后改为每日 50mg；盐酸噻氯匹啶每日 250mg。

B. 肝素抗凝剂

作用机制：常用于不稳定心绞痛，主要作用预防冠状动脉血栓形成防止血栓延伸。有出血素质，肝功能不全、活动性消化性溃疡及严重高血压忌用。肝素钠或肝素钙 6250IU，每 12h 皮下注射 1 次；低分子肝素（速必凝）每 10kg 体重 0. 1mg，每日 2 次皮下注射。

【预　　防】

帮助患者总结出引致其发生心绞痛的诱因，找出规律，注意避免发病。教会患者合理应用抗心绞痛药物。

急性心肌梗死

【概 述】

冠状动脉突然发生阻塞，局部心肌由于血供中断而发生缺血坏死，其中血栓形成约占85%。

1. 症状

胸痛为常见的早期症状，剧烈难忍，多位于胸骨后，呈压榨样沉重感，可放射至心前区、左上臂内侧、咽部、下颌、左背肩胛处及上腹部等持续时间长，休息及含硝酸甘油不缓解。少数患者无胸痛，而以突发心力衰竭、血压下降、心律失常及神志丧失为首发症状。

2. 体征

焦虑、大汗淋漓、面色苍白、四肢发冷。可出现心音弱，第三或第四心音，心尖部收缩期杂音，心包摩擦音。

3. 特征性心电图动态改变

起病1～2h内出现异常高大T波，数小时后ST段明显抬高，与直立T波形成单向曲线，1～2天后ST段逐渐恢复至等电位线，T波倒置，其后出现病理性Q波。心内膜下心梗时无Q波形成，仅为ST段明显压低及T波深倒置，持续24h以上。根据不同导联可判断梗死部位，而正后壁心梗表现在$V_{7}\sim_{9}$右室梗死表现为$V_3R\sim V_5R$

4. 血清酶升高

包括肌酸麟酸肌酶（CK）、谷草转胺酶（GOT）、乳酸脱氢酶（LDH）及肌红蛋白（Mb）。其中特异性同工酶 CK ~ MB 和 DH_1 具有特异诊断意义。

5. 其他实验室检查

非特异性心肌坏死炎症反应：发病数小时后至 3 ~ 5 天，中粒细胞（12 ~ 15）$\times 10^9$/L。

【临床表现】

1. 阳虚闭阻型

主症：胸闷憋气、阵发性心痛，心悸气短，面色苍白，倦怠无力，畏寒肢冷，时或自汗，夜不宁，食欲不振，小便清长，大便稀薄。舌淡胖嫩、苔白或腻，脉沉缓或结代。

2. 气滞血瘀型

主症：阵发性心胸刺痛、痛引肩背、胸闷气短。舌质暗滞、舌边尖有瘀点，脉沉涩或结脉。

3. 阴虚闭阻型

主症：阵发心痛（夜甚）头昏耳鸣，口干目眩，夜睡不宁，盗汗，腰酸腿软，或足跟痛，夜尿多。舌质嫩红、苔薄白或无苔，脉细数或涩或促脉。

4. 阴阳虚痹型

主症：胸闷心痛、有时夜间憋醒，心悸气短，头昏耳鸣，夜卧不宁，食少倦怠，腰酸腿软，恶风肢冷，或五心烦热，夜尿频多。舌质紫暗或淡白、苔白或少津，脉细弱或结代。

5. 阳虚欲脱型

主症：若心痛持续而四肢突然厥冷，面色青紫。舌质暗苔白，脉微细，血压下降。

【综合诊断】

1. 辨质

（1）零质　正常质，正数值1。

（2）亚健康质　加质：气虚质、血虚质，负值0.1；加减质：阳虚质、阴虚质，负值0.2。

（3）减质病质　小病质，负值0.3～0.4；中病质，负值0.5～0.6；大病质，负值0.7～0.8；病危质，负值0.9～0.95，负值1为病故。

2. 辨病

减病　“心肌梗死”，负值0.7～0.8。

3. 辨证

减证 阳虚闭阻型，负值0.7～－0.8；气滞血瘀型，负值0.7～0.8；阴虚闭阻型，负值0.7～0.8；阴阳虚痹型，负值0.7～0.8；阳虚欲脱型，负值0.9～0.95。

【治疗方法】

1. 中医治法

（1）阳虚闭阻型

治法：温阳通络，除痰止痛。

方药：枳实薤白桂枝汤加减。

组成：桂枝6g、瓜蒌10g、薤白10g、半夏10g、厚朴6g、枳实6g。痛甚可加苏合香丸。

（2）气滞血瘀型

治法：行气活血，化瘀通络。

方药：血府逐瘀汤加减或兼服失笑散。

组成：当归 12g、红花 10g、生地 10g、牛膝 10g、枳壳 6g、赤芍 10g、川芎 10g、桔梗 10g、柴胡 10g、甘草 10g。

（3）阴虚闭阻型

治法：滋阴通络，活血止痛。

方药：经验方。

组成：麦冬 10g、五味子 10g、丹参 12g、赤芍 10g、红花 10g、桔梗 10g、甘草 10g。痛甚加三七末 5g。

（4）阴阳虚痹型

治法：调补阴阳，理气活血。

方药：炙甘草汤加减痛时服苏合香丸。

组成：炙甘草 12g、人参 10g、阿胶 12g、生姜 10g、桂枝 6g、麦冬 10g、生地黄 12g、大枣 10 梅。

（5）阳虚欲脱型

治法：回阳救逆，固脱止痛。

方药：急用四逆汤合生脉散加味。

组成：柴胡 10g、芍药 10g、枳实 6g、甘草 10g、麦冬 10g、人参 10g、五味子 10g。

2. 西医治法

急性心肌梗死如不予紧急处理，其死亡率较高，故一经诊断，如无禁忌情况，应立即转送专科医院，治疗的根本目的是尽早使闭塞血管再通，恢复梗死区血供。转送前及途中处理如下：

（1）卧床休息，解除焦虑，适当予镇静剂，如地西泮（安定）5～10mg 或 β 受体阻滞药。

（2）吸氧。

（3）止痛　杜冷丁 50～100mg 肌注或吗啡 2.5～5mg 皮下

注射，必要时可重复使用。也可予硝酸甘油 0.6mg 舌下含服或静脉点滴每分钟 10～20μg。

（4）监护血压、心律、心律及呼吸等生命体征　如出现室早或室速室颤等致命性心律失常，应予利多卡因 50～100mg 静脉注射无效可每隔 5min，重复使用 3 次，并以每分钟 1～4mg 静脉点滴。

（5）如有条件应及时溶栓治疗。

【预　　防】

心肌梗死经治疗好转出院后，应按出院医嘱继续治疗，严格控制、去除危险因素，适当参加体育锻炼，但应以无不适症状为限。保持精神愉快，戒急躁。如仍有心绞痛发作，应转专科医院进一步诊治，以防再发梗死。

急性心功能不全

【概　　述】

急性心功能不全或称急性心力衰竭，即指心肌收缩力急剧下降，或心排出血量在短时间内急剧减低，心室充盈压显著升高所致的临床综合征。

急性左心功能不全常见病因：（1）急性弥漫性心肌受损：如急性广泛心肌梗死、急性弥漫性心肌炎、严重心肌缺氧。（2）急性左室负荷增高：后负荷增高如急进性高血压、严重主动脉瓣或左室流出道狭窄、心房黏液瘤等前负荷增高如急性乳头肌断裂或功能不全、急性主动脉返流、静脉补液过多过快。（3）急性心肌舒张受限：如急性心包填塞。（4）严重心律失常：如持续性室速、心室颤动、心室停博。

发病机制有二：（1）急性左室后向衰竭：即左心室排出血量急剧下降，致左心室舒张末压显著增高 >15mmHg 肺嵌顿压增高 >18mmHg，迅速出现肺淤血肺水肿。（2）急性左室前向衰竭：特征为左心室排出血量和心脏指数急剧下降，伴或不伴左右心室舒张末压及左心室充盈压的增高，表现为低血压、四肢厥冷、甚至心源性晕厥或心源性休克。

急性右心功能不全的常见病因有急性大片肺梗死和急性右心室心肌梗死。

发病机制，主要因急性右室心肌损害或急性右室后负荷增高，导致右心排血量急剧下降，继发左心排出量减少致血压下降或休克同时右心室急性扩张或舒张末压增高致体循环淤血。

1. 急性左心功能不全的表现

（1）晕厥 由于左心排出血量急剧减少，引起急性脑缺血，表现一过性黑矇短暂意识丧失，甚至抽搐、呼吸暂停。

（2）急性肺水肿 典型发作为突然严重气急，端坐呼吸，呼吸30～40次/分，面色苍白，口唇青紫，大汗、阵阵咳嗽，咯白色或粉红色泡沫痰心律快，心尖区可闻及第三心音奔马律，双肺满布湿啰音和哮鸣音。发作初期血压增高，以后可降至正常或低于正常。X线检查可见典型的肺门为中心的蝴蝶状模糊阴影：血流动力学示肺毛细血管嵌顿压升高（>18mmHg）。

（3）心源性休克 即因心排血功能严重减低，致心排血量不足（CI<2.2L/min·m^2）而引起休克。表面为血压明显下降伴周围组织灌注不足和少尿（<20ml/h），同时有心功能不全，体循环淤血，如静脉压升高，颈静脉怒张等。

（4）心跳骤停 突然意识完全丧失，查体无心音，大动脉博动消失、呼吸断续叹气样随后停止，意识丧失、瞳孔散大。如不立即采取有效抢救，在数分钟进入死亡。

2. 急性右心功能不全的表现

（1）动脉系统低灌注征象 四肢湿冷，凉汗，神志恍惚，烦躁不安。反应迟钝，血压显著下降伴少尿，呈低血压状态或心源性休克。

（2）急性右室扩张征象 胸骨左缘第4肋间收缩期杂音，吸气时增强。

（3）外周静脉淤血征象 颈静脉怒张，搏动增强右上腹胀痛，肝大、压痛，肝颈静脉回流征阳性，紫绀。

（4）血流动力学检查　右室充盈压（rightventricular fillingpressure，RVFP）增高，而左室充盈压（leftventricularfillingpressure，LVFP）正常或偏低，或二者增高不成比例（RVFP/LVFP >0.65）

【临床表现】

1. 脾肺气虚型

主症：心悸，气短，下肢浮肿，面色苍白，上腹痞满，尿少，咳嗽，痰白泡沫状。舌淡红苔薄白，脉弦细。

2. 肾虚水泛型

主症：足肿渐及腰部，咳嗽心悸，胸腹胀满，面色苍白，唇绀倦怠，肢冷纳减。舌质淡苔白，脉细缓。

3. 心肾阳虚型

主症：咳嗽心慌，不能平卧动则短气不续，额上汗出，腹满纳怠，口唇及指甲端紫绀，面色苍白，手足不温。舌胖质淡苔白腻，脉细数无力。

4. 气滞血瘀型

主症：面色晦暗，唇色紫绀，胸闷气喘，咳嗽吐痰，痰中带血，肝脏肿大、肢体浮肿。舌质紫暗或有瘀点，脉细数或结代。

【综合诊断】

1. 辨质

（1）零质　正常质，正数值1。

（2）亚健康质　加质：气虚质、血虚质，负值0.1；加减质：阳虚质、阴虚质，负值0.2。

（3）减质病质　小病质，负值0.3～0.4；中病质，负值0.5～0.6；大病质，负值0.7～0.8；病危质，负值0.9～0.95。

2. 辨病

减病　“心功能不全”，负值0.7～0.8。

3. 辨证

减证　脾肺气虚型，负质0.7～0.8；肾虚水泛型，负值0.7～0.8；心肾阳虚型，负值0.7～0.8；气滞血瘀型，负值0.7～0.8。

【治疗方法】

1. 中医治法

（1）脾肺气虚型

治法：健脾益气，温化水湿。

方药：苓桂术甘汤加减。

组成：茯苓10g、桂枝6g、白术10g、甘草10g、陈皮15g、党参12g。

（2）肾虚水泛型

治法：温阳利水，化气消肿。

方药：真武汤加减。

组成：茯苓10g、芍药10g、生姜10g、白术12g、炮附子8g。

（3）心肾阳虚型

治法：温补阳气，补肾固脱。

方药：参附汤加五味子。

组成：人参10g、附子8g、（炮）生姜10g、大枣10枚、五味子10g。配服黑锡丹。

（4）气滞血瘀型

治法：活血祛瘀，补益气血。

方药：八珍汤加失笑散加减。

组成：当归 12g、白芍 10g、川芎 10g、白术 12g、茯苓 10g、枳壳 6g、丹参 10g、炙甘草 10g、干姜 10g。

2. 西医治法

（1）心源性晕厥的治疗 心源性晕厥大多数可自行缓解，但有反复发作的可能。晕厥发生于心排血受阻者，经胸膝位或卧位休息，保暖和吸氧后，常可缓解。由于房室瓣口被血栓或肿瘤阻塞者，发作时改变体位可能使阻塞减轻或发作终止。由严重心律引起者，应迅速控制心律失常。

（2）急性肺水肿的治疗

①体位：使患者取坐位或半坐位，两腿下垂。

②充分吸氧：面罩给氧，流量 5 ~ 10L/min；重症者，面罩高浓度、大流量、加压给氧；必要时用气管插管呼吸机辅助呼吸。

③ 血管扩张剂：舌下含服硝酸甘油 0. 5mg，必要时 3 ~ 5min 后重复含服硝酸甘油，并静脉滴注硝酸甘油或硝普钠。硝普钠剂量从 10μg/min 开始，根据血压及治疗反应可 5 ~ 10min 增加 10 ~ 30μg/min 直至症状缓解或收缩压降低至 < 100mmHg，继续以有效剂量（剂量范围 15 ~ 400μg/min）静脉滴注，维持收缩压在 90mmHg 以上。硝普钠作用强，半衰期短，剂量不宜控制。如无条件，应送医院后使用。

④镇静：吗啡 3 ~ 5mg 静脉注射或 5 ~ 10mg 皮下注射。

⑤快速利尿：给予呋塞米（速尿）20 ~ 40mg 静脉注射，血压偏低者慎用。

⑥正性肌力药物：室上性快速心律失常或窦性心律快伴室性奔马律者，可给洋地黄。一周内未用过地高辛首次剂量毛花C（西地兰）0.4mg，静脉注射，半小时后可重复应用，24小时总剂量1.0～1.6mg，一周内用过地高辛者宜从小剂量开始；亦可给予毒毛花k0.25～0.5mg静脉注射。

⑦其他铺助治疗：肺部哮鸣音明显、气道阻塞高者，给予氨茶碱0.25g以5%的葡萄糖40ml稀释静脉注射15～20min或二羟丙茶碱（喘定）0.25g、地塞米松5～10mg静脉注射。伴低血压的肺水肿者，宜先静脉滴注多巴胺2～10μg（kg·min），维持收缩压在100mmHg，再进行扩血管的药物治疗。

（3）心源性休克及心跳骤停的治疗 参见休克和心肺脑复苏的治疗。

（4）急性右心衰竭的治疗 以病因治疗尤为重要。

①急性右室心肌梗死伴右心衰竭的治疗：除了急性心肌梗死的常规处理外，应予扩容治疗并禁用利尿剂，有条件者在血流动力学监测下指导用药最好。

②急性大块肺梗死伴急性右心衰竭的治疗：应尽早入院采取急救措施。

镇静：吗啡5～10mg或哌替啶（杜冷丁）50～100mg静脉注射或肌肉注射

吸氧：鼻导管或面罩给氧6～8L/min.

缓解迷走张力过高引起的肺血管痉挛：阿托品0.5～1mg静脉注射或罂粟碱30mg皮下注射。

溶栓治疗：常用尿激酶或链激酶静脉注射（一般宜在医院使用）。

抗凝治疗：应用肝素静脉滴注，监测部分凝血酶原时间，使之延长1.5~2倍。维持5~7天，停药后改用华法林口服，剂量依凝血情况调整（一般在医院开始用）。

治疗右心衰竭：限盐、利尿、及抗休克。可给予异丙肾上腺素1~2mg入5%葡萄糖液500ml静脉滴注。

大的肺动脉栓塞，内科治疗无效者可手术行肺动脉血栓摘除。

【预　　防】

1. 预防和去除病因，是防止发生急性心功能不全的关键。

2. 康复期应避免劳累、感染，注意低盐饮食，定期随诊。根据病情调整用药，避免应用对心肌收缩力有抑制的药物。

急性胃肠炎（包括食物中毒）

【概　　述】

急性胃肠炎是以呕吐、腹泻、腹痛为主要症状的多见病。它是胃、肠的急性弥漫性炎症。以夏秋季多见

1. 病因

由于暴饮暴食、饮食不节、或食用过冷、过热或刺激性、难消化食物引起。

由于摄取含有致病细菌或病毒所污染的食物引起。又称“食物中毒”。常见的细菌有沙门氏菌属、嗜盐杆菌、葡萄球菌、大肠杆菌等。常在集体进食后，全部或多数进餐者迅速患病。受凉、过劳、精神刺激，各种疾病招致机体抵抗力降低容易致病。

2. 症状与体征

本病起病较快，常在食后 2～24h 发病。由于病因和机体反应，以及病变部位和程度不同，可分急性胃炎、急性肠炎、急性胃肠炎三种类型。

急性胃炎型：以胃部症状为主，常有恶心、呕吐、食欲缺乏、上腹不适或疼痛。吐物多为酸性带发酵味。呕吐频繁者可以吐出胆汁或带血性液。常在吐后腹痛明显减轻。

急性肠炎型：病变侵累小肠或结肠。表现腹泻，一日可达十数次之多。可为水样、粥样便。带有恶臭、泡沫多、或带黏

液脓性便。肠蠕动过快时，粪便内含有胆绿素呈绿色便。粪量增加系由于肠液分泌量增多所致。多有腹痛，以持续性或阵发性疼痛为多。部位常在脐周围。若累及结肠，则疼痛出现于两侧腹。通常有压痛，排便、排气后常可减轻。若炎症波及乙状结肠、直肠、则出现里急后重。严重在由于肛门括约肌驰缓，呈现大便失禁现象。因为肠蠕动增强，出现肠鸣音亢进。

急性胃肠炎型：如胃、小肠及结肠均受侵害。除呈现上述二型症状外，患者体温多升高，有者高达39℃以上。由于频繁吐、泻等导致脱水、电解质紊乱及酸中毒。常表现口干、口渴、皮肤黏膜干涩，眼窝陷凹，尿少、乏力。严重者出现肌肉痉挛、血压下降，休克。

3. 愈后

本病病程一般1～2日，重者可持续近1周左右。轻者可以不经治疗而愈。绝大多数可以治愈。但表现血压低下，严重脱水，离子紊乱。酸中毒明显，或原有心肝肾脑病严重患者或老年人则可危及生命，

【临床表现】

1. 食滞型

主症：表现恶心呕吐，腹泻发臭，嗳腐吞酸，脘张厌食，肠鸣腹痛，泻后痛减，苔腻、脉滑。

2. 湿热型

主症：表现突然发生激烈呕吐，腹泻，发热口渴，脘闷心烦，腹部疼痛肛门灼热，尿黄而少。舌苔厚腻，脉弦数有力。

3. 虚寒型

主症：表现呕吐频繁，面色苍白，四肢厥冷，冷汗自汗，

腹痛喜温喜按，大便清稀如水，小便清而量少。舌淡苔白，脉微细或沉迟。

【综合诊断】

1. 辨质

（1）零质 正常质，正数值1。

（2）亚健康质 加质：气虚质、血虚质，负值0.1；加减质：阳虚质、阴虚质，负值0.2。

（3）减质病质 小病质负值0.3～0.4，中病质，负值0.5～0.6，大病质，负值0.7～0.8，病危质，负值0.9～0.95，负值达到1为病故。

2. 辨病

减病 “急性胃肠炎”，负值0.5～0.6。

2. 辨证

减证 食滞型，负值0.5～0.6；湿热型，负值0.5～0.6；虚寒型，负值0.7～0.8。

【鉴别诊断】

1. 与急性细菌性痢疾鉴别 后者呕吐少而腹泻明显，粪便多为黏液脓血便。有里急后重。大便检查有多量红、白细胞。

2. 与霍乱鉴别 后者为流行性发病，先泻后吐极为猛烈。便如米汤样，迅速引起脱水。腹直肌与腓肠肌痉挛性疼痛。大便检出霍乱弧菌。

3. 与阑尾炎鉴别 后者早期可出现胃痛或腹泻，但有发热、脉快，腹痛开始在上腹部，逐渐移向脐周及右下腹。白细胞增高，阑尾区明显压痛及反跳痛。

4. 与尿毒症鉴别 后者有长期肾病史，多见贫血、浮肿、高血压、皮下黏膜下出血。尿常规有改变。

【治疗方法】

1. 中医治法

（1）食滞型

治法：消食导滞，和中止呕。

方药：保和丸加减。

组成：山楂 15g、神曲 12g、茯苓 10g、半夏 10g、陈皮 15g、炒莱菔子 15g、连翘 10g。

（2）湿热型

治法：清热利湿，芳香化浊。

方药：藿香正气丸加减。

组成：藿香 10g、大腹皮 10g、紫苏 10g、茯苓 10g、白芷 10g、陈皮 15g、白术 12g、厚朴 6g、半夏曲 10g、桔梗 10g、甘草 10g。

（3）虚寒型

治法：温补脾肾，回阳救逆。

方药：四逆汤与人参健脾丸加减。

组成：柴胡 10g、芍药 10g、枳实 6g、甘草 10g、白术 12g、黄芪 12g、人参 10g、陈皮 15g、麦芽 15g、山楂 15g。

2. 西医治法

（1）卧床休息。

（2）呕吐严重者禁食 1～2 餐，酌情饮糖盐水或菜汤。呕吐稍好后给与流质饮食，渐次恢复饮食及一般饮食。

（3）解痉止痛　呕吐频繁者皮下注射阿托品 0.5ml。或服颠茄侵膏片。腹泻严重甚至伴有便失禁者可用复方樟脑酊每次

2～4ml。

(4) 消炎　按病情可选用下列药物中的1～2种。

磺胺胍：首次2g，以后每日4次，每次1～2g；黄连素：每次0.1～0.2g，每日3次；痢特灵：每次0.1g，每日3～4次；土霉素或合霉素：每次0.5g，每6h一次。或用氯霉素0.25g一次，每6h一次。不能口服，可以静点。可选用庆大霉素、丁胺卡那霉素等。

(5) 纠正脱水电解质紊乱、酸中毒，除鼓励患者多饮糖盐水外，应作静脉补液，根据病情每天需要补入1500～3000ml或更多。其中生理盐水占2/3、葡萄糖占1/3。开始应稍快些，以后按一般速度补给之。这样有利升高血压，校正休克。在大量呕吐时，应适当补给钾盐。可口服氯化钾3～6g/日。重急者可用10%氯化钾10～20ml加入静滴中，有酸中毒者应口服重碳酸钠或酌情给予11.2%乳酸钠静点（一般用60～100ml）。

【预　　防】

预防的关键在于发动群众，大搞爱国卫生运动。扑灭苍蝇、老鼠、蟑螂、搞好环境卫生加强粪便管理与饮水消毒。加强饭前、便后洗手。注意饮食卫生。

慢性胃炎

【概　　述】

在结核、梅毒等侵袭胃黏膜时，呈现的慢性病变，属于特异性胃炎，极为罕见。而慢性非特异性胃炎为最常见的疾病之一，病程颇长，临床表现亦不典型，如能重视预防，坚持中西结合的治疗，能够逐渐好转。本文主要阐述慢性非特异性胃炎。

1. 病因及发病原理

分为原发性继发性两种

（1）原发性慢性胃炎的病因尚不十分清楚，常见以下几种情况：

①急性胃炎的后果：在急性胃炎愈后数日至数周，黏膜恢复正常，但患病时间较长或反复发作，可阻止病变恢复。

②精神神经障碍：在精神紊乱，特别在进食的前后或者消化的过程，反复多次出现精神的紧张、焦虑、发怒或恐怖时，则大脑皮层发生抑制，造成植物神经系统机能的紊乱，引起胃的血管和平滑肌发生痉挛，胃的蠕动和分泌机能紊乱，有利于炎症的形成。

③饮食不当或者摄食卫生不善，为慢性胃炎常见的原因，粗糙的食物经过细细咀嚼后，变的很细很碎，能减少对胃的刺激。

④温度过高60℃～80℃的肠液可致胃黏膜广泛损害，常期喂犬以46℃的食物可致慢性胃炎。香料及调味品，进食时用多量胡椒、辣椒或芥末等能致胃黏膜出血，分泌液增多。

⑤药物：常见为柳酸制剂、奎宁及辛可芬等醋柳酸能致胃黏膜轻度充血以致显著的黏膜下出血，在口服醋柳酸后，可出现柏油样便。

⑥炎性分泌物：在牙、鼻及咽喉等处有慢性感染灶，经常将细菌的分泌物咽下。致胃局部损伤。

⑦吸烟及饮酒：吸烟可刺激胃黏膜分泌，阻碍溃疡病的恢复，但不是慢性胃炎的病因。饮酒可致胃黏膜损害，但戒酒后3个月内，胃黏膜恢复正常。

（2）继发性胃炎　慢性胃炎可发生在消化道或其他系统的疾病的基础上，故胃部症状经常在一些疾病中出现。

在溃疡病胃癌的基础上，胃黏膜能发生胃炎的病变，可能由幽门梗阻胃内容潴留，或十二指肠液反流所致。

在慢性胆囊疾病及慢性胰腺炎时，常常合并有慢性胃炎，原因不清。

在肝硬变，无论任何原因所致者，经常出现慢性胃炎，这是营养不良及门静脉高压所致的结果。

在心、肾疾病的晚期，如心力衰竭或尿毒症时，均可引起胃的慢性病变，前者与门静脉高压有关；后者为尿素从消化道分泌，经细菌作用转变为碳酸胺刺激胃肠黏膜所致。

在营养不良，特别是蛋白质及维生素缺乏，能导致胃黏膜退化，抵抗力减低，使炎症易于复发。

在乏铁性贫血时常并发浅表性胃炎或萎缩性胃炎，其他如口腔、食管、小肠及大肠等均起变化，可能与缺铁引起消化道的普遍反应有关。

肾上腺皮质机能低下或甲状腺机能低下疾病，常伴有不同成度的慢性胃炎。而慢性胃炎有时与桥本甲状腺炎同时发生，显微镜下病理所见，两者相似，而在慢性萎缩性胃炎有时血清出现甲状腺抗体，由于桥本甲状腺炎是自身免疫性疾病，有人认为慢性胃炎也与自身免疫有关。

过敏性疾病，胃黏膜出血、糜烂水肿，最后形成慢性胃炎。

部分胃切出或胃肠吻合术，常在吻合的胃侧，发生带状慢性炎症。为胆汁及胰腺回流所致。

2. 典型症状体征

（1）消化不良型　最常见，可出现包括胃部疾患的全部症状，如上腹部胀满或堵塞感、疼痛及压痛，恶心、呕吐、反酸、烧心、嗳气及食欲不振等。大便正常，便秘或腹泻。

（2）类溃疡型　在肥厚性胃炎有胃酸分泌增高时，症状颇似溃疡病，出现节律性上腹部痛，在餐后一定时间或空腹时胃区张痛，进食、压迫、呕吐或服用抗酸药能够减轻，伴有反酸、烧心及便秘等。

（3）类胃癌型　如果萎缩性胃炎患者，年龄在 40 岁以上，同时胃酸分泌缺乏，临床表现上颇似胃癌。

（4）急性发作性　常在上述几型常期不愈的基础上，突然加重；或即往有胃病史，反复发作。颇似急腹症。但检查上腹部无明显压痛、抵抗及反跳痛，体温正常。服用抗酸及解经药或局部热敷能得到缓解。

（5）出血型　各种病理类型的胃炎，均能发生出血，特别是肥厚性胃炎，有时可反复大量出血，有人报告慢性胃炎发生出血者达20%。对上消化道出血者进行胃肠透视25%检查正常，其中大多数的出血，是有胃炎有关，慢性胃炎的出血，可由大便潜血以致黑便或呕血。

【临床表现】

1. 脾胃虚弱型

主症：面色萎黄，倦怠无力，腹胀食少，胃脘隐痛，满闷不消，或见嗳气，呕吐。舌苔薄白，脉濡缓或沉细。

2. 脾虚湿困型

主症：腹胀食少，恶心欲吐，嗳气吞酸，身困体沉，大便溏薄。苔白厚腻，脉稍滑。

【综合诊断】

1. 辨质

(1) 零质　正常质，正数值1。

(2) 亚健康质　加质：气虚质、血虚质，负值0.1；加减质：阳虚质、阴虚质，负0.2。

(3) 减质病质　小病质，负值0.3～0.4；中病质，负值0.5～0.6；大病质，负值0.7～0.8；病危质0.9～0.95。

2. 辨病

减病　“慢性胃炎”，负值0.5～0.6。

3. 辨证

减证　脾胃虚弱型，负值0.5～0.6；脾虚湿困型，负值0.5～0.6。

【鉴别诊断】

1. 无急性发作的疾病

(1) 与溃疡病鉴别　后者发病有季节性，上腹部疼痛规律，有压痛点，X 线及胃镜检查可见溃疡。

（2）与胃癌鉴别　后者多见 40 岁以上者，病程较短，临床表现顽固性消化不良，经积极治疗，仍持续的恶化，消瘦及贫血明显，大便潜血持续性阳性，胃游离盐酸缺如，X 线可见胃癌。

（3）与胃神经官能症鉴别　后者常伴有神经官能症的其他症状，如失眠、头痛、健忘、注意力不集中、心悸、倦怠、遗精及神经过敏等。在胃部表现，常有一个突出的症状，分别以呕吐、嗳气、厌食及上腹部剧痛为主要表现，其他症状则极轻微或者缺如，而慢性胃炎常是数个胃部症状同时存在。

（4）与无黄胆型肝炎鉴别　后者肝区疼痛厌食乏力明显，肝脾肿大，有压痛，肝机能检查多异常。

2. 急性发作的鉴别

（1）与阑尾炎早期鉴别　阑尾炎起病在上腹部疼痛，伴有呕吐及低热，应用解痉药无效，6 ~ 12h 后移到脐周围及右下腹部，体格检查有压痛点及腹膜刺激征。

（2）与溃疡病穿孔鉴别　后者有溃疡病史，突然上腹部疼痛，抵抗及压痛明显，X 线腹部空透，膈下有游离气体。

（3）与胆道蛔虫症鉴别　后者剑突下突然剧痛，呈钻顶感，有时吐出蛔虫，疼痛为阵发的，可突然停止，间歇期可完全不痛，检查上腹部多无异常所见。

（4）与胆囊炎及胆石症鉴别　后者有胆绞痛史，在饱食或高脂肪饮食后，上腹或右上腹部出现绞痛，逐渐加剧，向右肩与右肩胛下放散，伴有恶心、呕吐、黄胆及发热等。如有炎症，右上腹有抵抗及压痛，白细胞增高。

（5）与急性胃扩张鉴别　后者常发生在腹部手术后、暴饮暴食或一些严重疾病，如急性中毒或急性传然病等。腹胀、恶心、呕出大量胆汁液体，出现脱水及电解质紊乱现象，体检可见上腹部进行膨隆，扩及全腹。有震水音。

（6）与心肌梗死鉴别　少数心肌梗死，可呈突发的上腹部剧烈疼痛，有时有恶心及呕吐等，对急性上腹痛的老年患者，应提高警惕，注意心脏及血压检查，必要时作心电图检查。

【治疗方法】

1. 中医治法

（1）脾胃虚弱型

治法：健脾和胃，补气消食。

方药：香砂六味汤加减。

组成：人参 10g、白术 12g、茯苓 10g、甘草 10g、半夏 10g、砂仁 10g。食欲不振加炒麦芽 15g、炒鸡内金 12g，也可用人参健脾丸，每次服 1 丸，日服 2 次。

（2）脾虚湿困型

治法：健脾燥湿，和胃理气。

方药：参苓术草汤合平胃散加减。

组成：党参 12g、茯苓 10g、白术 12g、甘草 10g、苍术 10g、厚朴 6g、陈皮 15g。

2. 西医治法

（1）中和胃酸的药物　又分两种：一种为可溶碱剂，如：碳酸氢钠，每次 0.3～2.0g，每日 3～4 次。另一种为不溶碱性，如碳酸钙，每次 1.0～2.0g；氧化镁，每次 0.3～1.0g；氢氧化铝，每次 0.5～1.0g 或 10% 凝胶剂 5.0ml；三矽酸镁，每次0.3～1.0g。以上均口服。

（2）抗胆碱能药物　分两类。一类为第三胺，对胃肠主要作用为抑制运动机能，包括：硫酸阿托品，每次0.3～0.5mg，颠茄浸膏0.01～0.05g。另一类为第四类胺，主要抑制胃液的分泌机能。包括溴本辛，每次50～100mg；丙基本辛，每次15～20mg；胃复康每次1～5mg，以上均每天3～4次，除颠茄浸膏只能口服外，其余均可肌注或口服。。

上述药剂均有一定的副作用，数种药物相互配合，能增加疗效，减少副作用。常用的合剂是：复方氢氧化铝片（胃舒平），每次2～3片，每日3～4次；乌贝散，每次3～5g，每日3～4次。但应着重说明，需要讲究用药的方法。上述的剂量及用药的次数，仅用于一般病例，病情严重者，剂量可以加大，用药次数可增至每1～2h一次，直至疼痛消失及症状减轻时，恢复常规使用。

（3）助消化药　在用抗酸药物不见效时，改用胃蛋白酶合剂。内含，稀盐酸0.3ml，胃蛋白酶0.3g，橕皮酊0.1ml，蒸溜水30ml，顿服，饭前，每日3次。胃原性腹泻用此药，疗效显著。

（4）镇静药　小量镇静药，如鲁米那0.03～0.06g或氯丙嗪每次25mg，口服，与抗酸解痉药物并用，疗效很好。如胃痛明显，亦可用局部麻醉药，如0.25%盐酸普鲁卡因水溶液20～30ml，顿服。

（5）抗菌素急性发作时，如与感染有关，口服青霉素10～20万U，每日3～4次。或土霉素0.5g，每日3～4次。10日为一疗程。

（6）激素　由于胃萎缩可能和自身免疫有关，在胃酸缺

乏病例，试用强的松，10～15mg，每日3次，

(7) 贫血的治疗　采用营养丰富的饮食，注射肝精、维生素B_1或B_{12}，口服铁剂等。

(8) 对劳力型的判断　慢性胃炎患者可以进行正常工作，参加集体劳动。但在急性发作期，应短期休息。在萎缩性胃炎，身体消瘦及贫血明显者应完全休息，严重者须住院治疗。

【预　　防】

保持良好心态，煅炼身体，增强抗病能力。按时进食，避免过饥过饱过量及粗糙食物等。

消化性溃疡病

【概　　述】

消化性溃疡（peptic ulcer）主要指发生于胃和十二指肠球部的慢性溃疡。溃疡的形成有多种因素，其中胃黏膜保护功能及胃酸－胃蛋白酶对胃黏膜的消化作用是基本因素，总称消化性溃疡。根据部位可分胃溃疡（gastrc ulcer，GU）和十二指肠溃疡（duodenalulcer，DU）。临床 DU 较 GU 为多见，男性多见。DU 好发于青年，GU 发病年龄较 DU 晚 10 年。消化性溃疡发作有季节性，秋冬和冬春之交好发。

1. 病因

（1）胃酸分泌过多。

（2）药物　非甾体消炎药、皮质激素。

（3）感染　幽门螺杆菌（Helicobacrpylori，HP）。

（4）应激和心理因素。

（5）其他　如与遗传、吸烟、饮食、地理、环境等因素有关。

2. 典型的消化性溃疡

（1）位置　中上腹部

①长期性：反复周期性季节性发作。

②节律性：腹痛定时，大多数十二指肠溃疡患者腹痛发生在空腹时，仅是或服制酸药可缓解，或发生在夜间（夜间空

腹胃酸高）胃溃疡多在进食后1h内疼痛，1～2h后缓解。

③疼痛程度和性质：多为钝痛、痛或饿样疼痛，可持续1～2h。

④影响疼痛的因素：精神刺激，过劳，饮食不当，药物影响，气候变化等因素，均可诱发疼痛。

（2）伴随症状：反酸、嗳气、厌食、腹胀等。

（3）体征：剑突下或右上腹压痛，与溃疡病的位置基本相符。

3. 特殊类型的消化性溃疡

（1）球后溃疡：指发生在十二指肠乳头近端的溃疡，易出血，易漏诊。

（2）幽门管溃疡：引起梗阻。

4. 并发症

（1）出血　最常见，占20%～25%，是上消化道出血的最常见原因。表现呕血或黑便，胃管可抽出红或淡红色液体。

（2）穿孔　以十二指肠前壁溃疡多见。患者可有突发剧烈腹痛从上腹开始而延及全腹，腹壁呈板样僵直，有压痛和反跳痛，肠鸣音消失，部分出现休克。应立即送医院治疗。

（3）幽门梗阻　典型症状是呕吐，大量，吐隔夜食物并有发酵味，可有电解质紊乱。

（4）癌变　GU癌变率小于2%～3%，DU不引起癌变。

4. 实验室检查

（1）胃分泌功能检查及血清胃泌素测定　现较少用，主要用于难治性溃疡和排除胃泌素瘤。

（2）便潜血　素食3天，便OB（十）提示活动性消化性溃疡。

（3）幽门螺杆菌检测　HP 抗体，HP 尿素酶试验，HP 嗜银染色、^{13}C 呼气实验等。

（4）通过病史（慢性周期性节律性腹痛、伴随症状、剑突下压痛等），X 线钡餐造影及胃镜检查可确诊。

【临床表现】

1. 虚寒型

主症：胃痛喜热喜按，饥时痛甚，食后痛减，上腹凉感，或呕吐清水，或胃寒肢冷，神倦便溏。舌质淡，苔薄白 脉濡缓或沉细无力。

2. 肝郁气滞型

主症：上腹胀痛，或痛时窜至胸胁后背，嗳气，反酸。舌苔薄白，脉沉弦。

3. 血瘀型（多指出血前期或见便血、呕血者）

主症：胃痛如刺，食后加重，痛处固定拒按，或见柏油便、呕血。舌质紫，脉涩。

【综合诊断】

1. 辨质

（1）零质　正常质，正数值 1。

（2）亚健康质　加质：气虚质、血虚质，负值 0.1；加减质：阳虚质、阴虚质，负值 0.2。

（3）减质病质　小病质，负值 0.3 ~ 0.4，中病质，负值 0.5 ~ 0.6，大病质，负值 0.7 ~ 0.8，病危质，负值 0.9 ~ 0.95（负值 1.0 为病故）。

2. 辨病

减病　“消化性溃疡”负值 0.5 ~ 0.6。

3. 辨证

减证　虚寒型，负值0.5~0.6；肝郁气滞型，负值0.5~0.6；血瘀型，负值0.7~0.8。

【鉴别诊断】

如有顽固性、多发性或异位性溃疡，同时伴有腹泻或脂肪泻者，应警惕胃泌素瘤可转院测血清胃泌素等项化验以确诊。

【治疗方法】

1. 中医治法

（1）虚寒型

治法：温中健脾，散寒止痛。

方药：黄芪建中汤。

组成：黄芪15g、桂枝6g、白芍10g、生姜10g、大枣10枚、干草10g。加减：胃痛甚者加良姜8g、香附10g、肉桂7g；呕吐清水者加吴茱萸10g、半夏10g；全身畏寒者加附片8g；酸多者加乌贝散（即乌贼骨、浙贝）；气滞者加木香10g或香砂六位汤加减（见慢性胃炎）。

（2）肝郁气滞型

治法：疏肝理气，和胃止痛。

方药：柴胡疏肝汤。

组成：柴胡10g、香附10g、枳壳6g、木香10g、陈皮15g、砂仁10g、焦术10g、神曲15g。加减：胀甚者加青皮10g、郁金10g；痛甚者加元胡10g；反酸者加乌贼骨10g或黄连6g、吴茱萸10g。

（3）血瘀型

治法：化瘀通络，养血柔肝。

方药：失笑散加味。

组成：生蒲黄10g、五灵脂10g、当归10g、赤芍10g、白及10g、香附10g、元胡10g。便血或呕血者加三七粉5g冲服或加阿胶10g、乌贼骨10g、地榆10g、仙鹤草10g。[简易方和成药]（1）乌贼骨散（乌贼骨30g、白及30g研末）每次服5g，每日3次。（2）元胡20g、五灵脂20g、草果20g、没药20g，研细末，每服3g，每日2次。

2. 西医治法

（1）一般治疗　生活规律，避免过度劳累、精神紧张，适当忌酸、辣、麻饮食；禁烟、酒、浓茶。避免对胃有刺激的药物。

（2）药物治疗

①减少攻击因素的药物

H_2受体阻断剂：疗程皆为4～8周。a甲氰咪胍（西米替丁，cimetidine）抑酸作用强，口服吸收快，对各种刺激引起的胃酸分泌都有抑制作用。每晚1次800mg，或400mg，每日2次。副作用：偶有白细胞减少和一过性ALT增高，对雄激素有抑制作用，部分患者可导致性功能减退；呋硫硝胺（雷尼替丁，ranitdne）作用较强。用量：300mg每晚1次或150mg，每日2次。副作用与西米替丁相似但较轻；法莫替丁（famotidine）用量：40mg，每晚1次或20mg，每日2次。优点是剂量小，副作用小，无抗雄性激素作用，不影响性功能。

抗胆碱能药物：抑制迷走神经。非选择性药物如颠茄、阿托品、654－2、普鲁本辛。

胃泌素受体拮抗剂：丙谷胺，剂量800～1200mg/d，疗程4～8周，抑酸作用较H_2受体拮抗剂弱。

质子泵抑制剂：抑制壁细胞分泌表面的 H^+-K^+ ATP 酶，作用于抑酸分泌的最后阶段。优点是抑酸作用强而持续时间长。奥美拉唑（Omeprazol）用量：20mg，每日 1 次，兰索拉唑（Lansoprazol）用量：30mg，每日 1 次；潘托拉唑（Pantopraol）用量：40mg，每日 1 次。以上药物疗程皆 4 周，其抑酸及止痛作用明显优于 H_2 受体拮抗剂。

抗酸剂：中和胃腔中的盐酸。临床常用磷酸铝凝胶，胃舒平、胃舒散、及胃得乐等。

②增强胃黏膜防御因素的药物：药物很多只举代表性药物。

硫糖铝（舒可捷、素得）：用量 1.0g，每日 3 次。作用：与溃疡基底面坏死组织中的蛋白和氨基酸整合，形成一层保护膜覆盖于溃疡表面起保护作用；在胃腔内吸附胆汁酸和胃蛋白酶；刺激局部前列腺素合成。注意本药不宜与食物和抗酸剂或其他药物同服，以免影响疗效。

胶体次枸橼酸铋（果胶铋，德喏）：作用与硫糖铝相似，还有抗 HP 作用。用量：120mg，每日 4 次，餐前服，疗程 4～8 周。副作用为黑便（OB 阴性），避免长期服用。

前列腺素：如米索前列醇。

生胃酮：自甘草中提取的甘草酸经水解衍化而来。

中和胃酸兼有胃黏膜防御因素增强的药物：铝碳酸镁（胃达喜），1mg，每日 3 次，口嚼服。

③抗幽门螺杆菌药物：单一药物疗效均不满意。常用方案有以下几种：

胶体铋加甲硝唑（克拉霉素）加羟氨苄青霉素。

质子泵抑制剂加羟氨苄青霉素加甲硝唑或克拉霉素。

H_2受体抗拮剂加羟氨苄青霉素加甲硝唑。各方案疗效各家报道不一，可根据患者病情、经济条件、依从性等选择使用。三联治疗者疗程2周。

（3）手术治疗

适应症：急性溃疡穿孔；穿透性溃疡；大量或反复出血、内科治疗无效者；器症性幽门梗阻；胃溃疡癌变或疑癌变者。

（4）维持疗法　消化性溃疡经短期治疗可愈合，但复发率高（70%～80%），根除HP后复发率可降低，维持治疗对降低复发率有一定作用，多采用H_2拮抗剂，剂量为常规的1/2，睡前服一次。适用于吸烟者，频繁发作者，维持时间3～6个月。

（5）自我监护疗法和社区管理　对易犯季节、易犯条件或一旦出现症状时，可指导早期治疗2～4周。

【预　　防】

督促患者按时服药、生活规律，勿用刺激性饮食，禁酒、浓茶、咖啡和多糖饮料等。冬季注意保暖。定期到医院检查，应把病情和胃镜检查结果登记并随访患者。

细菌性痢疾

【概　　述】

细菌性痢疾（菌痢）是痢疾杆菌所致的一种常见肠道传染病。痢疾杆菌为革兰阴性杆菌属志贺菌属，该菌属分 4 群（志贺菌、福氏菌、鲍氏菌、宋内菌）。目前国内流行菌株以福氏菌群为主，部分地区宋内菌群比较大。细菌侵入人体后主要在结肠黏膜上皮细胞和固有层在繁殖，引起肠黏膜的炎症反应和固有层小血管循环障碍，使肠黏膜出现炎症、坏死和溃疡而发生腹痛、腹泻及脓血便。

本病传染源为带菌者和菌痢患者。传染途径为病原菌污染食物、水、生活用品后经口感染。人群普遍易感，全年均可发生，以下秋季多见。

1. 流行病学资料

发病季节。病前一周内有饮食不洁史或患者接触史。

2. 临床分型

（1）急性菌痢 分以下 3 型。

普通型：典型病例，起病急，畏寒发热，腹痛，腹泻伴里急后重，稀便迅速转黏液脓血便，每日 10 次以上，左下腹压痛，肠鸣音亢进。

轻型：非典型病例，无或低热，大便外观无脓血，腹痛、里急后重轻。

中毒型：分休克型、脑水肿型及混合型。此型主要特点为起病急骤，来势凶猛。休克型以面色苍白，四肢湿冷，血压下降等循环衰竭症状为主。脑水肿型以反复抽搐、神志不清、发生脑疝时呼吸节律不齐等症状为主。混合型具有上述两型的特点。

（2）慢性菌痢 分以下 3 型。

慢性迁延型：病程持续或反复发作 2 个月以上。病程长者可见消瘦、乏力、贫血等症状。

慢性菌痢急性发作型：有慢性菌痢史，可因进食生冷食物、劳累、受凉等诱因引起急性发作。

慢性隐匿型：有菌痢史，临床症状已消失，但大便培养阳性。实验室检血象：白细胞及中性粒细胞增高。粪便常规：肉眼观呈脓血便或黏液脓血便。镜检有大量脓细胞或白细胞（>15 个/高倍视野）及红细胞。粪便细菌培养：培养出痢疾杆菌为确诊依据，可作药物敏感试验，以指导治疗。送检标本必需新鲜，并取脓血部分。乙状结肠镜检查可见结肠黏膜弥慢性充血、水肿、表面溃疡或出血点等。

【临床表现】

1. 湿热型（急性菌痢多见此型）

（1）湿热并重型

主症：腹部阵痛，里急后重，发热恶寒，渴不思饮，胸闷口黏。苔黄腻，脉濡数。

（2）热重于湿型

主症：发热重，大便赤多白少，肛门灼热，口渴思饮，小便短赤。苔黄微腻，脉数。

（3）湿重于热型

主症：大便白多赤少，口黏不渴。苔腻微黄脉濡。

2. 疫毒痢型（中毒痢疾属于此型）

主症：发热急骤，便下鲜紫脓血，或起始不下痢，只有高烧、口渴、头痛、烦躁，甚至昏迷惊厥，腹部剧痛，里急后重显著。舌质红，苔黄，脉数或细数。

3. 休息痢型：（久痢）一部分慢性痢疾属于此型

主症：下痢时发时止，或轻或重，发时下痢脓血，腹痛里急，平时大便或硬或溏，常年不愈，稍有受凉或饮食不甚即发，倦怠恶寒或有脱肛。舌质淡，苔白，脉弱。

【综合诊断】

1. 辨质

（1）零质　正常质，正数值1。

（2）亚健康质　加质：气虚质、血虚质，负值0.1；加减质：阳虚质、阴虚质，负值0.2。

（3）减质病质　小病质，负值0.3～0.4；中病质，负值0.5～0.6；大病质，负值0.7～0.8；病危质，负值0.9～0.95；（负值达到1.0为病故）。

2. 辨病

减病　“细菌性痢疾”，负值0.5～0.6；“中毒性痢疾”，负值0.7～0.8；“慢性痢疾”，负值0.7～0.8。

3. 辨证

减证　湿热并重型，负值0.5～0.6；热重于湿型，负值0.5～0.6；湿重于热型，负值0.5～0.6；疫毒型，负值0.7～0.8；休息痢型，负值0.7～0.8。

【鉴别诊断】

1. 阿米巴痢疾 起病缓，不发热或低热，腹痛及里急后重轻，大便呈红色果酱样，大便次数少。腹痛压痛右下为主，大便培养（—），便内可找到阿米巴滋养体。乙状结肠镜检查肠黏膜大致正常，有散在较深溃疡。

2. 细菌性食物中毒 常见病原菌有沙门氏菌、变形杆菌、产毒大肠杆菌、金黄色葡萄球菌。有进食同一食物、在同一潜伏期内集体发病史。有腹泻，腹痛，恶心，呕吐，少有里急后重，大便多呈稀水便。便培养检出同一病原菌。

3. 其他病原菌引起的肠道感染 痢疾样腹泻患者中，非志贺菌病原菌感染者比例很高，如侵袭大肠杆菌，空肠弯曲杆菌等。诊断有赖于粪便培养。

4. 中毒型菌痢应与其他感染性休克、流脑、乙脑鉴别。

5. 慢性菌痢应与结肠癌、直肠癌、慢性溃疡性结肠炎鉴别。乙状结肠镜、纤维结肠镜有助于鉴别诊断。

【治疗方法】

1. 中医治法

（1）湿热型

治法：清热利湿，理气和血。

方药：芍药汤加减。

组成：白芍 12g、黄连 10g、大黄 10g、木香 10g、茯苓 10g、银花 15g、薏苡仁 12g。

（2）热重于湿型

治法：清热解毒，东菌止痢。

方药：白头翁汤加减。

组成：白头翁12g、秦皮10g、木香10g、黄连10g、黄柏10g、银花12g、当归10g、赤芍10g。

（3）湿重于热型

治法：燥湿清热，杀菌止痢。

方药：苍术12g、厚朴6g、陈皮15g、薏苡仁12g、茯苓10g、黄连10g、木香10g。腹痛、里急后重加枳实6g、山楂12g、莱菔子15g；有恶寒，发热，头痛，表症者加葛根10g、荆芥10g、防风10g。

（4）疫毒型

治法：清热解毒，杀菌止痢。

方药：葛根黄芩黄连汤加味。

组成：葛根12g、黄芩10g、黄连10g、银花12g、连翘10g、赤芍10g、丹皮10g、秦皮10g。加减：高热昏迷、抽搐者加菖蒲10g、钩藤10g，配紫雪丹或神犀丹，或用安宫牛黄丸；体质壮实、腹痛脓血多者加枳壳6g、大黄8g、地榆10g；症状消失只有便溏及少许黏液者加槟榔8g、炒山楂15g、炒神曲15g。

（5）休息型

治法：清热化湿，温补脾肾。

方药：（1）理中汤加减：党参15g、白术10g、干姜10g、黄连6g、木香10g、神曲12g。加减：脓血多者加白头翁10g、金银花12g；脱肛者加柴胡10g、升麻8g；大便次数多者加诃子肉10g、赤石脂10g。（2）平时用附子理中丸、四神丸、交替使用。（3）急性痢疾恢复后用参苓白术散调理脾胃。充分体现治质为主、质病同治道理所在，治证次之。

2. 西医治法

（1）急性菌痢的治疗

①一般对症治疗：消化道隔离至症状消失、大便培养二次阴性。卧床休息，以流食半流食为主。高热脱水者口服补液盐（ORS液），吐泻严重者可静脉输液。

②抗生素治疗：选用或联用下列抗生素，疗程5～7天。应参考药物敏感试验。

喹诺酮类：吡哌酸成人1g每日2次。儿童40～50mg/（kg·d）分两次口服。氟哌酸成人0.2～04g/次，儿童15～20mg/（kg·d）

庆大霉素：成人8万U/次，每日2次口服或肌注。

氨苄青霉素：成人4～8g/d，儿童100～150mg/（kg·d），分次静滴。

头孢类抗生素：如头孢三嗪等，价格昂贵，危重患者可考虑选用。

③其他抗菌药物

复方新诺明：成人1g/次，每日2次。黄连素：成人0.3～0.4g/次。

（2）中毒型菌痢的治疗 抗生素治疗同急性菌痢。抗休克的治疗、脑水肿型脱水剂的治疗参见流行性脑脊髓膜炎的治疗。

（3）慢性菌痢的治疗

①根据药敏试验、联合应用抗生素，重复2～3个疗程。并可应用抗生素保留灌肠。

②调整肠道菌群：可选用微生态制剂，如乳酸杆菌、双歧杆菌制剂进行治疗。

③生活规律：注意饮食，参加适量体育活动。

【预　　防】

（1）管理传染源；患者及带菌者应隔离治疗。从事饮食业者应调离工作岗位。

（2）搞好饮食、饮水卫生、切断传染途径。

溃疡性肠结核

【概　　述】

病理及临床分为溃疡型及增生型两种，在患者抵抗力低，免疫力弱及结核菌毒性大和数量最多时，则患溃疡性肠结核，反之则为增生型肠结核。增生型肠结核颇为罕见，有一部分诊断为增生型肠结核者，实际上是局限性肠炎。

1. 病因

溃疡性肠结核主要是继发于开放性肺结核病，在有肺空洞或并有喉结核者更易发生；粟粒性结核，能通过血液或由胆道排出结核菌导致，个别情形有为原发者，如与开放性肺结核患者同桌进餐，不采取预防措施；或小儿在地上爬行，咽下带有结核菌的尘粒即可发生。

2. 症状

肺结核患者，特别是有开放性病灶者，出现下列情形之一，应想到并发肠结核的可能：经过积极治疗，临床恢复不满意，仍有发热及体重下降；病情突然恶化，不能以肺部病变解释；腹部不适，伴有大便次数改变。常见的症状如下：

（1）腹痛　常在右下腹，其次在腹周或整个下腹部。为肠管痉挛与膨胀及肠浆膜受激匿所致。性质为轻度或中度绞痛样，多在食后加重，有时竟误诊为胃病。这是由于进食后，引起胃结肠及胃回肠反射，使结肠蠕动增加，回盲瓣松弛，溃疡和其周围炎症的存在使肠壁的激匿增加、产生过度收缩所致。在继发肠梗阻、溃疡穿孔或肠系膜淋巴结急性肿胀时，可发生剧烈腹痛。

（2）腹泻　不一定是早期症状，有人认为在溃疡病灶弥漫时开始出现腹泻。有时与便秘交替出现。发生腹泻原因：溃疡使肠壁激匿增高，肠蠕动增快；伴有不完全梗阻；肠壁神经丛受累，引起植物神经失调。每日大便次数3~6次，粪便呈糊状或水样，在结肠受累时，粪便内含有血、脓及黏液。在小肠病变颇为广泛时，可继发吸收不良，出现脂肪下痢，粪便有恶臭味。

（3）其他胃肠症状　如恶心、呕吐、厌食、腹胀及便秘等，在溃疡性肠结核时并不少见，这些症状的出现率，常较腹泻为高，而且是在肠结核的早期出现。但肺结核患者在不并发肠结核时，由于结核菌毒素的作用，也能出现胃肠症状，所以应在详细检查后确定诊断。

（4）周身毒性症状　如发热、盗汗、疲乏及贫血等结核症状均可出现，但消瘦常更为显著。这因为：①肠溃疡可致明显的食欲不好；②由于进食后出现，明显腹痛，患者不愿进餐；③继发吸收不良；④不完全肠梗阻使肠道阻滞。

3. 体征

呈慢性营养不良表现，腹部检查，在右下腹部或脐周围出现异常。如为单纯性溃疡，仅有轻度压痛；如腹膜受到激惹，则出现明显压痛及肌紧张；在病变的肠管和周围组织粘连或并发肠细膜淋巴结核时，可触到肿块，肿块大小不一，硬度中等，表面不平，颇为固定，有压痛。如为肿大的淋巴结，常较深在，位于脐周围。

在晚期患者症状明显、易于诊断。在早期主要依靠X线检查。可发现（1）肠管蠕动加快，钡剂于24h内几乎完全排空；（2）病变的肠段有痉挛与激惹现象钡剂迅速通过，近端肠管扩张，钡剂停滞；（3）病变广泛者，回盲部有病变外，升结肠、横结肠甚至降结肠等处均呈痉挛状态，外廓不规则，结肠袋消失可呈痉挛性充盈，缺损。粪便细菌检查，可发现结核菌，但由于多半有开放性结核，所以诊断意义不大。血常规检查，表现一定成度的贫血，血沉多加快。在病变侵害乙状结肠时，粪便内有脓血时，乙状结肠镜检查始有意义。

【临床表现】

1. 脾虚型

主症：轻者泻下溏薄或混有黏液，腹中隐痛，不思饮食，面色萎黄神疲倦怠，重者泻下水谷不化手足发凉，甚或脱肛。舌淡苔白，脉濡弱。

2. 肾虚型“五更泻”

主症：每于黎明之前肠鸣腹痛，泻后痛缓，腹凉肢冷。舌淡苔白，脉沉细。

3. 肝气乘脾型

主症：每因情志抑郁或脑怒则腹痛泄泻，素有胸胁满闷，食少嗳气。舌淡苔白，脉弦。

【综合诊断】

1. 辨质

（1）零质 正常质，正数值1；

（2）亚健康质　加质：气虚质、血虚质，负值0.1；加减质：阳虚质、阴虚质，负值0.2；

（3）减质病质　小病质，负值0.3～0.4；中病质，负值

0.5～0.6；大病质，负值07～0.8；病危质，负值0.9～0.95。

2. 辨病

减病　“溃疡性肠结核”，负值0.7～0.8。

3. 辨证

减证　脾虚型，负值0.5～0.6；肾虚型，负值0.7～0.8；肝气乘脾型，负值0.5～0.6。

【鉴别诊断】

溃疡性肠结核除与慢性阿米巴痢疾、慢性细菌性痢疾及结肠癌鉴别外，需与下列两个疾病鉴别。

1. 与局限性肠炎鉴别　为非特异性肉芽肿，由于淋巴组织增生和水肿，肠壁明显增厚病变多在回肠末端，呈分段样，不常影响盲肠。急性发作是颇似阑尾炎，慢性常有腹痛、腹泻及不完全肠梗阻所见，与结核相似。但局限性肠炎易形成瘘管及肿块。X 线检查，在局限性肠炎，末端回肠出现边缘不整的细条影响，钡剂不易充盈，有时见肠段间瘘管，可试用抗痨药物治疗。

2. 与原发性吸收不良综合征鉴别　病程缓慢，时好时坏，主要表现腹泻、乏力或体重减轻。其次为舌淡、口腔炎、出血倾向、肌无力抽搐和骨痛等，在肝、胰、小肠及胃切除均可出现类似症状。

【治疗方法】

1. 中医治法

（1）脾虚型

治法：温中补气，健脾止泻。

方药：参苓白术散加减。

组成：党参15g、茯苓10g、白术12g、山药10g、莲肉10g、干姜10g。加减：寒盛加肉桂8g；久泻不止加赤石脂10g、伏龙肝12g；脱肛加黄芪15g、升麻10g。成药：（1）参苓白术丸，每次1丸，每日2次。（2）启脾丸，每次2丸，每日2次。附子理中丸，每次1丸，每日2次。

（2）肾虚型

治法：温补脾肾，涩肠止泻。

方药：四神丸加味。

组成：肉豆蔻10g、五味子10g、补骨脂10g、吴茱萸10g、山药10g、茯苓10g、肉桂8g、干姜10g。成药：四神丸，每次3钱，每日2次。

（3）肝气乘脾型

治法：抑肝健脾，解郁止泻。

方药：痛泻要方加味。

组成：防风12g、白芍10g、陈皮15g、山药10g、白术12g、茯苓10g。

2. 西医治法

（1）一般疗法　注意休息，摄取高热量高蛋白饮食，以易消化的少纤维素的食品为佳，应补充各种维生素。

（2）抗结核药物　有人认为对氨柳酸钠对肠结核疗效较好，可用对氨柳酸钠每日8～12g，合并异烟肼每日300～600mg，应用2～3个月。也可用链霉素或其他抗结核药。

（3）对症治疗　腹痛可用颠茄合剂或阿托品，腹泻剧烈者给次消酸铋或复方樟脑酊等，注意钾的补充，纠正液体的平衡失调。

（4）手术治疗 在有肠穿孔或肠梗阻时，应考虑外科手术治疗，但手术后易引起更多的肠粘连及萎管形成。

【预　　防】

对家庭患有肺结核成员，饮食用具、痰液严格消毒，实行分餐饮食。开窗通风，勤晒被褥，加强身体煅炼，增强抗病能力，讲卫生，保持良好生活习惯。

增生性肠结核

【概　　述】

增生性肠结核常是原发的，70%患者无肺结核病，患者多为全身良好的青年人，个别患者继发于肺结核或血行感染所致。

病理及发病原理：病变好发于盲肠及升结肠，不发生干酪样变或形成溃疡，但逐渐成为肉芽组织及纤维组织增生，致肠壁增厚，肠腔变窄，形成肿块。

体征：起病缓慢、早期症状为腹胀、腹痛等，便秘与腹泻交替出现，右下腹疼痛并有呕吐及肠鸣音亢进等肠梗阻所见。65%病例可触到肿块，是在盲肠升结肠部位，质地中等，不能移动，有轻压痛。

对健康状态较好的青年患者，表现右下腹部症状，伴有肿块及便秘者，应考虑本病。X线钡餐灌肠造影，盲肠及升结肠有充盈缺损，但缺损阴影较小、较光滑，回肠扩张升结肠激惹性增加。

【临床表现】

阴虚脾弱型

主症：腹胀嗳气，右下腹痛，便秘腹泻，交替出现，小便黄。舌质红苔薄黄，脉沉细。

【综合诊断】

1. 辨质

(1) 零质 正常质，正数值1。

(2) 亚健康质 加质：气虚质、血虚质，负值0.1；加减质：阳虚质、阴虚质，负值0.2。

(3) 减质病质　病质，负值0.3～0.4；中病质，负值0.5～0.6；大病质，负值0.7～0.8；病危质，负值0.9～0.95。

2. 辨病

减病　“增生性肠结核”，负值0.7～0.8。

3. 辨证

减证　阴虚脾弱型，负值0.7～0.8。

【鉴别诊断】

本病除应与局限性肠炎鉴别外，也需与右半结肠癌鉴别。右半结肠癌常有腹部不适，大便不规则，右下腹肿块，而且肿块较硬而不平，有时不易区别，在手术中始能确诊。

【治疗方法】

1. 中医治法

阴虚脾弱型

治法：滋补肾阴，健脾止痛。

方药：(1) 六味地黄丸和人参健脾丸加减：

组成：熟地12g、山药10g、山萸肉10g、丹皮10g、茯苓10g、人参10g、白术12g、陈皮15g、黄芪15g。

(2) 手术后康复：可用补中益气丸，每次1丸，每日2次。

2. 西医治法

（1）外科手术，将病变肠段切除，效果较好。

【预　　防】

对家庭患有肺结核成员，饮食用具，痰液严格消毒，实行分餐饮食。开窗通风，勤晒被褥，加强煅炼，增强抗病能力，讲卫生，保持良好生活习惯。

病毒性肝炎

【概　述】

病毒性肝炎是由多种肝炎病毒引起，以消化道症状、肝功能异常为主要表现的传染病。已知的肝炎病毒有：

1. 肝炎病毒分五型

（1）甲型肝炎病毒（HAV）　属嗜肝 RNA 病毒科，在人体肝细胞浆内复制，通过胆汁从粪便中排出。人体感染 HAV 后产生抗 HAV－1gM 和 1gG 抗体。

（2）乙型肝炎病毒（HAV）　属嗜肝 DNA 病毒科，完整的 HBV 病毒又名 Dane 颗粒，分包膜及核心部分，病毒结构复杂，且病毒有复制。

（3）丙型肝炎病毒（HCV）　属 RNA 黄病毒科，为多变异病毒，国际上讲 HCV 分为 6 个基因和 16 个亚型，中国以 1b 及 2a 为主，感染 HCV 后可产生抗－HCV－1gM 抗体，不是保护性抗体。

（4）丁型肝炎病毒（HDV）　属 RNA 病毒并为缺陷病毒，必需有 HBsAg 存在才能复制病毒抗原 HDVAg、抗体 HDVAb 或抗－HD－1gM、抗－HD－1gG 及分子生物学标志物 HDVRNA 均可在感染者肝细胞、血液、体液中测出。该抗体不是保护抗体。

（5）戊型肝炎病毒（AEV）　属 RNA 萼状病毒科，在肝细胞内复制，经胆汁从粪便排出，感染后产生抗 - HEV - 1gM 抗体。

2. 症状与体症

（1）急性黄疸型肝炎　5 型肝炎病毒均可引起此型肝炎。潜伏期分别为；甲型肝炎平均 30 日；乙型肝炎平均 70 日；丙型肝炎平均 50 日；戊型肝炎平均 40 日；丁型肝炎潜伏期尚未确定。其临床表现分为三期；

黄疸前期：起病急，畏寒，发热，乏力，食欲不振，厌油，恶心，呕吐。上腹不适，尿色深黄。

黄疸期：发热减退，巩膜皮肤出现黄染，肝轻度肿大，肝区叩击痛，肝功能异常。血清谷丙转氨酶（ALT）升高。血清胆红素升高，尿胆红素阳性。

恢复期：症状减轻或消失，黄疸消退，肝功能检测恢复正常。

（2）急性无黄疸型肝炎　5 型肝炎病毒均可引起，临床表现为与急性黄疸型肝炎基本相同，只是不出现黄疸，血清胆红素正常。

3. 实验室及其他检查

（1）肝功能检查　谷丙转氨霉、胆红素、清蛋白、球蛋白、清蛋白与球蛋白比值（A/G）、Y - 转肽酶（Y - GT）。

（2）病毒学检查　各型肝炎病毒的相应抗原抗体。

（3）其他化验检查 白细胞总数（正常或偏低）。尿三胆，凝血酶原活动度。

4. 影像学检查

腹部超声波检查。

急性黄疸型肝炎

【临床表现】

1. 热重型

主症：黄疸色泽鲜明如橘色，胁痛，口干而苦，口气秽臭，喜饮，恶心呕吐、食欲减退，厌油腻，小便深黄，大便干结，或有恶寒发热。舌干质红，苔黄或黄腻，脉数。

2. 湿重型

主症：黄疸色泽鲜明，四肢倦怠、胸闷，恶心，呕吐，厌油腻，食欲不振，渴不思饮，口黏口淡，大便或稀或黏腻。舌质滑，舌苔腻或微黄而厚腻，脉濡或滑。

3. 湿热并重型

主症：具有上述两型特点，湿、热证候均甚显著。

4. 急黄型

主症：湿热严重，蒙蔽清窍，或化毒攻入心包，出现烦躁不安，神昏瞻语；热入血分或灼伤脉络则有出血；湿盛不能外排，可出现腹水。

【综合诊断】

1. 辨质

（1）零质　正常质，正数值1。

（2）亚健康质　加质：气虚质、血虚质，负值0.1；阳虚质、阴虚质，负值0.2。

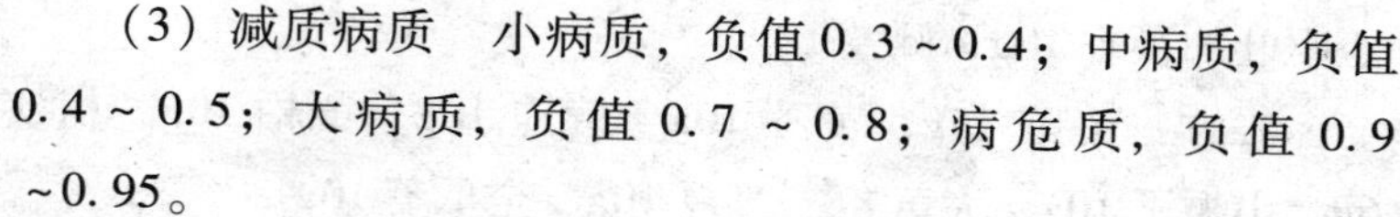
（3）减质病质　小病质，负值0.3～0.4；中病质，负值0.4～0.5；大病质，负值0.7～0.8；病危质，负值0.9～0.95。

2. 辨病

减病　“急性黄疸型传染性肝炎”，负值0.7～0.8。

3. 辨证

减证　热重型，负值0.7～0.8；湿重型，负值0.7～0.8；湿热并重型，负值0.7～0.8；急黄型，负值0.7～0.8。

【鉴别诊断】

需与以下各病鉴别

1. 其他原因引起的黄疸　溶血性黄疸、梗阻性黄疸、妊娠期黄疸、先天性及获得性胆红素代谢功能缺陷性黄疸。

2. 其他病原微生物引起的肝损伤　如EB病毒、巨细胞病毒、血吸虫、伤寒肝菌等引起的肝损害。

3. 药物性肝损伤　抗劳药、镇静药等引起的肝损害。

4. 酒精性肝炎。

5. 自身免疫性肝炎。

【治疗方法】

1. 中医治法

（1）热重型

治法：清热解毒，利湿除黄。

方药：茵陈蒿汤加味或消黄汤。

组成：一方：茵陈15g、栀子10g、黄柏10g、大黄10g、黄连10g、滑石10g、甘草10g、板蓝根12g。加减：恶寒发热加银花12g、连翘10g。食欲差加炒豆蔻8g、鸡内金12g；恶心呕吐加藿香10g、佩兰10g。

二方：茵陈15g、黄芩10g、黄连10g、黄柏10g、枳实6g、山栀子10g、大黄8g、半夏10g、全瓜蒌10g。

（2）湿重型

治法：利湿为主，佐以清热。

组成：胃苓汤加减。

方药：苍术15g、厚朴6g、陈皮15g、半夏10g、茯苓10g、茵陈12g、栀子10g、板蓝根12g、木通6g、薏米12g、茅根10g。

（3）湿热并重型

治法：清热利湿，退疸除黄。

方药：茵陈蒿汤合四苓汤加减。

组成：一方：茵陈15g、栀子10g、黄柏10g、大黄8g、白术12g、茯苓10g、泽泻10g、滑石10g、板蓝根12g。

二方：大生地15g、甘草10g、茵陈50g、板蓝根50g。水煎服。每日1剂，每日2次，14日为一疗程，一般不超过2疗程。

（4）急黄型

治法：清热解毒，利湿开窍。

方药：经验方

组成：大青叶12g、板蓝根12g、茵陈15g、栀子10g、黄柏10g、黄连10g、滑石10g、菖蒲10g。神昏谵语发热者加服至宝丹或紫血丹；不发热者加服苏合香丸；出血重者加生地12g、白茅根12g；腹水者加车前子10g、泽泻10g、猪苓10g。

2. 西医治法

转诊原则：确诊后应立即转到传染病医院隔离诊治，并报传染病卡片。

治疗：消化道隔离，卧床休息，清淡易消化饮食；症状重者可静脉输注 10% ~20% 葡萄糖液 500 ~ 1000ml，并加入维生素 C2g；黄疸重者可静脉输 10% 葡萄糖液 300ml，加入强力宁液 80 ~ 100ml，每日 1 次；护肝降酶药：维生素 C 及复合维生素 B、肝太乐片、齐墩果酸片、联苯酸脂丸均可选用；抗病毒治疗视病情而定；甲型戊型肝炎不会转成慢性，不需抗病毒治疗。真正乙型肝炎患者中多数可自愈不转为慢性若 3 个月后肝功能仍不好转，再考虑抗病毒治疗。而急慢性丙型肝炎及慢性乙型肝炎急性复发多主张抗病毒治疗。目前抗病毒药物效果均不够理想，其中干扰素有一定疗效，但应到专科医院治疗，对急慢性重型肝炎不主张抗病毒治疗；孕妇如患戊型肝炎易转为重型肝炎，故应积极治疗。

急性无黄疸型染性肝炎

【临床表现】

1. 肝郁气滞型

主症：胁肋胀痛，口苦腹胀。舌苔薄白，脉弦数。

2. 肝脾不和型

主症：胁痛腹胀，疲乏无力。舌淡苔薄白，脉弦。

3. 脾胃不和型

主症：恶心，食欲不振，口黏腻，胸闷，腹胀，疲乏无力，大便溏泻。舌体胖苔白腻，脉弦。

【综合诊断】

1. 辨质

（1）零质　正常质，正数1。

（2）亚健康质　加质：气虚质、血虚质，负值0.1；加减质：阳虚质、阴虚质，负值0.2。

（3）减质病质　小病质，负值0.3~0.4；中病质，负值0.5~0.6；大病质，负值0.7~0.8；病危质，负值0.9~0.95。

2. 辨病

减病　“急性无黄疸型传染性肝炎”，负值07~0.8。

3. 辨证

减证　肝郁气滞型，负值0.7~0.8；肝脾不和型，负值0.7~0.8；脾胃不和型，负值0.7~0.8。

【治疗方法】

1. 中医治法

（1）肝郁气滞型

治法：疏肝理气，消胀止痛。

方药：逍遥散加减。

组成：柴胡10g、当归10g、赤芍10g、郁金10g、茯苓10g、白术10g、丹皮10g、生桃仁10g、板蓝根12g。加减：食欲差加鸡内金12g、陈皮15g；气滞加木香10g；腹胀加川朴6g。

（2）肝脾不和型

治法：疏肝健脾，化瘀止痛。

方药：参苓术草汤合金铃子散加减。

组成：党参12g、白术12g、茯苓10g、白扁豆10g、川楝子8g、延胡索10g、板蓝根12g、银花10g、当归10g、柴胡10g、郁金10g、丹参10g。

（3）脾胃不和型

治法：健脾和胃，补气燥湿。

方药：香砂六味汤加减。

组成：党参12g、白术12g、茯苓10陈皮15g、半夏10g、香附10g、白扁豆10g、板兰根10g、金银花10g。加减：胁痛加香附10g、郁金10g；口黏腻者加苍术10g、薏米10g、佩兰10g

2. 西医治法

急性无黄疸型肝炎：治疗与急性黄疸型病毒性肝炎基本一样。

慢性肝炎

【概　　述】

既往有乙型、丙型、丁型肝炎或 HBsAg 携带史，或急性肝炎病程超过半年，而目前仍未全愈者可诊断为慢性肝炎，部分患者发病日期或即往肝炎病史不明确，但综合分析临床资料，符合慢性肝炎，亦可作出相应诊断。临床可分 3 度。

1. 慢性肝炎

（1）轻度（相当于原慢性迁延型及慢性活动型轻型肝炎）病情轻，症状不明显或反复出现乏力、消化道症状。肝区不适，可有轻度脾肿大生化指标仅有 1～2 项轻度异常。

（2）中度（相当于原中型慢性活动型肝炎）症状、体征、实验室检查结果居于轻度和重度之间。

（3）重度　有明显或持续的肝炎症状，及肝病面容、肝掌、蜘蛛痣或肝脾肿大等体征。实验室检查 AIT 反复或持续升高，清蛋白≤23g/L，胆红素＞85. 5μmol/L，凝血酶原活的度 60%～40%，3 项检测中有 1 项达上述程度者即可诊断为慢性肝炎重度。

2. 重型肝炎

（1）急性重型肝炎　急性黄疸型肝炎起病后 10 天以内迅速出现精神神经症状（肝性脑炎），其早期可表现为；行为反常、性格改变、意识障碍等，肝浊音界进行性缩小，凝血酶原活动低于40%。

（2）亚急性重型肝炎　急性黄疸型肝炎起病后10天以上仍高度乏力、食欲不振。黄疸迅速加深（数日内血情胆红素上升大于17μmol/L），重度肿胀，出现腹水。有出血倾向，凝血酶原活动低于40%。病程中后期可出现肝病脑病。

（3）慢性重型肝炎　临床表现同亚急性重型肝炎，但有慢性肝炎、肝硬化或乙肝表面抗原携带史，及严重肝功能损害史。

（4）淤胆型肝炎　起病类似黄疸型肝炎，但症状常较轻，大多出现皮肤骚痒、大便灰白等梗阻性黄疸表现，肝功能检查血清胆红素升高，以直接胆红素为主，黄疸持续时间长。

（5）HBsAg携带者　一般无临床症状和体征，肝功能正常，HBsAg阳性持续6个月以上。

3. 实验室检查及其他检查

同急性肝炎检查。

【临床表现】

1. 气滞血瘀型

主症：胁肋胀痛或刺痛，面色晦暗，肝脾肿大，或有脘腹胀满，饮食不振。舌质淡苔薄，脉弦。

2. 脾胃虚弱型

主症：疲乏无力，面色㿠白，食欲不振，腹胀，大便稀溏，容易出汗。舌苔薄白脉细无力。

3. 气阴两虚型

主症：疲乏无力，头晕，手足心热，甚至有低热，或兼有肝区疼痛、食欲不振、腹胀、大便不实。舌质红苔白，脉细。

【综合诊断】

1. 辨质

（1）零质　正常质，正数值1。

（2）亚健康质　加质：气虚质、血虚质，负质0.1；加减质：阳虚质、阴虚质，负值0.2。

（3）减质病质　小病质，负值0.3～0.4；中病质，负值0.5～0.6；大病质，负值0.7～0.8；病危质，负值0.9～0.95。

2. 辨病

减病　“慢性肝炎”，负值0.7～0.8。

3. 辨证

减证　气滞血瘀型，负值0.7～0.8；脾胃虚弱型，负值0.7～0.8；气阴两虚型，负值0.7～0.8。

【治疗方法】

1. 中医治法

（1）气滞血瘀型

治法：疏肝理气，活血化瘀，重在治病。

方药：逍遥散合桃红四物汤加减。

组成：柴胡12g、当归10g、赤芍10g、红花10g、桃仁10g、香附10g、郁金10g。加减：腹胀加枳壳6g、川朴6g、木香10g；肝脾肿大加丹参10g、鳖甲10g、三棱10g、莪术10g。

（2）脾胃虚弱型

治法：健脾和胃，活血化瘀。重在治病。

方药：香砂六味汤加减。

组成：党参12g、白术12g、茯苓10g、陈皮15g、半夏10g、木香10g、炒鸡内金10g、炒谷麦芽15g。肝脾肿大者加丹皮 10g、郁金 10g、红花 10g，重用丹参 12g、加三棱 10g、莪术 10g。

（3）气阴两虚型

治法：益气补阴。质病同治。

方药：八珍汤加减。

组成：党参 15g、白术 12g、茯苓 10g、当归 12g、熟地 10g、白芍 12g、丹参 10g。加减：有低热加青蒿 10g、地骨皮 10g；肝区痛加川楝子 8g、元胡 10g、香附 10g；腹痛加木香 10g、食欲不振加炒谷麦芽 15g；大便溏加神曲 12g。

2. 西医治法

转诊原则：慢性肝炎轻、中度可在社区观察及一般处理，但病情转重、慢性肝炎重度以及抗病毒的治疗均应转到专科医院诊治。

治疗原则：慢性肝炎包扩乙、丙、丁型，治疗原则是减轻肝的炎症，酌情考虑抗病毒治疗及免疫调节剂的应用。

减轻肝炎的症状：（1）适当休息或卧床休息，适当进新鲜高蛋白饮食，忌酒、忌辛辣食物及对肝有毒的药物。（2）口服的药物与急性肝炎基本相同。症状重者可静脉输入 10% 葡萄液 500 ~ 1000ml。慢性肝炎可静脉输入链氨基酸 250ml，每日 1 次。

抗病毒治疗：与急性黄疸型肝炎治疗一致

调节免疫治疗：胸腺肽针剂 10mg 肌注，每日 1 次。或将胸腺肽针剂 20 ~ 40mg 加入 10% 葡萄糖液 300ml 内静脉输入，每日 1 次

慢性重型肝炎：转诊原则及治疗方案与急性重型肝炎基本相同，但慢性重型肝炎一般腹水出现早，而肝性脑病出现晚，

故治疗措施上应适当调整。另外慢性重型肝炎不主张用肾上腺皮质激素。

【预　　防】

1. 病毒性肝炎的预防

（1）管理受感人员　甲型及戊型肝炎均为粪－口途径传播，对这两型患者要早发现、早隔离，隔离期自发病日起3周。而乙、丙、丁型肝炎可不定隔离日期。对餐饮、幼托机构工作人员定期体检，发现患有肝炎及病毒学指标阳性的人员，均需调离工作。严格管理献血人员体检工作保证血液质量。对乙、丙型慢性肝炎及病毒携带者应加强随诊，嘱其注意个人用品（餐具、修面、浴洗用具）应与健康人分开。

（2）切断传播途径　预防甲、戊型肝炎平时要注意饮食，餐具卫生。食前要用流动水洗手，农村保护水原，防止病从口入。预防乙、丙、丁型肝炎，重点是医源性传播及阻断母婴传播。各种医疗器械（采血针、针灸针、划痕针、内窥镜、口腔科钻头等）应实行一人一针一消毒，加强血液制品的管理。对乙、丙型肝炎患者及携带者、育龄妇女宣讲防止母婴传播知识，作好产前检查，婴儿出生后注射乙肝疫苗，或酌情再增用乙型肝炎免疫球蛋白。婴儿出生后不要哺母乳。丙肝菌苗尚在研究中。

（3）保护易感人群　对易感者除做好卫生宣教外，预防甲型肝炎可接种甲肝灭毒活疫苗进行主动免疫，而对于接触过甲型肝炎患者的易感者，进行被动免疫，可用人血或胎盘丙种球蛋白肌肉注射。对HBV阳性孕妇分娩的新生儿进行阻断母婴垂直传播的计划免疫。

2. 病毒性肝炎消毒方法 当家庭及单位发现肝炎患者后，所用器皿衣物等需要消毒，当前被世界卫生组织公认的是次氯酸盐类消毒剂（如优氯静）对病毒、细菌繁殖体、真菌孢子均有杀灭作用。

3. 慢性肝炎康复 社区对慢性肝炎患者首先要了解病情，及有可能发生的并发症，因此要了解他门的饮食、休息、活动以及思想情况，监测肝功能，酌情定期检测腹部 B 超，甚至甲胎蛋白（AFP）及血糖，应用利尿剂的患者应检测电解质。慢性肝炎患者饮食应易消化，适当注意摄取蛋白质、新鲜水果、忌酒及辛辣食品，慢性肝炎轻度肝功能不正常者可以工作，但不宜做重体力劳动。肝功异常及重度慢性肝炎则以休息为主。原则是动静结合，但要因人因时适当掌握。使患者明白慢性肝炎需养治结合，要有乐观情绪，规律生活，良好的饮食习惯，不可过劳。

肝　硬　变

【概　　述】

肝硬变是一种急性或慢性弥慢性肝脏疾病，未能及时治愈，而逐渐发展的结果。

门静脉性肝硬变

门静脉性肝硬变是肝脏受到一种或多种致病因素，导致慢性、进行性及弥漫性的肝细胞变性坏死，继之有小结性肝细胞再生和纤维组织增生，临床上以门静脉高压为主要表现，其次为肝机能减退，但胆汁排泄障碍常不明显。

1. 病因

（1）感染

①病毒性肝炎：有一部分（1.4% ~13%）病毒性肝炎未能全愈发展为门静脉性，坏死后性或肝内胆道坏死性肝硬变；而3.9% ~12%肝硬变有肝炎和黄疸病史。

②血吸虫病在我国长江流域或血吸虫流行区，40.5% ~80.5%病例由血吸虫病引起，通称血吸虫性肝硬变。

③华技睾吸虫病在部分严重感染的病例，可引起肝硬变。

④慢性肠道感染如慢性痢疾、慢性非特异性结肠炎等，肠内毒素经常由门静脉进入肝内

（2）营养不良　在食物内的热量足够的情况，如果缺少机体必需的物质、使营养处于不平衡时，进而成为肝硬变。

①蛋白质在蛋氨酸及胱氨酸缺乏时，肝细胞内酶的构成及活性受到影响，肝细胞不能维持正常代谢而坏死。

②脂肪摄取过多，增加机体对抗脂肪因素的需要，也增加肝脏对外来毒素的易感性。

③维生素缺乏，维生素 E 使肝细胞内酶系统发生紊乱，

维生素 B_{12}及叶酸有防止肝局部坏死及脂肪变性作用。

④酗酒：酒精对肝细胞有毒性作用，消耗机体内维生素 B_1，减少对食物内蛋白质的摄取。

（3）中毒　常期或反复地接受小量砷、磷、辛可芬及四氯化碳等，可致肝细胞坏死，称中毒性肝硬变，由于我国工场防护措施的完善，由中毒所致者极少见。

（4）循环障碍在长期高度的肝脏阻性充血，如慢性充血性心力衰竭，缩窄性心包炎及肝静脉梗阻时出现，通称充血性肝硬变。

（5）代谢障碍罕见，在铜和铁代谢障碍，可发生肝豆状核变性或血色病。前者肝硬变表现较轻，以角膜色素及神经症状为主。后者表现为肝硬变及糖尿病。

2. 症状与体征

（1）门静脉高压表现

①脾肿大为门静脉压力增高，致脾脏阻性充血，脾脏大小与门静脉高压的程度及时间有关。此外肝坏死的毒素亦可使脾肿大。

②侧枝循环的形成

A. 胃底及食管下段静脉曲张门静脉系的胃冠状静脉经胃底及食管静脉丛与腔静脉系的奇静脉相接。肝硬变时，X 线食管钡粥照相，能发现胃底及食管静脉怒张。常因曲张的静脉破裂，引起出血。

B. 胎生闭锁后的脐静脉经胸腹壁静脉与腔静脉系的腹上深脉相接。肝硬变时脐静脉开放，查体见腹壁静脉曲张血流从上向下，有时听到杂音，称克鲍综合征。

C. 门静脉系的上痔静脉与腔静脉系的下痔静脉相吻合，

形成痔核。但肝硬变病例患痔核的百分比，不高于正常人。

D. 腹腔脏器与腹膜后组织接触或与腹壁粘连处均有侧枝循环。脾静脉或胃静脉经其他腹内静脉亦可与左肾静脉相接。

（2）肝功能减退的表现

①自觉症状

A. 倦怠无力、体重减轻，衰弱的程度常与肝病严重程度一致。

B. 消化道症状显著，包括食欲不振，恶心、呕吐、腹胀腹痛等。

C. 发热，无白细胞增高，也未找到感染灶，可能为坏死肝细胞释放蛋白质所引起。

②腹水常是门静脉高压及肝机能减退的明显指标，肝硬变已至晚期。

A. 门静脉高压肝硬变时，肝脏内血之出路受阻，肝内静脉窦郁血，窦壁通透性增加，含有蛋白质的液体漏出，部分经组织间液溢出于肝脏而形成腹水。

B. 血浆白蛋白降低，肝合成白蛋白机能减退，血浆渗透压下降。

C. 血管舒张物质（VDM）增加肝硬化或缺氧时，肝制造血管舒张物质增多，加强肾小管对水和钠的再吸收能力。

D. 内分泌失调，肝对雌激素及抗利尿素的灭能减弱。由于血管内液体及钠进入腹腔，细胞外液及钠减少，反射地使醛固酮增多。

E. 肾脏影响腹水使腹内压力增高，肾动脉被压，致肾血流量减少，肾小球漏过率降低。

③内分泌紊乱

A. 蜘蛛痣出现在上腹部以上部位，为小动脉构成，色红，压之退色，有时存在鼻腔或消化道内，引起小量常期出血。肝掌是在手掌面出现，呈鲜红色，以大小鱼际为明显。

B. 男人乳房发育、睾丸萎缩，女子月经不调，阴毛及腋毛稀少。

C. 肾上腺皮质激素减少为营养不良及雌激素增多，抑制垂体叶，临床表现性腺及肾上腺皮质机能减低征、常有皮肤色素沉着，腋毛脱落，尿中17酮固醇减低等。

D. 出血现象：鼻衄、齿龈出血及紫癜等，为肝制造凝血酶元及纤维蛋白元减少，亦因脾功能亢进的血小板减少所致。

E. 黄疸：门静脉性肝硬变是弥漫性的肝病。但黄疸常不出现或很轻微，原因尚不清楚。如有黄疸，常表示肝有进行坏死，或并发传染性肝炎。

3. 实验室检查

（1）肝机能检查

①酚四溴芺钠排泄试验最敏感，在早期其他试验均正常，本试验可出现阳性，有时用以鉴别上消道出血。

②絮状试验：锌浊度试验最敏感，其次脑磷脂胆固醇絮状试验，再次为射香草酚浊度试验。

③血浆蛋白定量：白蛋白降低，球蛋白正常或略升，两者比值倒置。纸上电泳可见丙种球蛋白增高，$甲_2$球蛋白降低。

④血清转氨酶测定在肝细胞坏死时增加。

⑤血清胆红素测定40～50%病例增高，但罕有超过5mg者。

（2）X线钡餐检查　食管静脉曲张，出现虫状缺损及纵行皱襞加宽。胃底经脉曲张为菊花形半透明充盈缺损。但X

线阴性，不能除外食管及胃底静脉曲张的可能性。

（3）肝活组织及腹腔镜检查　在早期或疑有癌变时，可用以确定诊断。

（4）同位素检查　常用胶体金[198]进行肝扫描，可见肝脏放射性普遍降低，分布不均匀，有多数散在性放射性减低区，脾脏多同时显影。

（5）超声波检查　在肝进出波之间出现分隔型波，一般5~6个，晚期则较

【临床表现】

1. 气滞湿阻型（早期肝硬变、肝硬变腹水期）

主症：腹大胀满，叩之如鼓，嗳气或矢气后腹胀减轻，两胁胀痛，食欲减退。苔白腻，脉弦。

2. 湿热蕴结型

主症：腹大，下肢浮肿，烦热，口苦口渴，小便赤涩，大便秘结，或溏垢，巩膜、皮肤黄染。苔黄腻，脉弦数。

3. 脾虚湿阻型

主症：腹大下肢浮肿，脘腹胀闷，食后加重，面色苍黄或晄白，大便溏薄，小便少。舌质胖，苔白腻，脉细。

4. 肝肾阴虚型（肝硬变末期）

主症：腹大胀满，颜面肢体消瘦，两颧微红，口渴思饮，头晕，心烦，齿鼻出血，手足心热或有低热，小便少。舌质红绛少津，脉弦细稍数。

5. 脾肾阳虚型（重症，相当于肝肾综合征）

主症：腹大胀满，面色晦暗，神倦嗜睡，恶寒肢冷，或有下肢浮肿，大便溏，小便涩少。舌苔白，脉沉细。

【综合诊断】

1. 辨质

（1）零质　正常质，正数值1。

（2）亚健康质　加质：气虚质、血虚质，负值0.1；加减质：阳虚质、阴虚质，负值0.2。

（3）减质病质　小病质，负质0.3～0.4；中病质，负值0.5～0.6；大病质，负值0.7～0.8；病危质，负值0.9～0.95。

2. 辨病

“门静脉性肝硬变”，负值0.7～0.8。

3. 辨证

减证　气滞湿阻型，负值0.7～0.8；湿热蕴结型，负值0.7～0.8；脾虚湿阻型，负值0.7～0.8；肝肾阴虚型，负值0.7～0.8；脾肾阳虚型，负值0.7～0.8。

【鉴别诊断】

1. 主要表现肝肿大或并有脾肿大者，需考虑：（1）迁延性和慢性肝炎，常有确切的肝炎病史，肝质较软或略硬，表面光滑，边缘整齐，脾不大或稍大，肝功能试验多正常。（2）原发肝癌，肝脏多呈局限性肿大，质地坚硬，表面为结节状，边缘不规正，常有显著的肝区疼痛。

2. 主要表现为显著的脾肿大，肝不大或稍大者，须考虑：（1）慢性充血性脾肿大（Bant）综合征，有红细胞、白细胞及血小板均减少，肝功能试验改变不著，但在本病发展为肝硬变时，除病史可考虑外，临床上不能区别。（2）黑热病，流行在长江以北的农村，水试验强阳性，骨髓内可找到黑热病小体，常不出现腹水。（3）慢性粒细胞性白血病，出现巨脾，白细胞显著增多，血液及骨髓内有大量幼稚粒细胞。

3. 主要表现为食管及胃底静脉怒张破裂大出血者，须考虑溃疡病的可能，常有慢性胃病史，胃痛与进食有关，有减轻疼痛方法，伴有吞酸、烧心及便秘等病史，但两者可同时存在。

【治疗方法】

1. 中医治法

（1）气滞湿阻型

治法：行气利湿，病症同治。

方药：胃苓汤加减。

组成：苍术 12g、厚朴 6g、陈皮 15g、香附 10g、泽泻 10g、茯苓 10g、车前子 10g、大腹皮 10g。加减：腹胀甚者，加木香 10g、枳壳 6g；脾大显著者加丹参 10g、三棱 10g、莪术 10g；胁痛甚者、加川楝子 8g、元胡 10g。

（2）湿热蕴结型

治法：清热利湿，治病为主，治质治证次之。

方药：茵陈蒿汤合四苓散加减。

组成：茵陈 12g、栀子 10g、黄柏 10g、猪苓 10g、茯苓 10g、泽泻 10g、白茅根 10g、丹皮 10g、白术 10g。加减：大便秘结加大黄 10g；小便不利加车前子 10g、滑石 10g。

（3）脾虚湿阻型

治法：健脾利湿，质症同治。

方药：参苓术草汤合四苓散加减。

组成：党参 15g、白术 12g、茯苓 10g、泽泻 10g、猪苓

10g、车前子10g。加减：苔白腻加苍术12g、薏米10g或佩兰10g；便溏加山药10g、扁豆12g。

（4）肝肾阴虚型

治法：滋补肝阴，利水消肿，治质治证并重。

方药：六味地黄汤合四苓散加味

组成：当归12g、白芍10g、山药10g、山萸肉10g、茯苓10g、泽泻10g、猪苓10g、白术12g。加减：低热加银柴胡10g、青蒿12g；口渴加玄参10g、麦冬10g；鼻出血加生地12g、白茅根12g。

（5）脾肾阳虚型

治法：温补脾肾，消肿利水，质症同治并重。

方药：一方：以脾阳虚为主用理中汤合四苓散加减：附子8g、干姜10g、党参12g、白术12g、茯苓10g、泽泻10g、车前子10g、猪苓10g。

二方：以肾阳虚为主的用济生肾气丸：附子8g、肉桂8g、山萸肉10g、山药12g、茯苓10g、泽泻10g、车前子10g、牛膝10g。

2. 西医治法

（1）一般处理

①营养：为肝硬变的主要治疗方法，应摄取易于消化，富于营养的食物，所含的主要的成分要保持平衡。让患者选用其所喜欢的食品，以增强食欲，使每日热量达2000～2500卡，每日摄取的蛋白质应在100g左右，如蛋白质主要来源于动物的可略低；如为植物蛋白，则要稍高些。脂肪不必限制太严，每日可达50～80g，但是过高的热量或过高的蛋白，能促使肝脏发生脂肪性变，甚而诱发肝性昏迷，不但无益反而有害。

②休息：在肝机能减退较为明显者，应卧床休息，直到病情稳定后，逐渐增加活动，以便回复适当工作。但在仅有肝脾肿大，或伴有轻度肝机能试验阳性者，经过观察，无明显厌食，乏力及发烧等现象，可以参加工作，并应逐步锻炼尽量使自己适应原有工作，而不感到疲劳。这样的患者如果长期休息，不从事任何劳动，则精神负担很重，经济也不充裕，以致食不香，睡不好，反而促使病情加重。

③药物：常用药物为维生素 B 族及维生素 C 等。维生素 B 族有增加食欲及抗脂肪等作用，但不能单独使用其中一种，以免加重肝的损害，复合维生素 B（每片含维生素 B_1 3mg \ B_2 1.5mg、$B_6$0.2mg、烟酰胺 10mg）口服日量 6 ~ 10 片，酵母口服日量 6 ~ 12g 或更多，维生素 B_{12}，100μg，肌注，每周 2 ~ 3 次，维生素 C 有助于肝糖原合成，口服日量 0.6 ~ 1.0，葡萄糖醛酸内酯（肝太乐）有保护肝脏解毒作用，口服日量 0.3 ~ 0.6g，亦可用肝精静注。如有营养不良病史，或蛋白摄取不足者，用抗脂肪物质，胆碱或蛋氨酸口服日量 1.5 ~ 6.0g。如有明显厌食，50% 葡萄糖 100ml 静注每日 2 ~ 3 次。或蛋白水解产物滴入。如明显发烧，乏力及厌食，上述疗法无效，试用强的松口服日量 30 ~ 40mg，三磷酸腺苷 20 ~ 40mg 肌注或静滴，一日 2 ~ 3 次，铺酶 A50U，肌注或静滴每日 1 ~ 2 次。如有继发感染，应用抗生素。必须注意肝脏是药物分解的场所，如果用药剂量过大，或同使用品种太多，可增加已罹病的肝脏负担，不利恢复。至于因过敏反应引起肝损害的药物（如异烟肼及氯丙嗪等），仅在个别病例出现，一般并不禁忌。镇静安眠药物的使用可采取小量多样方法。

（2）腹水的处理

①低钠：每日钠的摄取量限制在0.5g以下，限制液体摄入，每日不超过2000ml。如血浆白蛋白明显降低，可用人体白蛋白25~50g静注每周1~2次。进食采取少量多餐的方式。

②利尿剂：最好联合使用，首选氢氯噻嗪片（日量100~200mg）及氨苯蝶啶（日量150~300mg）均口服，不仅有协同作用，均口服，也能防止低血钾。可用螺内酯片（日量60~120mg）代替氨苯蝶啶。为了加强疗效，有时并用汞散利（1~2）ml肌注。无效时加用强的松（日量30~40mg），20%甘露醇或25%山梨醇250ml、静滴每2~3日1次。如仍无效，利尿酸（日量25~50mg、口服）或呋喃苯胺酸（日量40~60mg、口服）应注意低血钾的发生，可同时用氯化钾3~6g、口服。

③放腹水，腹水内有大量蛋白，放腹水可加速腹水的再生，也能招致肝性昏迷或腹膜感染，所以仅在上述治疗无效，腹胀明显，出现心肺压迫征，以及为了减轻对肾动脉的压迫时，始考虑放腹水。应采用小量（每次排出2000~3000ml）多次方法。

④外科手术，引腹水至腹壁的皮下组织，或做边对边的门静脉吻合术。对部分病例或有暂时疗效。

（3）食管或胃底静脉破裂出血的处理

①静卧、盐酸异丙嗪片25mg、肌注，绝对禁食，直到停止出血24h。

②输液及输血：5%~10%葡萄糖静滴，注意血压及脉博，如收缩压低于90mmHg，立即静脉或动脉输血。

③止血剂：垂体后叶素10U，肌注，或用20%葡萄糖20ml稀释，徐徐静注。其他如仙鹤草素、维生素K等疗效

不大。

④用三腔管进行食管与胃底气囊填压止血。

⑤如气囊填压未能止血，须紧急外科手术，结扎破裂静脉。

⑥患者情况好转后，进行脾静脉吻合，以防止在出血。

【预　　防】

1. 急性传染性肝炎，无论黄疸型或无黄疸型，血吸虫病及各种肠道感染等，应积极的在早期进行彻底治疗。尽量达到完全治愈。

2. 与有害化学物质接触的工场等部门，要加强防护措施，工作人员不可麻痹大意，应按防护要求进行工作，并定期进行健康检查。

3. 食物内要有充足的蛋白质及维生素，应多吃些豆制品，鱼、肉、疏菜和水果等，禁止饮酒。

4. 慢性肝炎患者，要避免情绪不稳，加强营养，适当休息，防止过劳，预防各种感染性疾病，禁止服用对肝有害的药物。

肝性昏迷

【概　　述】

肝性昏迷：肝硬变及肝坏死均出现，病理上仅有脑组织的星形细胞数目增多及体积张大，现在普遍认为是生化失常所致。

病因及发病原理尚未完全明了，临床分期如下：

1. 昏迷前期

（1）精神改变，开始常有精神欣快、判断力、定向力智力减退，也有时精神抑郁淡漠，有不适当的行动，白日嗜睡精神萎靡，晚间失眠比较兴奋，逐渐出现骚动、不安躁狂及幻视等。

（2）扑翼样震颤，当臂和手伸直，手指分开时，见到阵发的不规则的腕关结和指关节的屈伸动作。

（3）四肢肌肉交替的紧张与松弛，腱反射亢进，巴彬斯基征（Babjnsi 征）阳性，颈强直等脑膜刺激征。

（4）脑电图异常在 Delta 波率，有两侧同时出现的对称的高电压慢波，每秒钟 1，1/2 至 3 次。

（5）有时并有肝性口臭，为氨基酸代谢的中间产物从呼吸道排出所致。

2. 昏迷期

当躁动加深，嗜睡期延长，乃逐渐进入昏迷，开始对外界刺激上有反应，以后便完全消失，昏迷和正常睡眠相似，在无并发症时，血压、体温及脉博均正常，如果反射完全消失，说明已进入深度昏迷。

3. 上消化道大出血

由于食管及胃底静脉曲张破裂，则表现烦躁不安，上腹闷胀，眩晕，面色苍白，脉搏细速，血压下降，能诱发肝性昏迷及腹水，甚而死亡，可反复出血。

4. 门静脉血栓形成

为门静脉血流缓慢、硬化及内膜炎所致，若血栓缓慢形成，不出现症状。如突然完全梗阻，则有剧烈腹痛、腹胀、呕血、便血、腹水、脾大、腹膜炎、肠梗阻及休克等。

【临床表现】

1. 阴虚阳亢型

主症：出现躁动不安，两手震颤甚至怒目而视或狂叫，口有臭味，逐渐转入昏迷。舌质红，少津，脉弦细。

2. 热入心包型

主症：高热烦躁，逐渐转入昏迷，口有臭味，喉有痰声，大便秘结，小便短黄。苔黄脉数。

3. 气虚阳竭型

主症：神倦懒言，恶寒肢冷，纳食显著减少，嗜睡，逐渐进入昏迷，尿少便溏。苔薄白，脉沉细。

【综合诊断】

1. 辨质

（1）零质　正常质，正数值1。

（2）亚健康质　加质：气虚质、血虚质，负值0.1；加减质：阳虚质、阴虚质，负值0.2。

（3）减质病质　小病质，负值0.3～0.4；中病质，负值0.5～0.6；大病质，负值0.7～0.8；病危质，负值0.9～0.95。

2. 辨病

减病　“肝性昏迷”，负值0.7～0.8。

3. 辨证

减证　阴虚阳亢型，负值0.7～0.8；热入心包型，负值0.7～0.8；气虚阳竭型，负值0.7～0.8。

【鉴别诊断】

肝性昏迷的鉴别诊断：参见门静脉性肝硬变。

【治疗方法】

1. 中医治法

（1）阴虚阳亢型

治法：育阴潜阳，醒神开窍。

方药：经验方。

组成：枸杞子12g、菊花12g、白芍10g、熟地10g、龙胆草10g、石决明10g、珍珠母12g、菖蒲12g、远志10g。可配用牛黄清心丸或局方至宝丹。

（2）热入心包型

治法：清热解毒，醒神开窍。

方药：经验方。

组成：金银花12g、连翘12g、黄连10g、黄芩10g、栀子10g、菖蒲10g、远志10g、生地12g。便秘加大黄10g。高热加石膏20g、知母10g。可配用局方至宝丹或紫雪丹。

（3）气虚阳竭型

治法：益气助阳，醒神开窍。

方药：经验方。

组成：黄芪15g、党参12g、白术12g、茯苓10g、熟附片8g、干姜10g、菖蒲10g、远志10g。可配用苏合香丸。

肝性昏迷各型随症加药：寒痰加陈皮15g、半夏10g、（忌附子）；热痰加竹茹10g、天竺黄10g；抽搐加僵蚕10g、牡蛎12g、石决明10g；尿少加车前子10g、泽泻10g、猪苓10g。

2. 西医治法

（1）积极治疗或除掉诱因，如上消化道出血、感染或利尿剂等。

（2）补充营养，每日口服、鼻饲及静脉滴入葡萄糖400g左右，可用静脉插管法，大量肌注维生素B_1、B_2、C、K及维生素B_3等如尿量很多，需补充氯化钾。

（3）降低血氨

①减少体内氨的来源：低蛋白饮食，对已昏迷者不给与蛋白质，随症状好转，蛋白质逐渐增加，在昏迷痊愈后，仍可给较高蛋白质饮食，但须注意有无神经症状出现。灌肠或口服硫酸镁，以清除肠内含氮物质。口服广谱抗菌素，如新霉素日量4～6g，也可用乳霉生日量2～3g，抑制肠道细菌，减少氨的形成。

②清除体内增加的血氨，谷氨酸钠20～40g、精氨酸30g或Y－氨酪酸2～4g静滴，在出血、感染等引起者疗效较好。由于谷氨酸含有钠，对有腹水者谨慎使用。

（4）临时性肝脏支持疗法　包括交换输血、体外肝脏灌注、交叉循环及肝脏移殖，均在试用中。

【预　　防】

1. 急性传染性肝炎，无论黄疸型或无黄疸型，血吸虫病及各种肠道感染等，应积极的在早期进行彻底治疗。尽量达到完全治愈。

2. 与有害化学物质接触的工场等部门，要加强防护措施，工作人员不可麻痹大意，应按防护要求进行工作，并定期进行健康检查。

3. 食物内要有充足的蛋白质及维生素，应多吃些豆制品，鱼、肉、疏菜和水果等，禁止饮酒。

4. 慢性肝炎患者，要避免情绪不稳，加强营养，适当休息，防止过劳，预防各种感染性疾病，禁止服用对肝有害的药物。

急性胆囊炎

【概　述】

急性胆囊炎是胆道疾病中最常见的急腹症，多发生在40~60岁，女性多于男性，主要致病菌为大肠杆菌和厌氧菌，其他有肺炎球菌、链球菌和黄色葡萄球菌。约90%急性胆囊炎由胆囊结石引起，其余10%无结石的胆囊炎。

急性胆囊炎的病因主要是胆结石、蛔虫肿瘤、胆囊扭转、胆囊管狭窄等引起胆囊颈或胆囊管的梗阻和发生细菌感染所致。非结石性急性胆囊炎主要见于年老体弱者，与损伤后、大面积烧伤、败血症、营养过度或某些药物过量有关，约50%~80%患者表现为胆囊坏疽，穿孔及脓肿。

急性胆囊炎如发展为胆囊积脓、坏疽、穿孔和胆囊瘘等并发症时属于重症，需急转医院治疗。急性胆囊炎经治疗好转后可转慢性胆囊炎。

1. 症状

其主要症状可分三个方面：

（1）右上腹或上腹部发生持续性绞痛，可向肩肋部或背部放射，可伴恶心呕吐、食欲不振等消化症状和发热。

（2）右上腹有压痛，可能触及肿大的胆囊，莫非（Murpbby）征阳性、炎症重者在上腹有局限性腹膜炎体征。约20%患者出现黄疸，与胆管受侵有关，胆囊坏疽或化脓者有中毒性休克表现。必须注意，老年人可能体征不明显。

（3）白细胞及中粒细胞计数增高，血清胆红素和转氨酶可增高。

2. 腹部X线平片

可能见到阳性结石和肿大的胆囊影。

3. B超

首选检查，确诊率高，可显示肿大的胆囊、胆囊内结石（伴声影）、胆囊壁水肿、胆囊有无穿孔及胆囊周围积液情况。

4. 核素扫描

从胆道排出的放射性同位素显示胆管而不见胆囊，肿大的胆囊可能使胆管发生，移位也有参考价值。

【临床表现】

1. 湿热型

主症：以黄疸为主并有恶寒，或但热不寒，右胁肋及胃脘疼痛，口苦，甚则恶心呕吐，尿赤，大便色淡。其属热性者，舌边质红，苔黄而干，脉滑数；热甚伤阴则皮肤枯燥，舌质红绛；若湿痰内阻则胸满，口不渴，苔白腻，脉濡缓。

2. 气滞型

主症：以右胁下隐痛及胃脘胀满为主。无黄疸出现，一般症状较轻但有忽轻忽重、反复发作的特点。本型若兼脾虚湿滞者，舌苔白腻，脉濡细，腹泻便秘常交替出现；若肝气郁滞而化火者，口苦咽干，性急易怒，舌苔黄燥，边尖红，脉弦数；若肝郁而血结者，则胁下疼痛明显，苔白或黄腻。舌边可带青紫色，脉弦滑而数。

【综合诊断】

1. 辨质

（1）零质　正常质，正数值1。

（2）亚健康质　加质，气虚质、血虚质，负值0.1；阳虚质、阴虚质，负值0.2。

（3）减质病质　小病质，负值0.3～0.4；中病质，负值0.5～0.6；大病质，负值0.7～0.8；病危质，负值0.9～0.95。

2. 辨病

减病　“急性胆囊炎”，负值0.5～0.6。

3. 辨证

减证　湿热型，负值0.5～0.6；气滞型，负值0.5～0.6。

【鉴别诊断】

与溃疡病穿孔、急性胰腺炎、阑尾炎、心绞痛鉴别。

【治疗方法】

1. 中医治法

（1）湿热型

治法：疏肝利胆，化湿清热，治病为主，治质治证次之。

方药：经验方。

组成：柴胡12g、黄芩10g、郁金10g、枳壳6g、玄明粉10g、茵陈12g、栀子10g、茯苓10g。加减：热盛，加龙胆草10g、金银花12g、连翘10g、苦参12g；热毒伤阴，去柴胡10g、茯苓10g、元参10g、加生地12g、麦冬10g、鳖甲10g；痰湿内阻，加厚朴6g、苍术10g、半夏10g、陈皮15g。

（2）气滞型

治法：疏肝利胆，调气和血。

方药：经验方。

组成：（1）柴胡12g、黄芩10g、香附10g、木香10g、郁金10g、枳壳6g、败酱草10g、元明粉10g。加减：脾虚者，减玄明粉，加党参12g、白术10g。气阻血结加赤芍10g、桃仁10g、红花10g；气郁化火、加龙胆草10g、大黄10g。

（2）四川金钱草20g、柴胡10g、当归10g、白芍10g、青皮10g、郁金10g、川楝子8g、木香10g、枳壳6g、焦三仙30g。

2. 西医治法

（1）非手术治疗　适用炎症及症状较轻的患者，发病超3天病情有好转者。具体方法：禁食、胃肠减压、水、电解质及酸碱平衡。注射阿托品或654～2解痉止痛，哌替啶只用于术前止痛。应用抗生素，选用庆大霉素、丁胺卡那霉素、氨苄青霉素、先锋霉素及甲硝唑等。

（2）手术治疗　经上述治疗后发热不退，局部体征加重，黄疸增加应手术治疗。因急性胆囊炎好转后多转为慢性，且胆石容易发作，一般主张尽早手术。

①胆囊切除术。超过4天因充血、粘连较重，手术困难，宜行非手术治疗。

②胆囊造瘘术。病情不能耐受胆囊切除术者、或充血水肿明显、粘连严重、切除困难者。

【预　　防】

1. 限制高脂肪饮食，服用胆汁酸和利胆药物。

2. 忌饮酒和暴饮暴食。

3. 急性发作后尽早就医，谨防病情加重。

胆囊结石

【概　　述】

胆囊结石多为胆固醇结石或以胆固醇为主的混合结石，占全部结石的50%左右。本病在中老年常见，发病率随年龄上升。女性2～3倍于男性。胆囊结石早期对胆囊组织和功能的影响较轻，随时间的延长对上述影响增加，将导致胆囊炎、胆囊积水、胆囊萎缩和胆囊癌等。结石也可进入胆总管造成急性胆囊炎、急性胰腺炎。约60%～80%的胆囊结石可多年或终身不影响胆囊结构和功能，不诱发明显症状。

1. 症状

其主要症状可分三个方面

（1）一般无症状，有饭后上腹胀满，打呃、嗳气等消化道症状。

（2）结石侵入胆囊管后可引起胆囊管梗阻，可聚发上腹中部或右部绞痛，向右肩及后背放射，伴有恶心、呕吐、疼痛可持续数分钟或几个小时，结石复位后疼痛逐渐减退，但可以反复发生。若结石进入胆总管则引起胆囊炎和黄疸。

（3）上腹部可无体征或有轻微压痛，可能触及胆囊，但无局部炎症体征。结石嵌顿超过6h者可能诱发胆囊炎。

2. B超检查

首选，准确律98%，可显示结石大小、数量、胆囊壁厚度，胆囊内有无肿物，胆总管有无扩张。

3. 口服胆囊造影

可显示结石及胆囊收缩功能，对诊断有一定帮主，胃肠吸收不良和肝功能损害者可影响后果。

4. CT

对胆囊结石的诊断无忧越性，但能较好判断胆石的成分。

【临床表现】

1. 湿热蕴结型

主症：右胁下或胃脘绞痛，拒按、或痛引肩背，胸腹满闷，恶心呕吐，食欲减退，渴不思饮，便干尿黄，甚者形寒发热，面目发黄。舌苔厚腻，脉弦滑而数。

2. 肝郁气滞型

主症：右胁下或心窝部作痛，引及肩背，胸满嗳气，或伴恶心呕吐。舌苔薄白或黄，脉弦。

3. 肝郁血滞型

主症：胸闷腹胀，黄疸日久，口苦发干，或见鼻出血。妇女则经来不畅，经血紫暗。舌质紫，脉沉弦细或涩。

【综合诊断】

1. 辨质

（1）零质　健康质，正数值1。

（2）亚健康质　加质：气虚质、血虚质，负值0.1；加减质：阳虚质、阴虚质负值0.2。

（3）减质病质　小病质，负质0.3～0.4；中病质，负值0.5～0.6；大病质，负值0.7～0.8；病危质，负值0.9～0.95。

2. 辨病

减病　“胆囊结石”，负值0.7~0.8。

3. 辨证

减证　湿热蕴结型，负值0.7~0.8；肝郁气滞型，负值0.7~0.8；肝郁血瘀型，负值0.7~0.8。

【治疗方法】

1. 中医治法

（1）湿热蕴结型

治法：清热化湿，利胆排石。

方药：胆石绞痛发作期可用三黄排石汤加味；胆石绞痛不甚或已静止，而湿热之症未退，可用龙胆泻肝汤加减。

组成：三黄排石汤加味：川楝子8g、黄芩10g、广木香10g、枳壳6g、大黄10g、芒硝10g、金钱草20g。黄疸加茵陈12g；恶心呕吐加竹茹10g、半夏10g。龙胆泻肝汤加减：龙胆草10g、黄芩10g、木通8g、泽泻10g、车前子10g、金钱草20g；湿重加苍术12g、厚朴6g。

（2）肝郁气滞型

治法：疏肝利胆，理气排石。

方药：胆管结石可用大排石汤加减；胆囊结石可用柴胡疏肝散加减。

组成：大排石汤加减：柴胡12g、白芍10g、广木香10g、大黄10g、黄芩10g、制半夏10g、枳实6g、川楝子8g、吴茱萸10g、芒硝10g。柴胡疏肝散加减：柴胡12g、香附10g、郁金10g、川楝子8g、白芍10g、元胡10g、金钱草20g。

（3）肝郁血瘀型

治法：疏肝行气，活血祛瘀。

方药：膈下逐瘀汤加减。

组成：当归尾12g、赤芍10g、郁金10g、莪术10g、五灵脂10g、川芎10g、青皮10g、茵陈12g、金钱草20g。

2. 西医治法

（1）无症状的胆囊结石不需要进行治疗。如合并糖尿病、胆囊钙化、胆囊无功能和反复发生胰腺炎者应行胆囊切除术。

（2）有症状的胆囊结石有以下治疗方法

①溶石治疗，口服鹅去氧胆酸或熊去氧胆酸，适用肝功能正常、胆囊功能好者，可用于<1cm的阴性结石，疗程长，有时腹泻，停药后复发率高

②体外充击波碎石，但在碎石的前后用溶石消除结石碎渣，只适于胆囊功能好，直径<2cm的单发的阴性结石，结石可能复发。

③胆囊切除术，经开腹手术或经腹腔镜切除，合并急性胆囊炎、胆囊穿孔、胆囊内瘘和胆囊癌者不宜应用腹腔镜。

【预　　防】

少吃油腻食物及暴食暴饮，有急性发作时要尽早就医，避免病情发展。

胆道蛔虫病

【概　　述】

本病是蛔虫由十二指肠进入胆道所引起。进入的蛔虫多半只有一条或数条，但有时可多至十条。多发生在幼童和少年。

1. 症状与体征

（1）上腹中部或右上腹突然发生剧烈的阵发性疼痛，伴有呕吐，有时吐出蛔虫。由于蛔虫在胆道内钻动和胆管的痉挛，患者常感到剑突的深处有“往上顶”或“钻样”疼痛。发病初期，阵痛间歇期很短，多有持续不断的发作。疼痛时间从数分钟到数小时，可以一日发作数次，或隔数日后又从新发作。间歇期局部常有闷张感。有时疼痛可放散至腰背和右肩部。

发作时，患者常在床上辗转不安，弯腰、捧腹、翻转、叫喊、并且满头大汗。痛缓解后，则多感到疲倦欲睡。

腹部剧烈的疼痛症状往往不相符合。疼痛发作时，剑突后偏有明显的触痛，但局部的腹肌并不特别紧张。疼痛缓解后，则腹肌柔软，仅在局部轻微的深部触痛。发病初期，一般无寒热现象。大多数患者有白细胞计数增加，少数患者有黄疸。

胆道蛔虫病可引起严重的胆道感染；如果蛔虫钻进肝内，可引起肝脓肿。

【临床表现】

钻顶痛型

主症：突然发作，右上腹阵发性“钻顶痛”，有时放射至右肩与背部。间歇期可完全消失。常伴有恶心、呕吐，甚至吐出蛔虫。初起无发热，常有四肢发凉，苔白或白腻，脉沉细。

【综合诊断】

1. 辨质

（1）零质　正常质，正数值1。

（2）亚健康质　加质：气虚质、血虚质负值0.1；加减质：阳虚质、阴虚质，负值0.2。

（3）减质病质　小病质，负值0.3～0.4；中病质，负值0.5～0.6；大病质，负值0.7～0.8；病危质，负值0.9～0.95。

2. 辨病

减病　“胆道蛔虫”，负值0.5～0.6。

3. 辨证

减证　钻顶痛型，负值0.5～0.6。

【治疗方法】

1. 中医治法

钻顶痛型

治法：温胃安蛔，清热导滞。

方药：乌梅汤加减或胆道驱虫汤。

组成：乌梅汤加减：乌梅12g、川椒10g、细辛2g、干姜10g；附子8g、黄柏10g、黄连10g、槟榔10g、苦楝根皮10g。加减：痛重，热症不著可重用附子8g、川椒10g、干姜10g。热重苔黄，脉滑数，减干姜、附子、川椒、加茵陈12g、龙胆草10g、栀子10g；便秘结加大黄10g、芒硝10g。服药后如疼痛减轻或消失，减黄柏、附子加使君子10g、雷丸10g。胆道驱虫汤：槟榔10g、苦楝皮10g、使君子10g、枳壳6g、广木香10g。伴有发热者加黄芩10g、栀子10g；伴有黄疸者加茵陈12g、金钱草20g。

2. 西医治法

以吗啡阿托品同时注射止痛。口服颠茄酊，局部热敷。如症状不消退并有寒热、黄疸加深和局部触痛不减轻时则考虑手术治疗。病愈后应积极驱虫并预防感染。

【预　　防】

讲卫生，饭前便后洗手，少吃不洁食物。蛔虫多发区建议每年服一次驱虫药。

急性肾小球性肾炎

【概　述】

急性肾小球性肾炎亦称急性肾炎，是常见的肾小球疾病，多出现与各种细菌（以链球菌多见）病毒、立克次体、螺旋体、原虫奇生虫等的感染之后、病理上以肾小球病变为主，临床表现为起病急，不同程度的血尿、蛋白尿、水肿、高血压、少尿和一过性氮质血症为特征。这一组临床称为急性肾炎综合征。急性肾炎、急进性肾炎，肾病综合征等都可以有此种表现

1. 有链球菌或其他细菌、微生物的感染史，多在感染后 2～4 周发病。

2. 轻者晨起眼睑浮肿，严重者很快发展遍及全身，可凹性不明显，多数患者 2～4 周自行利尿消肿。

3. 几乎 100% 病例都有血尿，肉眼血尿或镜下血尿，一般 5～6 个月消失也可持续 1～2 年。

4. 大部分患者有少尿。

5. 80% 病例有高血压，血压多在 20.0～22.7Pa/12.7～14.7KPa（150～170/95～110mmHg），常水肿平行。

6. 实验室与其他检查

尿常规检查：尿蛋白为中等量，常小于 3.5g/d，新鲜尿标本可见红细胞管型，同时可见颗粒管型及少数肾小管上皮细胞。

血补体 C_3 降低，多在病程 6 ~ 8 周恢复正常，70% ~ 80% 的患者有抗链球菌 O 滴度增高，65% 左右的患者有尿素氮、血肌酐升高，肾功能有一过性改变，尿量增加数日后可恢复。

B 超检查双肾增大或正常。

【临床表现】

1. 浮肿兼表症型

主症：初期眼睑颜面浮肿，或继则四肢全身浮肿，肢节酸重，少尿、血尿，或有恶风发热。苔白，脉浮。

2. 血尿为主型

主症：以尿少、血尿为主，浮肿较轻。舌质微红，苔薄黄，脉数。

【综合诊断】

1. 辨质

（1）零质　正常质，正数值 1。

（2）亚健康质　加质：气虚质、血虚质，负值 0.1；加减质；阳虚质、阴虚质，负值 0.2。

（3）减质病质　小病质，负质 0.3 ~ 04；中病质，负值 0.5 ~ 0.6；大病质，负值 0.7 ~ 0.8；病危质，负值 0.9 ~ 0.95。

2. 辨病

减病　“急性肾小球性肾炎”，负值 0.7 ~ 0.8。

3. 辨证

减证　浮肿兼表症型，负值 0.7 ~ 0.8；血尿为主型，负值 0.7 ~ 0.8。

【鉴别诊断】

1. 与急进性肾炎鉴别　除大部分与急性肾炎相同外，其突出点为青中年居多，早期出现少尿，甚至无尿，肾功能减退，发展迅速，一般数周或数月出现肾功能衰竭进入尿毒症期。

2. 与慢性肾小球肾炎急性发作鉴别 多在感染后 3 ~5 天出现，可有不同程度的贫血、肾功能持续性的损害、B 超双肾缩小。如为继发性损害、临床还会出现原发病的一系列的表现。

3. 与 lgA 肾病鉴别 以血尿为主要临床表现，潜伏期短，一般在感染后 1 ~3 天甚至少于 24h 就会出现肉眼血尿或镜下血尿，有反复发作史血清 lgA 有一过性升高，补体 C_3正常。也可以表现为隐匿性肾炎或大量蛋白尿的肾病综合征。该病需做肾穿刺活检方能确诊。

【治疗方法】

1. 中医治法

（1）浮肿兼表症型

治法：祛风行水，治证为主，治质治病次之。

方药：越脾加术汤加减。

组成：麻黄 6g、生石膏 15g、连翘 10g、赤小豆 10g、泽泻 10g、鲜茅根 12g。

（2）血尿为主型

治法：清热凉血，治病为主，治质治证次之。

方药：经验方。

组成：鲜茅根 15g、生地 12g、旱莲草 10g、大蓟 10g、小蓟 10g、滑石 10g、生甘草 10g。

2. 西医治法

（1）一般治疗 严格卧床休息直至肉眼血尿消失、水肿消退，高血压及氮质血症恢复正常。如仅有镜下血尿，可逐渐增加活动。

（2）感染灶控制　青霉素 80 万 U 肌肉注射，每日 2 次。如青霉素过敏，可换用红霉素 0.5g，每日 3～4 次，原则是彻底控制感染灶。

（3）对症治疗 利尿：控制水、盐入量、水肿明显者可给予呋塞米（速尿）。降压：轻度高血压可用利尿剂，严重高血压可选用降压药。

以上处理如未见疗效且日益加重应送医院，考虑进一步的诊断治疗。

【预　　防】

对急性肾炎，应注意预防上呼吸道或其他感染，作好呼吸道疾病隔离，防止猩红热化脓性扁桃体炎、脓疱病的发生。对病情反复发作，扁桃体感染灶明显者，可考虑扁桃体摘除。手术时机以肾炎病情稳定，无症状及体征，蛋白尿少于（十），尿沉渣红细胞数目少于 10/HP，且扁桃体无急性炎症时为宜。根据患者情况，注意身体锻炼，以提高患者的免疫能力，避免服用肾毒性药物 。

对怀疑急进性肾炎患者，应尽快转院，尽早确诊，对已经确诊急进性肾炎患者应严格根据医院医嘱，进行适当配合。急进性肾炎发展快，预后差，应予以高度重视，避免误诊，漏诊。

慢性肾小球肾炎

【概　述】

慢性肾小球肾炎、又称慢性肾炎，是由多种原发性肾小球疾病所致。绝大多数慢性肾炎系由其原发性肾小球疾病迁延、发展的结果，只有少数病例是由急性肾炎直接迁延而来。临床特点为病程长，可有一段时间无症状期

1. 症状

其主要症状可分两个方面。

（1）临床表现有不同程度的血尿、蛋白尿、水肿、高血压。

病程长短不一，随病程的迁延，肾功能逐渐减退，并出现相应的临床表现。直至晚期尿毒症阶段，出现全身各系统不同成度的损害。

（2）慢性肾炎肾功能不全分期

①代偿期：肾单位减少 20% ~50%，尿素氮正常。肌酐正常，肌酐清除率 50ml/min 以上，体征：无症状或仅有原发病症状。

②失代偿期：肾单位减少 50% ~ 75%，尿素氮 > 7.1mmol/l，肌酐 186 ~ 442μmmol/L，肌酐清除律 25 ~ 50ml/min，体征：乏力，轻中度贫血，食欲下降。

③衰竭期（早）：肾单位减少 75% ~90%，尿素氮17.9 ~

28.6mmol/L，肌酐清除率20～10ml/min，体征：贫血，代谢性酸中毒，水电质紊乱。

④尿毒症（晚）：肾单位减少90%以上，尿素氮28.6mmol/L以上，肌酐707μmol/L以上，肌酐清除率10ml/min以下，体征：严重酸中毒，全身各系统不同程度的受损。

2. 实验室检查

血清补体C_3可降低，也可正常，血脂升高，或正常，血红蛋白不同程度的降低。肾功能有不同程度的异常。

【临床表现】

1. 脾虚不运型

主症：浮肿，腹胀，便秘，面色萎黄，尿少。舌质淡，舌苔白，脉细。

2. 脾肾两虚型

主症：浮肿，食欲欠佳，食后腹胀，便秘，腰酸痛，怕冷，面色晄白，身疲肢软，尿少，四肢发凉。舌质淡，苔薄，脉沉细尺弱。

3. 高血压型（肝肾阴虚、阴虚阳亢）

主症：头晕，头痛，耳鸣，心烦急，目干涩，口干，腰腿酸软，手足心热，盗汗。舌质红，脉沉细数。

4. 尿毒症型（阳气不足、浊气上逆）

主症：恶心，呕吐，食欲不振，嗜睡，身疲无力，面色苍白，腹胀，便干。舌淡苔腻，脉细。

5. 阴虚阳亢型

主症：头昏眼花，口干，肌肉颤动或抽搐，神志不清。舌质红，苔薄或无苔，脉细数。

【综合诊断】

1. 辨质

（1）零质　正常质，正数值1。

（2）亚健康质　加质：气虚质、血虚质，负值0.1；加减质：阳虚质、阴虚质，负值0.2。

（3）减质病质　小病质，负值0.3～0.4；中病质，负值0.5～0.6；大病质，负值0.7～0.8；病危质，负值0.9～0.95。

2. 辨病

减病　“慢性肾小球肾炎”，负值0.7～0.8。

3. 辨证

减证　脾虚不运型，负值0.5～0.6；脾肾两虚型，负值0.5～0.6；高血压型，负值0.7～0.8；尿毒症型，负值0.7～0.8；阴虚阳亢型，负值0.7～0.8。

【鉴别诊断】

1. 与继发性肾小球疾病鉴别

2. 与慢性肾盂肾炎鉴别

3. 与原发性高血压性肾损害鉴别　中老年患者，有长期慢性高血压病史，部分患者尿常规检查有微量或大量蛋白，肾小管功能常首先受损，起病初期肾小球功能正常。中晚期肾小球管功能异常仍重于肾小球功能异常。眼底改变为视网膜动脉痉挛，变细，动静脉交叉征，出血渗出等。

【治疗方法】

1. 中医治法

（1）脾虚不运型

治法：健脾利水，治质治证为主，治病次之。

方药：参苓术草汤合防己黄芪汤加减。

组成：生黄芪 15g、党参 12g、白术 12g、茯苓 10g、防己 10g、木香 10g、车前子 10g、大腹皮 10g、甘草 10g。

（2）脾肾两虚型

治法：温补脾肾，治质为主，治证次之。

方药：实脾饮合肾气丸加减。

组成：熟地 12g、肉桂 8g、干姜 10g、生黄芪 12g、茯苓 10g、白术 10g、木香 10g、泽泻 10g、车前子 10g。

（3）高血压型

治法：滋阴潜阳，治质治病为主，治证次之。

方药：左归饮合六味地黄汤加减。

组成：生地 12g、熟地 10g、山萸肉 10g、丹皮 10g、枸杞子 10g、茯苓 10g、旱莲草 10g、女真子 10g、生龙骨 12g、生牡劢 12g、杜仲 10g、桑寄生 10g。

（4）尿毒症型

治法：扶阳降浊，重在治质，治病治证次之。

方药：经验方。

组成：熟附子 8g、肉桂 8g、人参 10g、茯苓 10g、白术 12g、生大黄 10g、生姜 10g。

（5）阴虚阳亢型

治法：育阴潜阳，平肝息风，治质治证为主，治病次之。

方药：羚角钩藤汤合大定风珠汤加减。

组成：钩藤 12g、菊花 10g、白芍 10g、生地 12g、龟板 10g、鳖甲 10g、生牡劢 12g、全蝎 4 只。出血，加丹皮 10g、旱莲草 10g。

2. 西医治法

（1）一般治疗

①如症状轻微，水肿不明显，无明显高血压和肾功能损害，可从事轻工作，但一定要避免劳累，防止感染，避免应用损害肾的药物。

②低蛋白、低磷饮食，根据肌酐清除率，有时需限制蛋白质摄入量，但可摄取一定量的优质蛋白。可给予复方 α－酮酸（开同、肾灵）治疗。

③控制慢性肾炎患者的高血压是非常重要的治疗措施，可用琥珀酸美托洛乐缓释片、盐酸贝那普利片等药物，当血肌酐超过 3～4mg/dl 时，禁用血管紧张素转换酶抑制剂。

（2）激素与细胞毒药的应用

（3）抗凝、纤溶及血小板聚集药　如潘生丁、阿司匹林、肝素、尿素酶的应用，以上仅易在有实验室检查的条件进行。

（4）贫血 必要时可应用促红细胞生成素每次 50～100U/Kg，根据贫血程度每周给 1～2 次，皮下注射，使用时应注意补铁。

（5）注意肾骨病的防治 补充钙剂同时要给予维生素（a－$D_3$0. 5μg）或骨化三醇。

【预　　防】

要使患者及其家属了解慢性肾炎为不可逆性疾病。及时、彻底防治感染，坚持有关治疗，防止肾功能的进性减退是延长患者的寿命的关健。

指导患者定期到医院进行有关肾功能的检测，以及时了解患者肾功能不全的程度，予以恰当治疗。

慢性肾功能衰竭

【概　　述】

慢性肾功能衰竭，亦称尿毒症，是由于双侧肾脏遭受常期的进行性损伤，以致肾单位逐渐减少，肾脏功能随之衰退，引起体内的代谢产物的潴留，以及水、电解质平衡失调，在临床上表现为一系列的中毒症状。

1. 病因

（1）肾前性尿毒症　少见，由于严重失水、失血、休克、感染，以及外科创伤，烧伤或手术等引起急性肾功能衰竭演变而来

（2）肾性尿毒症　最为多见，因肾脏本身严重病变而引起，如弥慢性肾小球肾炎、肾盂肾炎、肾血管硬化及肾结核等。

（3）肾后性尿毒症　亦较少见，由于尿路结石，肿瘤、前列腺肥大等导致泌尿道梗阻而引起。

2. 症状

（1）一般症状　面色苍白灰暗，全身不适，乏力衰弱，消瘦贫血，呈营养不良状态。

（2）神经系统症状　早期为精神萎靡，全身无力、眩晕、头痛、失眠、继之表情淡漠感觉迟顿，谵语，烦躁不安，肌肉局部颤动或抽搐，最后可进入昏睡、昏迷而死亡。

（3）消化系统症状　舌有厚苔，呼吸有氨味，口腔有溃疡，食欲不振，恶心、呕吐、腹泻、有时可有便血，以上症状的产生是因为尿素可由胃肠道排泄，经细菌作用后可产生氨，氨对黏膜有刺激作用，并使呼吸呈现氨味。

（4）造血系统症状　常有严重贫血，其原因为肾脏受损后，红细胞生成刺激素分泌减少，致使造血功能降低；同时体内潴留的代谢产物对骨髓亦有抑制作用所致。有时可诱发贫血性心脏病。晚期有出血倾向，如鼻衄、齿龈出血、皮肤及黏膜出血点等。

（5）循环系统症状　常有高血压，心率紊乱，心率衰竭，以及出现纤维素性心包炎等。心脏听诊可闻及心包摩擦音。

（6）皮肤症状　皮肤干燥失水，有时瘙痒，亦可出现皮疹和紫癜，皮肤表面可见到尿素霜沉着。

（7）水、电解质、酸碱平衡失调引起的症状。

①失水：严重时尿量减少甚至尿闭。

②钠及氯代谢紊乱：由于恶心、呕吐、长期无盐食及肾小管对钠再吸收减低，可引起血钠、氯降低。患者表现倦怠、淡漠、血压下降，严重时可产生休克、昏迷。

③钾代谢紊乱：可有血钾过高或过低的证候群出现，依尿量而定，如尿量过多，可引起血钾过低，表现口苦、食欲不振、腹张、心率紊乱等。心电图表现T波降低、增宽或倒置，QT间期延长等。如尿量过少，可引起血钾过高，表现手足感觉异常，肌肉酸痛，极度疲乏和虚弱，心动徐缓，心率紊乱，严重时可心脏停博。心电图显示T波高耸。

④钙代谢紊乱：由于胃肠道吸收障碍影响钙的吸收及血清磷的增加和继发性甲状旁腺机能亢进等原因，可发生手足搐搦

和骨质脱钙。

⑤酸中毒：轻度可无体征，严重时可有乏力，嗜睡、恶心、呕吐、呼吸深而慢呈酸中毒呼吸（KussmuaI 呼吸）。

3. 实验室检查

红细胞计数常在200万/mm^3左右；血小板亦少；尿量多，尿比重固定在1.010左右，酚红排泄率下降，血非蛋白氮升高，二氧化碳结合力降低，肾血流量及肾小球滤过率极度下降。

【临床表现】

1. 阳虚阴逆型

主症：恶心呕吐，胸满腹胀，口有尿味，尿闭浮肿，便溏不爽，畏寒嗜睡。舌淡苔白腻，脉弦细少力。

2. 亡阳虚脱型

主症：面色苍白，手足逆冷，汗出气微。舌质淡，脉微欲绝。

3. 风阳痰火型

主症：头晕胀痛，眼花，手足抽动，肢体拘急，心烦不安，牙关紧闭，神昏谵语，狂躁，衄血。舌红绛，苔黄，脉弦数。

【综合诊断】

1. 辨质

（1）零质　正常质，正数值1。

（2）亚健康质　气虚质、血虚质，负值0.1；阳虚质、阴虚质，负值0.2。

（3）减质病质　小病质，负值0.3～0.4；中病质，负值

0.5~0.6；大病质，负值0.7~0.8；病危质负值0.9~0.95。

2. 辨病

减病　“慢性肾功能衰竭”，负值0.7~0.8。

3. 辨证

减证　阳虚型，负值0.7~0.8；亡阳虚脱型，负值0.7~0.8；风阳痰火型，负值0.7~0.8。

【治疗方法】

1. 中医治法

（1）阳虚型

治法：扶阳泻浊，质病同治。

方药：附子大黄汤加减。

组成：附子10g、大黄10g。呕吐重加半夏10g、生姜10g；湿浊化热可加川连10g、竹茹10g；阳虚甚加人参10g、肉桂8g。

（2）亡阳虚脱型

治法：回阳固脱，急救补气。

方药：参附汤加味。

组成：红参12g、附子10g、龙骨15g、牡蛎15g。

（3）风阳痰火型

治法：息风清火，化痰开窍。

方药：羚角钩藤汤加减。

组成：羚羊角5g、钩藤12g、生地12g、玄参10g、黄连10g、菖蒲10g、郁金10g、胆星6g、全蝎4条、蜈蚣3条、生石决10g。如神昏可用安宫牛黄丸、至宝丹；出血可加犀角2g、丹皮10g、三七5g等。

2. 西医治法

（1）饮食疗法

①蛋白质　给予低蛋白饮食，每日每千克体重不超过0.5g，并可适当提高糖及脂肪进食量，如患者不能进食，则每日至少应经静脉补给葡萄糖100g。

②食盐　尿毒症患者因肾小管再吸收钠的障碍，常有低钠倾向，因此一般不必忌盐，但患者如有水肿或并发心力衰竭时，应予限制。

③水　如无明显水肿、尿少、严重高血压、心力衰竭等，则水的摄入量一般不加限制，如不能口服，需静脉补液时，每日给水量须为24h排出量（尿、呕吐物、粪便）加500ml。如有失水，可根剧临床情况适当增加。

（2）纠正电解质紊乱

①低血钠症时，可参考血钠测定值或根据体征表现补给之，如见水肿，表示血钠以高，应停止补给。

②低血钾症时，可参考血钾测定值、心电图检查情况及临床表现，而适当调整。可给予口服氯化钾每日3次，每次1～2g，或用10%氯化钾1～3g由静脉滴入纠正之。

③高血钾症时，可应用25%葡萄糖100～200ml静脉注射，同时注射15～30U普通胰岛素，分3～4h注射一次，作为紧急措施。钙对钾有拮抗作，患者有心率紊乱时，可用10%～20%葡萄酸钙反复注射，对高血钾有一定疗效。亦可静脉注射乳酸钠。

④低血钙症时，如患者发生手足抽搦，可静脉注射5%氯化钙10～20ml或10%葡萄酸钙10～20ml。

（3）纠正酸中毒

轻症者可给予碳酸氢钠每日6g，分次口服，重症者给予1/6g分子量乳酸钠或5%碳酸氢钠静脉滴注，用法可依测得的二氧化碳结合力数值，按下列公式推算。

5%碳酸氢钠毫升数 =（50 - 血浆 CO_2结合力容积%）×0.5×体重（公斤）。

1/6M乳酸钠毫升数 =（50 - 血浆 CO_2结合力容积%）×1.8×体重（公斤）。

临床应用数值较计算值为低，首先应用1/3～1/2剂量，以后再按照临床表现及二氧化碳结合力测定值，确定是否需要进一步补充，以免应用过多碱性药物，招致碱中毒。如无二氧化碳结合力测定值，亦可结合临床症状，在明显酸中毒时，可给予1/6g分子量乳酸钠300～500ml静脉注射，以后再根据具体情况，适当补充。

（4）降低血尿素

①可应用蛋白同化激素，苯丙酸诺龙25mg，隔日肌注1次，或丙酸睾丸酮25～50mg，每日肌肉注射1次，以促进蛋白质合成，减少血中非蛋白氮的合成。有人认为这类药物对肾脏病变的恢复亦有帮助。

②如无禁忌症的情况下，可用25%葡萄糖300～600ml静脉滴注，以补充热量，减少蛋白代谢消耗，还可起利尿作用，以促进尿素排除。

③透析疗法，可应用结肠清洗、腹膜透析、人工肾等。但对本病疗效不如急性肾功能衰竭。

（5）其他

①如有严重恶心、呕吐者、可给予氯丙嗪25mg或苯巴比妥0.03g，每日3次口服。

②有精神症状者，可给予苯巴比妥 0. 1g 肌肉注射。或 10% 水合氯醛 10 ~ 20ml 注肠。

③血压显著升高者，可应用降压药。

④有心力衰竭时，可用洋地黄类药物。

⑤如并发感染，可应用抗菌素，慢性肾盂肾炎所致之尿毒症，应用抗生素为病因治疗，具有更重要的意义。

⑥如贫血严重，可给予小量输血。

⑦应加强护理，注意口腔卫生，预防褥疮，防止感染。

【预　　防】

树立战胜疾病信心，积极治疗本病及合并症。

泌尿系感染

【概　述】

泌尿系感染是指病原微生物侵入尿路，并在其中大量繁殖而引起的尿路炎症。根据致病微生物不同，可分细菌性、真菌性两种，临床以细菌性最常见。大肠杆菌是最常见的致病菌，其次是副大肠杆菌、变形杆菌、科雷伯杆菌、绿脓杆菌、粪链球菌和葡萄球菌。绿脓杆菌感染常见于持续反复导尿或尿路器械检查后。根据发生感染部位不同，可分为上尿路感染即肾盂肾炎和下尿路感染即膀炎。尿路感染的途径有上行、血行、淋巴或直接感染，其以上行感染最为多见。

尿路感染的易感因素有：尿路梗阻、膀胱输尿管返流、尿路器械检查、妊娠、性生活创伤和免疫力低下等。易感人群为糖尿病、慢性肾病、重症慢性消耗性疾病如肿瘤等患者，常期使用激素或免疫抑制剂者，妊娠或月经期妇女等。

1. 膀胱炎

（1）有明显的尿频、尿急、尿痛即尿路刺激征，伴或不伴肉眼血尿。发烧等全身感染症状较轻或无，血白细胞计数一般不高。

（2）清洁中段尿离心后沉渣镜检，白细胞数 >10 个/HP（高倍视野）。

（3）正规清洁中段尿细菌定量培养，菌落数 >105/ml。

2. 急性肾盂肾炎

（1）有明显的全身症状，如发烧、腰痛、恶心、纳差等，伴或不伴尿路刺激症，血白细胞计数增高。

（2）清洁中段尿离心后沉渣镜检，白细胞数 > 10 个/HP（高倍视野）。正规清洁中段尿细菌定量培养，菌落数 > 105/ml。

（3）膀胱局部冲洗后尿培养阳性、尿抗体包裹细菌试验（ACB）阳性，尿溶菌酶升高、尿 β_2 微球蛋白升高。尿沉渣见白细胞管型对诊断肾盂肾炎有帮助。

3. 慢性肾盂肾炎

（1）尿路感染反复发作，间歇期症状轻微、常规抗菌治疗不佳，既往多次尿培养阳性。

（2）慢性间质性肾炎表现，如肾小管浓缩功能减退出现多尿、夜尿增多及尿比重减低等。

（3）X 线静脉肾盂造影示肾盂肾盏变形，肾影不规则甚至缩小者。

【临床表现】

1. 下焦湿热型

主症：尿痛、尿急、尿频及尿道灼热，口干、喜凉，或有发热、腰痛。舌质红，苔白腻或黄腻，脉滑数。

2. 湿热蕴结型

主症：低热、手足心热，口干，腰部酸痛，身疲，两腿酸软无力，尿少尿黄，尿急尿频或尿痛。苔薄白或少苔，舌质红，脉沉细而数。

3. 脾肾两虚型

主症：食欲差，腹胀、肢胀浮肿，便稀，腰痛，疲乏，尿频，尿急，尿痛不著。苔薄白，舌质淡，脉沉细无力。

【综合诊断】

1. 辨质

(1) 零质　正常质，正数值1。

(2) 亚健康质　气虚质、血虚质，负值0.1；阳虚质、阴虚质，负值0.2。

(3) 减质病质　小病质，负值0.3～0.4；中病质，负值0.5～0.6；大病质，负值0.7～0.8；病危质，负值0.9～0.95。

2. 辨病

减病　“泌尿系感染”负值0.5～0.6。

3. 辨证

减证　下焦湿热型，负值0.5～0.6；湿热蕴结型，负值0.5～0.6；脾肾两虚型，负值0.7～0.8。

【鉴别诊断】

1. 与发热性疾病鉴别　当全身症状突出而尿路刺激症不明显时需鉴别，详细询问病史并做血、尿常规及尿培养。

2. 与尿路结核鉴别　伴血尿者需鉴别，但尿路结核者尿路刺激症更突出，行尿沉渣找抗酸杆菌及静脉肾盂造影可鉴别。

3. 与急性尿路综合征鉴别　有明显的尿路刺激症，尤其是尿频明显，但尿常规及病原微生物检查均阴性。此种患者常易被误诊为泌尿感染而常期误服抗生素。本综合征的病因尚不明，有人认为与尿路损伤、刺激有关，大部分人则认为是心理因素所致。

【治疗方法】

1. 中医治法

（1）下焦湿热型

治法：清热利湿，解毒消炎，治病为主，治质治证次之。

方药：八正散加减。组成：扁蓄10g、瞿麦10g、木通10g、金银花12g、连翘12g生栀子10g、车前子10g、滑石10g、甘草稍10g、灯心10g、竹叶10g。

（2）湿热蕴结型

治法：滋阴清热，左以解毒，质症同治。

方药：知柏地黄丸加减。

组成：知母10g、黄柏10g、生地12g、丹皮10g、山药10g、茯苓10g、泽泻10g、续断10g、金银花10g、旱莲草10g。

（3）脾肾两虚型

治法：健脾补肾，治质为主，治证次之。

方药：参苓术草汤合金匮肾气丸加减。

组成：生芪12g、党参12g、白术10g、茯苓10g、陈皮15g、续断10g、桑寄生10g、菟丝子10g、土茯苓10g。

2. 西医治法

（1）社区处理　治疗应根据尿培养药敏结果选用抗生素，未做者或结果出来之前则根据经验选药，一般选用肾毒性小且对革兰阴性杆菌敏感的抗生素。

①膀胱炎：对首发的膀胱炎常给予单剂抗菌疗法，如磺胺甲基异唑（SMZ）2.0g，甲氧苄氨嘧啶（TMP）0.4g，碳酸氢钠1.0g，顿服，或氟哌酸0.6g，顿服。或羟氨苄青霉素3.0g

顿服等。对近来复发者给予3日疗法。但这种疗法不适于妊娠妇女、糖尿病患者、机体免疫力低下者、复杂性泌尿系感染者、及上尿路感染单剂或3日疗法治疗后应追踪6个月，如有复发则多为肾盂肾炎，应给予抗菌药物2~6个月。

②急性肾盂肾炎：一般采用2周疗程。轻中度感染者口服给药，常用的有STS14天疗法即SMZ1.0g、TMP0.2g、碳酸氢钠1.0g，每日2次，14天为一个疗程。或羟氨苄青霉素0.5g，每日1次，或氟哌酸0.4g，每日2次，疗程14天。对临床严重的肾盂肾炎，宜肌肉或静脉给药。可选用广普的喹诺酮类药物如奥复星0.2g，每日2次，或环丙沙星0.2g，每日2次静脉点滴，对革兰阴性杆菌及绿脓杆菌均有效：亦可选半合成青霉素，如对大肠杆菌及粪链球菌敏感的氨苄青霉素，每日4~8g，分3次肌肉或静点，对绿脓杆菌有效的氧哌嗪青霉素，用法同氨苄青霉素。对有复杂因素的肾盂肾炎患者应选用广普高效抗生素，如头孢三嗪2g每日1次静点或联合用药，以防发生败血症。

③急性泌尿系感染的一般治疗：上述①和②统称急性泌尿系感染。有发热等全身感染症状者，应卧床休息，所有患者应多饮水，勤排尿，同时口服碳酸氢钠每次1.0g每日3次以碱化尿液，减轻膀胱刺激症。

④慢性肾盂肾炎：有炎症表现时予抗菌素治疗，疗程较急性者长。可几种抗生素论换使用，直至症状控制或菌尿消失。急性发作期治疗同急性肾盂肾炎。

⑤其他类型泌尿系感染的治疗

妊娠期泌尿系感染：与一般性泌尿系感染治疗相同，但产前2~3个月最好不用磺胺药、四环素及氯霉素，甚用氨基糖苷类。

男性泌尿系感染：少见，但治疗相当困难。多数伴有前列腺炎或尿路异常，应选用在前列腺液中浓度高的抗生素如环丙沙星、复方新诺明（SMZ－C_0）、红霉素、竹桃霉素等。SMZ－C_0疗程为6～12周，无效或复发者可用长程抑菌素疗法。若证实有尿路异常并有手术指征，宜及时转院治疗。

糖尿病患者的泌尿系感染：在积极治疗泌尿系感染的同时，更应控制糖尿病，效果仍不佳者应转诊除外真菌性泌尿感染。

泌尿细感染的再发的处理：反复发作的泌尿系感染多数（85%）为从新感染，其治疗与首次发病者相同，但应加强预防。反复发作者予6周疗程，2次6周疗程失败者予长程低剂量抑菌疗法，即每晚睡前排尿后服药，剂量为每日常用剂量的1/3～1/2，可用一种药物，亦可根据病情几种药物定期交替使用，疗程一年或更长，用药期间每月复查尿细菌定量培养一次。此过程中若出现另一种细菌感染，则从新选用抗生素，并恢复6周疗程。

（2）转诊

①男性泌尿性感染或反复发作患者，应转院行尿细菌定量培养，泌尿系X线及B超，了解致病菌及有无前列腺疾病、结石、梗阻返流畸形等易感因素，并作相应治疗。

②对有糖尿病、尿路梗阻或机体免疫力低下的严重肾盂肾炎的患者应仔细观察。怀疑有下述并发症可能者，应立即转诊：1肾乳头坏死：高烧不退，出现少尿或无尿；2肾周围脓肿：原有肾盂肾炎症状加重，并有明显的单侧腰痛和压痛；3革兰阴性杆菌败血症：出现突然寒战高烧及休克者。

【预　　防】

尿路感染是常见病：由其多见于女性，预防是重点。致病菌的入侵途径多为上行感染，故应注意以下几点。

1. 多饮水，使 2～3h 排尿一次；冲洗膀胱和尿道，避免细菌繁殖。

2. 注意外阴卫生。

3. 尽量避免使用外阴器械，有反复泌尿感染史或尿路异常者，使用器械前后 48h 宜服用抗生素预防。

4. 必须留置导尿管时，在术前 3 天给予抗菌素药可延迟泌尿系感染发生。

5. 注意性交卫生，性交后易即刻排尿。有与性生活有关的泌尿感染史者，可于性交后服单剂抗菌药物预防。

糖 尿 病

【概 述】

糖尿病（diabetes mellitus，DM）是以持续高血糖为基本生化特征的综合征。因各种原因造成胰岛素分泌绝对或相对不足，以及靶细胞对胰岛素敏感性降低（胰岛素抵抗）引起糖、蛋白质、脂肪和继发的水电解质紊乱的内分泌－代谢疾病。

1. 流行病学及发病趋势

近年来，随着生产力发展，科技进步、劳动强度减低、生活水平提高及社会老龄化，无论是发达国家或是发展国家糖尿病的发病率正在增加。

2. 糖尿病分类

根据 WHO 糖尿病专家委员会 1999 年修定的分类简述如下。

（1）原发性糖尿病　1 型糖尿病。2 型糖尿病分肥胖、非肥胖型。成人发病型 1 型糖尿病（MODY）是 2 型糖尿病的一个亚型。

（2）继发性糖尿病　营养不良相关糖尿病及如胰腺疾病、内分泌疾病、药源性或化学物引起胰岛素或其受体异常，某些遗传综合征等。

（3）妊娠期糖尿病（GDM）　妊娠期发生糖尿病。已知有糖尿病而合并妊娠者不包括在内。

3. 病因和发病机制

（1）1 型糖尿病　病因和发病机制未完全阐明，目前认为与遗传环境及免疫机制有关。

遗传易感性：1 型糖尿病与某些特殊的 HLA 类型有关。

病毒感染：是环境因素之一，有关病毒有柯萨奇 B4 病毒、腮腺炎病毒、风疹病毒等。人类对病毒诱发糖尿病的易感性受遗传控制。

自身免疫：发现 90% 新发病的 1 型糖尿病患者循环中有多种胰岛素细胞自身抗体。抗胰岛自身抗体阳性。

（2）2 型糖尿病　有遗传性和环境因素。

遗传因素：在此型糖尿病的病因中占重要地位。

胰岛素抵抗性和胰岛素作用不足是 2 型糖尿病发病的两个基本环节。

糖尿病的病因：主要是胰岛素绝对或相对缺乏，是引起代谢紊乱综合征的主要因素。常见症状为“三多一少”即多饮、多尿、多食、体重下降。

4. 症状

其主要症状可分两方面。

（1）症状与体征　1 型，青少年起病，发病急重。三多一少症状明显，易发生酮症、酮症酸中毒。血中胰岛素水平低，胰岛细胞抗体（ICA）阳性。

（2）2 型　发病 >40 岁，肥胖者多，起病缓 \ 轻，开始无明显症状，多经查体发现。不易发生酮症，血中胰岛素水平可正常或偏高、少数下降。

【临床表现】

1. 上消型（肺热伤津）

主症：以多饮为主，随饮随渴为主症，口干舌燥，小便频多。舌红少津，苔黄、脉数。

2. 中消型（胃中燥热）

主症：以多食易饿为主，兼有烦渴多饮，小便频多，形体消瘦，大便秘结。舌红、苔黄燥、脉滑或细数。

3. 下消型（肾阴不足）

主症：以多尿频数为主，色泽浊如脂膏，面色头昏乏力，腰膝酸软，口渴心烦。舌绛少苔，脉细数。

【综合诊断】

1. 辨质

（1）零质　正常质，正数值1

（2）亚健康质　加质：气虚质、血虚质，负值0.1；加减质：阳虚质、阴虚质，负值0.2

（3）减质病质　小病质，负质0.3~0.4；中病质，负值05~0.6；大病质，负值0.7~0.8；病危质，负值0.9~0.95。

2. 辨病

减病　“糖尿病”，负值0.7~0.8。

3. 辨证

减证　上消型，负值0.7~0.8；中消型，负值0.7~0.8；下消型，负值0.7~0.8。

【鉴别诊断】

1. 与尿糖阳性的鉴别　肾性糖尿、食后糖尿，应激性糖尿。

2. 与药物对糖耐量的影响鉴别　噻嗪类利尿剂、速尿、糖皮质激素、避孕药、阿司匹林、消炎痛、氟哌啶醇等可以使血糖升高，尿糖阳性。

3. 与继发性糖尿病鉴别。

【治疗方法】

1. 中医治法

（1）上消型

治法：清热泻火，生津止渴。

方药：消渴方加减。

组成：黄连 10g、天花粉 12g、生地黄 12g、沙参 10g、天冬 10g、麦冬 10g、葛根 10g、五味子 10g。

（2）中消型

治法：养阴润燥，清胃泻火。

方药：经验方。

组成：玄参 12g、生地 1g、麦冬 10g、鲜何首乌 12g、天冬 10g、黄连 10g、山药 10g。

（3）下消型

治法：滋补肾阴，重在治质。

方药：六味地黄丸加减。

组成：熟地 12g、山萸肉 10g、山药 10g、丹皮 10g、茯苓 10g、泽泻 10g、生地 15g、沙参 10g、枸杞子 10g。

2. 西医治法

糖尿病特别强调早期诊断、规范化长期综合治疗、治疗措施个体化的原则。治疗目标是控制高血糖，防止或延缓并发症的发生治疗原则有五方面：糖尿病的教育，饮食控制，体育锻炼，合理用药，自我监测。

（1）对患者和家属进行教育　应视为是糖尿病重要的基本治疗措施之一（预防）。

（2）饮食治疗　是基础治疗，应严格、长期执行。糖尿病患者应控制一日摄入的总热量。

①如何制订总热量

用简易公式算出理想体重，理想体重（kg）=身高（cm）-105

根据不同工作性质、理想体重算出每日所需总热量。

成人休息状态给予热量25~30卡/kg；轻体力劳动30~35卡/kg；中体力劳动35~40卡/kg；重体力劳动>40卡/kg。

碳水化合物含量：占饮食总热量的50%~60%，折合粮食为250~400g（5~8两），1g碳水化合物产生4卡/kg.热量。

蛋白质和脂肪的比例：饮食中蛋白质的含量占总热量15%~20%，以成人每日每千克理想体重0.8~1.2g，孕妇1.5~2.0g，儿童2~3g，伴有糖尿病肾病而血尿素氮升高者，应限制在0.6g。脂肪约占热量的25%~30%。

三餐热量的分配　为1/5，2/5，2/5，或1/3，1/3，1/3，前一分配比例较多使用。

举例：患者身高160cm，体重65kg，轻体力劳动。

标准体重=169-105=64kg.

每日所需总热量=标准体重×轻体力劳动者一日所需热量=64kg×25卡=1600卡

热量分配：

碳水化合物：1600 卡 ×60% =960 卡，960 ÷4 =240g

脂肪：1600 卡 ×25% =400 卡，400 ÷9 =44g

蛋白质：1600 卡 ×15% =240 卡，240 ÷4 =60g

折成食物，此患者每日约需吃粮食 250g（5 两），牛奶 250ml，鸡蛋 1 个，各种瘦肉（按生肉计）共 100g（2 两），豆制品 50g（1 两），叶类疏菜 750g（1.5 斤），其他疏菜 250g（半斤），炒菜用植物油 1.5 ~2 匙。各种粮食及副食可根据产热量及营养成分进行交换以提高患者生活质量。

（3）体育锻炼

运动可增强机体胰岛素的敏感性，有助于降低血糖、血脂增强。

①体育锻炼最好的时间宜在餐后 1h 开始，饭前锻炼容易造成低血糖。

②体育锻炼的原则是根据年龄、性别、体力情况、病情轻重及有无并发症等不同条件，进行循序渐进的适当运动，长期坚持。

③锻炼时，应随身携带少量食品，如点心、糖块，一旦出现低血糖可吃少许。

（4）药物治疗

A. 磺脲类（sulfonylurtas）

a. 作用机制：刺激胰岛素 β 细胞释放胰岛素；改善胰岛素受体及受体后缺陷；增强靶组织细胞对胰岛素的敏感性。

b. 适应症与禁忌证：2 型糖尿病在饮食治疗方面和体育锻炼后血糖控制不达标者，尤其是非肥胖 2 型糖尿病首选；用胰岛素治疗同时也可用磺脲类药（对胰岛素抗药或不敏感者）。禁忌：不适用 1 型糖尿病患者、2 型糖尿病合并严重感染、酮症酸中毒、高渗性昏迷、大手术、妊娠期、伴有肝肾功能不全。

c. 药物种类

格列苯脲（优降糖）每片2.5mg，最大剂量15mg/d，作用强而持久，易发生低血糖。

格列吡嗪（美吡达）每片5mg，最大剂量30mg/d，作用较强、快而短。

格列齐特（达美康）每片80mg，最大剂量320mg/d，有报导可减轻微血管并发症。

格列喹酮（糖适平）每片30mg，最大剂量180mg/d，作用平和，仅5%由肾脏排出，是有轻度糖尿病肾病患者及老年糖尿病患者首选药物。此类药物均在餐前半小时口服。

d. 用药时应注意药物间的相互作用

加强降糖效果的药物：如水杨酸制剂，磺胺、保泰松，胍乙啶，利血平，β－肾上素腺素拮抗剂。

降低降糖效果的药物：噻嗪类利尿剂，利尿药，糖皮质激素。

e. 磺脲类失效的判别

原发治疗失效：应用黄脲类药物足量治疗在1个月内效果不佳者。

继发治疗失效：先前能有效控制血糖，而于治疗后1～3年药物足量而失效者。当出现失效时，可加用其他类降糖药物联合应用（如：双胍类a－葡萄糖苷酶抑制剂）或加用、改用胰岛素。

f. 副作用：低血糖（优降糖多见）；2%可产生血液系统改变：白细胞下降，再生障碍性贫血；肝胆系统改变：肝功能异常，胆汁淤积；皮肤瘙痒、皮疹：过敏性反应。

B. 双胍类（biguanides）

a. 作用机制：增加外周组织对葡萄糖的利用；加速无氧糖酵解，抑制葡萄糖异生；抑制或延缓葡萄糖在胃肠吸收。

b. 适应证与禁忌证：单纯饮食治疗不能很好控制血糖的2型糖尿病，肥胖者首选；用磺脲类药物治疗，疗效不满意者加用此类药物；个别用胰岛素治疗后不易控制，可加用适量双胍类以提高胰岛素的敏感性。禁忌证同磺脲类药物。

c. 药物种类：

降糖灵（DBI，苯乙双胍）每片25mg，最大剂量150mg/d副作用较大，易发生乳酸性酸中毒。

二甲双胍类：盐酸二甲双胍：每片250mg，最大剂量1500mg/d。

此类药物均在进餐中或餐后服用，肾功能不全，血肌酐>120umol/L者慎用。

d. 副作用：主要是胃肠反应：恶心、呕吐、饮食紊乱、腹泻，一般随服药时间延长则缓，此药促进无氧糖酵解，产生乳酸，在肝肾功能不全、心衰缺氧时可容易诱发乳酸性酸中毒，应慎用。

C. α－糖苷酶抑制剂

a. 作用机制：抑制碳水化合物在小肠分解，延缓碳水化合物的吸收。

b. 药物种类：阿卡波糖片，每片50mg，最大剂量300mg/d，服法随进餐第一口饭嚼服；伏格列波糖片，每片0.2mg，最达剂量1.2mg/d，餐前服用，对降低餐后高血糖效果较好。

c. 副作用：可出现胃肠症状：腹胀、恶心、腹泻，随服药时间延长而适应。

D. 胰岛素治疗

a. 适应症 1 型糖尿病；2 型糖尿病，口服降糖药物效果不良；糖尿病急性并发症；合并重症感染；大手术前后；伴较重糖尿病并发症；糖尿病妊娠期或妊娠糖尿病者；全胰腺切除引起的继发性糖尿病，营养不良相关糖尿病。

b. 制剂类型

动物胰岛素（猪，牛）三种胰岛素的比较 短效：正规胰岛素（RI）开始做用时间 05 ~ 1h；最强作用时间 2 ~ 4h，维持作用时间 6 ~ 8h；注射时间；餐前 0. 5h，3 ~ 4 次/d。中效：中性鱼精蛋白锌，胰岛素（NPH）开始作用时间 1. 5 ~ 2. 5h；最强作用时间 8 ~ 12h；维持作用时间 18 ~ 24h；注射时间：早餐或晚餐前 1h，1 ~ 2 次/d。长效：鱼精蛋白锌胰岛素（PZI），开始作用时间 3 ~ 4h；最强作用时间 14 ~ 20h；维持作用时间 24 ~ 36h；注射时间；早餐或晚餐前 1h，1 次/d.

单峰胰岛素即单组分胰岛素 人胰岛素用重组 DNA 技术方法生产，剂型分短效、中效、预混（30% 短效、70% 中效或 50% 短效、50% 中效二种）。使用原则和剂量调节：在一般治疗和饮食治疗的基础上进行。

c. 胰岛素的抗药性和副作用：各种胰岛素制剂因含有一定量杂质，故有抗原性和致敏性。抗原性：以牛胰岛素最强，猪胰岛素次之、人胰岛素最弱。临床上只有少数患者表现为胰岛素抗药性，每日胰岛素需要量超过 100U，此时应改为人胰岛素为佳。副作用主要是低血糖反应为血糖 < 50mg/dl，症状表现为有饥饿感、无力、出冷汗、心慌，甚至可出现精神症

状，严重时意识模糊，可致昏迷。造成原因主要与与剂量过大和饮食失调有关。出现低血糖反应时应立即喂糖水或糖饮料；吃碳水化合物食物。丧失意识者，不能经口喂食，立即送往医院，急症处理。重者给予静脉注射50%葡萄糖液外，还需继续给予5% ~10%葡萄糖液静脉点滴，以免意识恢复后再度昏迷。过敏反应表现为注射部位瘙痒、皮疹。必须更换胰岛素种类，使用抗组织胺药物。

（5）自我监测

自我监测的主要内容：血糖和尿糖，还应做体重、血压、饮食用量及用药情况方面的记录。必要时可做尿酮体、尿微量白蛋白的监测（均由特殊试纸法）。

测血糖可用手持血糖仪。测空腹血糖的注意事项：患者空腹，采血前不吃降糖药，不吃早饭。测餐后2h血糖需注意：从吃第一口饭开始算时间，到2h采血。餐后2h血糖是反应治疗效果，所以抽血当天原治疗不变，不要不吃药仅进食。

在无条件做血糖监测时、也可用测尿糖方法，但此方法结果有误差，在测老年人及合并糖尿病肾病患者时，血糖可 > 200mg/dl尿糖阴性，因此以血糖监测为佳，

其他监测内容：每2~3个月定期复查HbA_1c，了解糖尿病控制程度，以便及时调整治疗方案。每半年全面复查，着重了解血质水平、心、肾、神经功能和眼底情况，以便及早发现大血管、微血管并发症，给予相应的治疗。尿微量白蛋白的测定对糖尿病肾病的早期诊断有意义，应每3~6个月监测一次为佳。

（6）何时应转诊

糖尿患者在饮食治疗和体育锻炼后，又经过药物治疗，血糖控制不满意时；用胰岛素治疗的糖尿患者，血糖仍控制不满

意者；糖尿患者出现尿酮体（+）或血糖增高达300mg/dl以上；血糖持续超过200mg/dl，易发生慢性并发症，为了早期诊断治疗，避免并发症造成致残致死，需要定期做病情监测。在社区无条件时则应转院。

【预　　防】

积极贯彻糖尿的三级预防：

一级预防，是对糖尿病易感人群及已有糖尿病潜在表现的人群有针对性地通过改变和减少不利的环境，行为因素，采取非要物或药物干预措施，最大限度减少糖尿病的发生。

预防的主要的对象有：有糖尿病家族史的；从我国传统生活方式改变为现代生活方式；肥胖者，体重指数（BMI＝体重kg/身高m^2≥25；4以往有妊娠糖代谢异常及巨大胎儿史；高血压、高血脂或早发冠心病者。

二级预防主要是对糖尿病作到早诊断早治疗，通过筛查发现无症状的糖尿患者IGT人群，对这些人群进行早期干预治疗。限制热量摄入、运动、药物（二甲双胍和a－葡萄糖苷酶抑制剂等）治疗均有效措施。

三级预反的目的是：预防急性并发症，慢性并发症；其关键是对新发现的糖尿病IGT者尽早和定期检查有无大血管病变（冠心病、脑供血不足、脑卒中、下肢坏疽）和微血管病变（视网膜病变、肾病等）。措施是早期积极控制血糖达到理想水平，因为高血糖即是微血管也是大血管病变的独立危险因素；同时，要认真控制肥胖、高血压、脂代谢紊乱、吸烟、大量饮酒等不利因素，注意劳逸结合。饮食合理，适当体力活动及正确的药物治疗。

甲状腺功能亢进症

【概　　述】

因多种病因引起甲状腺功能增强，分泌甲状腺激素过多的临床综合征称甲状腺功能亢进症（甲亢，又称毒性弥慢性甲状腺肿，Grave 病，GD），发病年龄 20～40 岁为多，男女之比约为 1∶4～6。GD 的病因多认为是遗传易感因素的基础上，由环境因素参与的器官特异性自身免疫病。

1. 症状

其主要症状可分四个方面。

（1）T_3、T_4分泌过多表现

①高代谢状态，怕热多汗，皮肤湿暖，低热消瘦，危象时可有高热。总胆固醇降低及尿肌酸排出增多。

②精神，神经系统：烦燥易怒、不安多虑、紧张失眠、可有手、眼睑和舌震颤，偶为抑郁淡漠。

③心血管系统：心悸、气短，体征有：窦性心动过速（90～120 次/分），休息和睡眠时仍快；心尖部第一心音亢进，常有Ⅰ～Ⅱ级收缩期杂音；心率失常，尤以房早和房颤多见；心脏增大，可出现周围血管征；心脏可增大。

④消化系统：多食，排尿次数增多，消瘦、老年患者可伴有食欲减退、厌食等症状。

⑤肌肉骨骼系统：肌无力及肌肉萎缩多见，一般近侧肌群

首先受累，也称为慢性甲亢性疾病，青年男性可伴周期性麻痹；还可影响骨脱钙而致骨质疏松。

⑥生殖系统：女性常有月经减少或闭经，男性可有阳痿。

⑦造血系统：可致轻度贫血，外周血白细胞偏低，而淋巴细胞绝对值增多。

（2）甲状腺肿　甲状腺呈弥慢性肿大，可随吞咽上下运动质软有震颤或血管杂音。

（3）眼征　眼球前突，眼睑增宽，瞬目稀少，辐辏运动减弱，怕光流泪、复视、眼睑不能闭合，甚至因角膜溃疡或全眼球炎而失明。

（4）特殊体征表现　有甲状腺危象、甲亢性心脏病、淡漠型甲亢、T_3型甲亢等。

2. 实验试检查

（1）血清游离三碘甲状腺氨酸（FT_3）及游离甲状腺素（FT_4）增高，（正常值 $FT_4{}^9$ ~25pmol/L；FT_3，3 ~9pmol/L）及总 T_3、T_4增高。

（2）促甲状腺激素降低。

（3）甲状腺摄^{131}I 率 3h 及 24h 正常值分别为 5% ~25% 和 20% ~45%，高峰在 24h 出现，

甲亢者：3h >25%，24h >45%，或高峰前移。此检查受多种食物含碘药物的影响，孕妇和哺乳期禁用。

（4）甲状腺自身抗体的测定，阳性率可达 80% ~95% 以上。有体征表现，FT_3、FT_4（或 TT_3、TT_4）增高者即可诊断甲亢；仅 FT_3、TT_3增高而 FT_4、TT_4正常者可考虑为 T_3型甲亢，仅有 FT_4，或 TT_4增高而 FT_3、TT_3正常者为 T_4型甲亢。

【临床表现】

1. 痰气郁结型

主症：颈部一侧或两侧日见肿大，有时随情绪波动而增剧，按之松软，有时可触及到结节，胸闷胁痛，情绪急躁。舌苔薄白，脉象弦细。

2. 火郁阴伤型

主症：颈脖粗大，眼球突出，手指震颤，眩晕，面红，烦躁易怒，心悸气急、失眠多汗多食易饥，形体消瘦。苔黄或花剥，舌质红，脉细数。

【综合诊断】

1. 辨质

（1）零质　正常质，正数值1。

（2）亚健康质　加质：气虚质、血虚质，负值0.1；加减质：阳虚质、阴虚质0.2。

（3）减质病质　小病质，负值0.3~0.4；中病质，负值0.5~0.6；大病质，负值0.7~0.8；病危质，负值0.9~0.95。

2. 辨病

减病　“甲状腺功能亢进”，负值0.5~0.6.

3. 辨证

减证　痰气郁结型，负值0.5~0.6；火郁阴伤型，负值0.5~0.6.

【鉴别诊断】

1. 与单纯性甲状腺肿鉴别　无甲亢症状，甲状腺^{131}I率可增高，但无高峰前移，T_3T_4正常。

2. 与眶内肿瘤鉴别 也可出现单侧突眼，CT 和 T_3T_4 有助于鉴别。

3. 消瘦低热者应与结核恶性肿瘤鉴别；心律失常与风湿性心脏病、冠心病等其他心脏病鉴别。

【治疗方法】

1. 中医治法

（1）痰气郁结型

治法：疏肝解郁，理气化痰。

方药：五海丸。

组成：海藻10g、昆布10g、海蛤15g、海带10g、海螵蛸12g、三棱10g、莪术10g、桔梗10g、细辛2g、香附10g、木香10g、清半夏10g、丹皮10g。

（2）火郁阴伤型

治法：滋阴清火，化痰软坚。

方药：增液汤加味。

组成：生地12g、麦冬10g、玄参10g、花粉10g、夏枯草10g、生牡砺12g、海藻10g、山慈菇6g、贝母10g。

2. 西医治法

（1）一般治疗 适当休息，补充足够热量和B族维生素。焦虑不安失眠重者可给予镇静剂。

（2）抗甲状腺药物治疗 常用药物有丙基硫氧嘧啶（PTU），他巴唑（MM），甲基硫氧嘧啶（PTU）。

剂量与疗程：按病情轻重决定剂量，治疗分初治期、减量期及维持期。初治期：PTU或MTU300～450mg/d，或MM30～40mg/d，分2～3次口服，1～3月后至症状缓解或恢复正常时减量。减量期：约每 2～4 周减量一次，PTU 或 MTU 每次减 50～100mg，MM 每次减 5～10mg，待症状完全消除，体征明显好转后再减至最小维持量，PTU 或 MTU 为 50～100mg/d，MM 为 5～10mg/d，此剂量维持 1.5～2 年。如症状缓解甲状腺肿或突眼反而加重时，抗甲状腺药物可酌情减量，并可加用干甲状腺片 40～60mg/d 或 L－甲状腺素片 25～50μg/d.

副作用：主要是粒细胞减少（PTU 最少见，MM 次之），多发生在初用药后 2～3 个月内，如白细胞低于 3×10^9/L，或中粒细胞低于 1.5×10^9/L，应停药。

（3）β 受体阻滞药　可较快改善症状，并有阻止 T_4 转换成 T_3 的作用，用于甲亢初治期，术前准备，^{131}I 治疗前后甲状危象。剂量；口服普奈络尔 10～40mg，每日 3～4 次。

（4）复方碘溶液　仅用于术前准备和甲状腺危象。

（5）放射性 ^{131}I 治疗。

（6）手术治疗　中重度甲亢长期服药无效；甲状腺巨大出现压迫症状者；胸骨后甲状腺肿伴甲亢者；结节性甲状腺肿伴甲亢者可考虑手术治疗。

（7）甲状腺危象的处理　如遇患者突然高烧（39℃ 以上）、心率增快大于 140 次/分、烦躁或谵语、大汗，应考虑为甲亢危象，必需转医院抢救。

【预　　防】

1. 避免过劳及焦虑，保持情绪平稳。

2. 少吃或不吃海带、紫菜等含碘丰富的食物。

脑血管疾病

【概　　述】

脑血管疾病是老年人的常见病、多发病、病死率及致残率均很高，我国流行病学调查结果表明，每年发病率约200/10万，每年死亡率约130/10万患病率约400/10万，幸存者中3/4有不同成度残疾。

脑血管疾病的诊断一般从两个方面入手，一是定性诊断，即病变的性质；二是定位诊断，即发生病变的部位。

1. 定性诊断

（1）短暂性脑缺血发作　短暂性脑缺血发作是颈动脉或椎－基底动脉系统一过性供血不足，导致供血区域的脑组织功能缺损。发病与微血栓栓塞、血流动力学变化、颈部动脉受压等不同机制有关。

①发病年龄50～70岁，男性多于女性。

②多有高血压病、高脂血症、心脏病等脑血管疾病危险因素。

③发作突然，症状在数分钟内达到高峰。

④发作短暂，一般持续5～15min，最长不超过24h。

⑤症状可完全恢复，无永久性神经功能缺损，但可反复发作。

⑥发作时出现的症状和体征与相应血管供应区的脑功能损

伤一致。

⑦可有颈动脉搏动减弱或颈动脉杂音。

（2）脑血栓形成　是由颅外或颅内大动脉粥样硬化引起的血管管腔严重狭窄或闭塞造成的。

①发病年龄较高。

②动脉硬化症或高血压病病史。

③安静休息时发病。

④症状多在几小时或更长时间内逐渐加重，多数患者意识清楚。

⑤症状和体征与闭塞血管供应区的脑功能损伤一致。

⑥脑膜刺激征阴性。

（3）脑栓塞　脑栓塞是指栓子进入血流，造成某一脑血管分布区域的脑组织损害。心源性栓子最常见；非心源性栓子，如大血管脱落的动脉粥样硬化斑块或其附着物亦并非少见。

①任何年龄段都可发病。

②发病急骤，数秒或数分钟内症状达到高峰，在所有脑血管疾病中发病最快。

③栓子最易阻塞大脑中动脉，有时也阻塞大脑后动脉。栓塞后出现的症状和体征与栓塞血管供应区域脑功能损伤一致。

④伴发其他部位的栓塞，如肢体动脉栓塞、肠系膜动脉栓塞可提示本病之可能。

（4）腔隙性梗死　高血压小动脉硬化引起的微梗死，称为腔隙性梗死。病变血管直径0.1～0.4mm的深穿支，位于壳核、尾状核、内囊、丘脑、脑桥基底部和辐射冠。梗死灶直径一般为0.2～15mm，腔隙性梗死占脑梗死的20%～30%。

①相当一部分腔隙性梗死无临床症状。

②有症状的腔隙性梗死多表现为纯运动性轻瘫，纯感觉性卒中，共济失调性轻瘫，手笨拙－构音不良综合征等。

③症状出现一般较轻，持续时间较短，预后良好。

④腔隙性梗死可反复发生。

（5）脑出血　脑出血占所有卒中的10%，高血压是脑出血的主要原因，其他病因还有动脉瘤破裂，动静脉畸形、血液病、抗凝药物应用等。本节重点叙述高血压性脑出血的诊断要点。

①发病年龄50岁左右，多有高血压病史。

②气候变化剧烈的冬春季节发病明显增加。

③常在情绪紧张、兴奋、排便和用力时发病。

④发病突然，数分钟至数小时内达到高峰。

⑤头痛、恶心、呕吐；偏瘫、失语、意识障碍、大小便失禁；脑膜刺激征阳性等最常见的临床症状和体征。

⑥发病时血压骤然升高也是本病之特征。

（6）蛛网膜下腔出血

①各年龄组均可发病，但以40～70岁为多。

②突然剧烈头痛，恶心呕吐，绝大多数神志清楚，少数重症者昏迷，去大脑强直、甚至因脑疝而死亡。

③无脑实质局灶性体征，但脑膜刺激征阳性。

（7）高血压脑病

①起病前12h～48h往往先有血压明显升高，平均动脉压在150～200mmHg之间。

②剧烈头痛，烦躁不安，恶心呕吐，眼花、黑矇，全身性或局限性抽搐，神经系统局灶性症状。

③眼低检查可见视盘水肿，视网膜上有火焰状出血及渗出，动脉痉挛变细。

④如能及时降低血压，则症状和体征很快恢复正常。

2. 定位诊断

（1）缺血性脑血管疾病

大脑前动脉阻塞：病变对侧下肢无力和感觉障碍，排尿不易控制，失用，认知障碍等。

大脑中动脉阻塞：病变对侧偏瘫、偏身感觉障碍和同向性偏盲，双眼注视麻痹，优势半球病变时失语。如阻塞面积大，临床症状可迅速加重，出现昏迷、颅内压增高等，甚至出现脑疝而导致死亡。

椎－基底动脉阻塞：症状体征多样化，如眩晕、眼震、复视、构音障碍、吞咽困难、共济失调、交叉瘫等，与椎－基底动脉分支不同有关。

大脑后动脉阻塞：大脑后动脉是基底脉的终末支，阻塞时常出现对侧同向性偏盲；优势半球受类时出现“四失”（失语、失读、失认、失写）症，非优势半球受累可引起顶叶综合征；丘脑梗死而出现丘脑综合征（对侧偏身感觉异常、感觉过度和持续疼痛）。

小脑下后动脉阻塞：小脑后动脉起源于椎动脉，阻塞后脑干的延髓背外侧梗死，出现一组神经功能损害的综合征；眩晕、眼震，吞咽困难等症。

（2）出血性脑血管疾病　明显的头痛、恶心、呕吐和脑膜刺激征阳性是不同于缺血性脑血管疾病的特征性表现。

半球深部出血，最常见于底节区和丘脑。典型的症状有对侧偏瘫、偏身感觉障碍和偏盲，双眼凝视麻痹，优势半球受累出现失语。双眼上下视麻痹和双眼向下向内注视等眼动体征是球脑出血的特征性表现。

小脑出血：常见于一侧小脑半球。头痛、头晕、恶心、呕吐、平衡障碍、肢体共济失调是最常见的早期表现。

脑干出血，脑桥是最常见的出血部位，表现为交叉瘫（患侧面神经或外展神经麻痹，对侧肢体瘫患）或四肢瘫，重者可昏迷，瞳孔如针尖大小、高热、呼吸不规则等。

蛛网膜下腔出血：除脑膜刺激征阳性外，无脑实质局灶性症状和体征。

【临床表现】

1. 中经络

（1）肝肾阴虚型

主症：眩晕，面红，耳鸣，目视不明，突然口眼歪斜，舌强不语，半身不遂。舌红苔黄有齿痕，脉弦。

（2）气虚血瘀型

主症：中风不语，口眼歪斜，自汗，半身不遂。舌红暗有齿痕，苔黄白，脉弦迟。

2. 中脏腑

（1）肝阳暴亢型

主症：突然昏倒，不省人事，两手握固，牙关紧闭，痰涎涌盛，鼾声大作，大便秘结，尿短赤。脉弦劲。

（2）阳气暴脱型

主症：突然昏倒，不省人事，目合口开，鼾声微弱，手撒遗尿，肢冷脉弱。

【综合诊断】

1. 辨质

（1）零质　正常质，正数值1。

（2）亚健康质　加质：气虚质、血虚质，负0.1；加减质：阳虚质、阴虚质，负值0.2。

（3）减质病质　小病质，负值03～0.4；中病质，负值0.5～0.6；大病质，负值0.7～0.8；病危质，负值0.9～0.95。

2. 辨病

减病　“脑血管疾病”，负值0.7～0.8。

3. 辨证

减证　中经络：肝肾阴虚型，负值0.7～0.8；气虚血瘀型，负值0.7～0.8。

中脏腑：肝阳暴亢型，负值0.7～0.8；阳气暴脱型，负值0.7～0.8。

【治疗方法】

1. 中医治法

（1）中经络

① 肝肾阴虚型

治法：育阴潜阳，息风通络。

方药：经验方。

组成：珍珠母12g、紫贝齿12g、生地12g、天冬10g、麦冬10g、知母10g、怀牛膝10g、天麻10g、钩藤10g、苏地龙10g、淡全蝎4只。

②气虚血瘀型

治法：益气活血，息风通络。

方药：经验方。

组成：生芪 15g、归尾 12g、川芎 10g、赤芍 10g、秦艽 10g、红花 10g、桃仁 10g、地龙 12g、僵蚕 10g、全蝎 4 只、牛膝 10g。

（2）中脏腑

①肝阳暴脱型

治法：豁痰开窍，镇肝息风。

方药：经验方。

组成：玳瑁 12g、生石决 15g、羚羊粉 5g（冲）天麻 10g、钩藤 12g、川贝母 10g、天竺黄 10g、胆南星 5g、鲜菖蒲 12g、瓜蒌 10g、苏地龙 10g、淡全蝎 4 只。

②阳气暴脱型

治法：回阳救逆，补气固脱。

方药：经验方。

组成：黑附子 10g、丽参 10g。

治疗原则：脉弦宜育阴潜阳，平肝息风，化痰通络，不省人事者加用苏合，至宝，安宫牛黄等开窍宣闭等。

2. 西医治法

（1）社区处理急性脑血管疾病原则及方法

①缺血性脑血管疾病：短暂性脑缺血发作、脑血栓形成、脑栓塞和腔隙性梗死均为缺血性脑血管疾病，处理原则基本相同。

脑血管扩容剂。低分子右旋糖酐 500ml 静滴，每日 1 次。

血管扩张剂。用于病灶小、临床症状轻的患者，或脑梗死发病 3 周以后脑水肿已消退的患者。出血性梗死、发病后 24h

至2周内有脑水肿和颅内压增高者、血压下降或有下降趋势者，均不宜使用血管扩张剂。

血小板抑制药不能减轻急性缺血性脑损害的程度；抗凝剂不能溶解已形成的血栓，而只是在防止血栓扩大方面发挥作用（必须监测凝血指标）；溶栓治疗必须遵循超早期（发病6h内）给药的原则，并要严格掌握适应证。这些治疗方法一般不是目前社区医疗单位容易做到的，故应在最短的时间内转送医院才能不延误治疗。可选用阿司匹林50～300mg，每日口服1次；噻氯吡啶200～250mg，每日口服1～2次。

尼莫地平是作用于血管平滑肌的钙通道阻滞药，可扩张脑血管，增加脑血流量。口服尼莫地平，每次20～40mg，每日3次，连用3周。尼莫地平静脉注射时需用输液泵控制速度，每小时5mg维持，连续2～3周。

控制脑水肿。20%甘露醇125～250ml静脉点滴，每4～8h1次，连用7～10天。甘露醇可加重心脏负荷和造成肾功能损害，用药时应注意心率、肾功能变化，心、肾功能不全者慎用，此时可用呋塞米（速尿）以减少或代替甘露醇，每次5～20mg，每4～8h一次。

调整血压。急性期血压常偏高，以后会逐渐自动降至正常，一般不使用降血压药物（恶性高血压除外），以免造成脑血流灌注量下降，加重脑梗死。应注意颅压高造成的血压升高，此时，可试用20%甘露醇125～250ml静脉点滴，观察血压变化，如血压随颅内压的降低而下降，则尽量不用降压药。血压过低者首先要补足液体，必要时给予适当升压药物，如多巴胺和等。

不能进食者给予鼻饲，以保证入量及营养，尽量避免输入葡萄糖，高血糖可使梗死面积扩大。

患者安静休息，每 2h 翻身 1 次，防止褥疮。

保持呼吸道畅通，鼓励将痰咳出，勤叩背，防止呼吸道感染。

②出血性脑血管疾病：脑内出血和蛛网膜下腔出血处理原则基本相同。

保持安静，防止继续出血，避免一切可能引起血压或颅压增高的因素，如用力排便、咳嗽、喷涕、情绪激动、劳累等。

如条件许可，发病初期宜就地治疗，不宜立即长途搬运。头平位，昏迷患者应将头歪向一侧，便于口腔黏液或呕吐物流出。

密切观察心率、血压、呼吸及瞳孔变化，直到病情稳定方可转院。

控制脑水肿。出血第 2 天开始脑水肿，第 3 ~6 天最明显，应及早给予 20% 甘露醇 125 ~250ml 静脉点滴，每 4 ~8h1 次。

调整血压，一般不使用降压药物，只有当血压超过 200mmHg 时，给予温和的降压药，如呋塞米（速尿）及硫酸镁等。急性期血压骤然下降表示病情严重，应给升压药物以保证足够的脑供血量。

尼莫地平用于治疗蛛网膜下腔出血后的血管痉挛，每小时泵入 5mg 维持，连续 2 ~3 周。口服尼莫地平，每 20 ~40mg，每日 3 次，连用 3 周。

定时轻轻变换体位及叩背，防止褥疮和肺部感染。

尿潴留给予导尿。

防止肺炎及尿路感染，可早期应用抗生素。

不能进食者，鼻饲以保证营养。

（2）脑血管疾病恢复期的社区处理原则及方法　缺血性和出血性脑血管疾病恢复期基本一致。

①指导患者运用一些简便的方法加强偏瘫肢体的功能锻炼，特别是上肢的伸直运动和下肢的屈曲运动。

②语言训练。

③对长期卧床的患者，仍需在他人协助下，每 2h 翻身 1 次，防止褥疮。每 2 小时叩背 1 次，并鼓励患者尽量将痰咳出，防止呼吸道感染。

④因球麻痹而不能吞咽者，仍需借助鼻饲管维持水分和营养，直到能进食为止。

⑤坚持药物和饮食治疗以防止再次脑血管疾病发生，包括控制高血压、心脏病糖尿病等。

【预　　防】

脑血管疾病的一般预防是指预防大动脉粥样硬化或小动脉硬化。

1. 控制血压

高血压是脑血管疾病独立的危险因素，因为不测量血压，不知道血压情况和不治疗或不精心治疗而造成脑血管疾病发生的病例举不胜举。

2. 调整饮食习惯

低脂、限盐、低热量、勿暴食。

3. 积极治疗心脏病和糖尿病

心脏病和糖尿病脑病是发生脑血管疾病的基础，也是脑血管疾病常见的危险因素。预防和治疗这两种疾病可大大的降低脑血管疾病的发生。

4. 消除不良心理社会因素

如促进内向性格向外向性格的转化。

5. 改变生活方式

生活规律，适当运动。

6. 对育龄妇女中的患者，使用低雌激素避孕药或采用其他避孕方式。

流行性脑脊髓膜炎

【概　　述】

流行性脑脊髓膜炎（流脑）是脑膜炎双球菌引起的急性化脓性脑膜炎。脑膜炎双球菌为革兰染色阴性球菌，该菌可从带菌者鼻咽部及患者血液、脑脊液、皮肤瘀点中发现。可分A、B、C、X、Y、E、W_{135}……13个群。其中以A、B、C群最常见。我国流行菌株以A群为主，B群流行有上升趋势。病原菌侵入人体后，细菌在鼻咽部生长、繁殖，并由此进入血循环，少数患者发展为败血症。菌体裂解释放内毒素，内毒素可引起严重微循环障碍，致使有效循环量减少，引起感染性休克，严重者可发生弥散性血管内淤血（DIC）。病原体通过血脑平障进入脑脊髓膜，引起化脓性脑膜炎。有时引起脑实质炎症、水肿、甚至脑疝形成，导致患者迅速死亡。

本病的传染源为带菌者和流脑患者。病原菌通过空气飞沫经呼吸道传播。人群普遍易感，以儿童发病率较高。全年均可发生，但有明显季节性，多发生在11月~次年5月，3~4月为高峰。

1. 流行病学资料

冬春季发病，可有流脑接触史。

2. 症状与体征

突然高热、头痛、呕吐、皮肤淤点、淤斑、颈强直及克氏征、布氏征等脑膜刺激征阳性。婴儿脑膜刺激征多不显著，但有前囟饱满或膨隆。惊厥多见。

（1）普通型　具有上述临床特点，同时神志清楚，呼吸、血压正常。

（2）暴发型　起病急，病势凶险，分以下3型。

①休克型　有严重中毒症状，可无或有不同程度的意识障碍。皮肤淤点、淤斑呈进行性增加并可融合成片。休克为本型主要表现；四肢发凉皮肤发花，唇指紫绀，血压下降，脉细数，少尿或无尿。部分患者可合并DIC。此型脑膜刺激征大多数缺如。

②脑膜脑炎型：头痛剧烈，呕吐频繁，躁动、惊厥、昏迷，血压升高，瞳孔变化，呼吸异常等颅内压增高症状，有时发展为脑疝。

③混合型：兼有以上2种体征。

3. 实验室检查

（1）血象　白细胞总数明显增高，一般为$20 \times 10^9/L$左右或更高，中性粒细胞在80%～90%以上。

（2）脑脊液　压力常高于200mmH_2O，外观混浊如米汤或脓样，细胞数增高，白细胞$>1 \times 10^9/L$，多核细胞>80%～90%蛋白显著增高，糖和氯化物降低。但在疾病初期或暴发休克型脑脊液往往澄清，细胞数正常或仅有轻度异常。

（3）细菌学检查　皮肤淤点及脑脊液涂片可见革兰阴性双球菌。血液及脑脊液培养阳性为确诊的依据。

【临床表现】

1. 卫气型

主症：发热或微恶寒，无汗或微汗，头痛，嗜睡，口渴、烦躁、项强，或有轻度抽搐。舌苔薄白、白腻或黄腻，舌质正常，脉浮数、滑数或濡数。

2. 气营型

主症：高热，不恶寒，头痛项强、口渴，烦躁，神志模糊，时轻时重，阵发抽搐，大便秘结或溏泄。舌苔白腻、黄腻或燥黄，舌质红绛，脉弦数或濡数。

3. 营血型

主症：高热谵妄，昏迷抽搐，角弓反张，张口闭目、喉有痰声，或气促肢凉。舌质深绛而干，或见黑褐，脉细数或沉微欲绝。

【综合诊断】

1. 辨质

（1）零质　正常质，正数值1。

（2）亚健康质　加质：气虚质、血虚质，负值0.1；加减质：阳虚质、阴虚质，负值0.2。

（3）减质病质　小病质，负值0.3～0.4；中病质，负值0.5～0.6；大病质，负值0.7～0.8；病危质，负质0.9～0.95。

2. 辨病

减病　“流行性脑脊髓膜炎”，负值0.7～0.8。

3. 辨证

减证　卫气型，负值0.7～0.8；气营型，负值0.7～0.8；

营血型，负值0.7～0.8。

【鉴别诊断】

1. 与肺炎链球菌脑膜炎鉴别 成人多见，多继发于中耳炎、肺炎、颅脑外伤。

2. 与流感杆菌脑膜炎鉴别 多见婴幼儿。起病较其他化脓性脑膜炎为缓。

3. 与金黄色葡萄球菌脑膜炎鉴别 多继发为皮肤感染或败血症。部分病例可见猩红热样或荨麻疹样皮疹。

4. 与结核性脑膜炎鉴别 起病缓慢，低热、盗汗、病程长。半数患者体内有其他结核病灶。

【治疗方法】

1. 中医治法

（1）卫气型

①以卫分证为主

治法：发表解毒，杀菌透表。

方药：经验方。

组成：金银花15g、连翘12g、薄荷10g、牛蒡子10g、芥穗10g、大青叶12g、板蓝根12g。

②以偏湿证为主

治法：解毒宣透，清热化湿。

方药：经验方。

组成：黄连10g、香薷10g、扁豆10g、藿香10g、佩兰10g、茯苓10g、大青叶12g、板兰根12g。

③以气分证为主

治法：解毒清热，抗菌除热。

方药：石膏清热汤加减。

组成：生石膏30g、知母10g、生甘草10g、金银花12g、连翘12g、板兰根12g。加减：口渴加天花粉10g、石斛10g；嗜睡加菖蒲12g、郁金10g；轻度抽搐加钩藤10g、僵蚕10g；心烦加竹叶10g、莲子心10g。

（2）气营型

①以气分证为主

治法：解毒清热，杀菌退热。

方药：石膏清热汤加减。

组成：生石膏30g、知母12g、生甘草10g、大青叶12g，板兰根12g。

②气营并存

治法：气营双清，杀菌消炎。

方药：石膏清热汤合清营汤加减。

组成：生石膏30g、知母12g、生甘草10g、生地15g、玄参10g、丹皮10g、竹叶10g、板兰根12g、大青叶10g。加减：有湿加苍术12g、扁豆10g；大便秘结，苔黄燥加大黄10g、芒硝10g；腹胀加枳实6g；喉中痰鸣加胆南星6g、竹沥30g；高热昏迷可加紫雪丹；舌苔浊腻可用苏合香丸；抽搐加地龙10g、全蝎4只、或服止痉散，每服3～5分，每日2～4次。

（3）营血型

治法：清热解毒，解毒镇痉。

方药：清温败毒饮加减。

组成：生石膏20g、知母10g、生地15g、黄连10g、栀子10g、黄芹10g、丹皮10g、大青叶12g、板兰根12g。加减：除参考气营型外，抽搐重者还可用蝎尾粉3～4分，或羚羊角粉

1～3 分，顿服；昏迷者还可用至宝丹、神犀丹或安宫牛黄丸；有呼吸急促、浅表、不规则，痰鸣等呼吸衰竭证候者可用人参 10g 煎汤、送服冰片 1～2 厘或麝香 2 厘左右；有肢凉脉微欲绝、头汗等循环衰竭证候者可用人参 10g、熟附子 10g、锻牡蛎 100g，煎服。

2. 西医治法

（1）一般对症治疗

①呼吸道隔离，卧床休息，半流或流质饮食。

②退热：酌情可选用解热镇痛药、物理降温。

③镇静：可选用地西泮（安定）、苯巴比妥（鲁米那）必要时行冬眠疗法。

④维持电解质平衡，不能进食者给予输液，保证热量。

（2）病原治疗　选用敏感的抗生素，早期大剂量使用。

①青霉素 G：成人 600～800 万 U/d，小儿 20 万 U/（kg·d）～30 万 U/（kg·d），分 2 次静滴。

②氯霉素：成人 2～3g/d，小儿 50～100mg/（kg·d）分次静滴。须隔日查血白细胞，注意骨髓抑制。

③氨卡青霉素：成人 8～12g/d，小儿 200～400mg/（kg·d），分次静滴。

以上抗生素疗程 5～7 天。

④头胞类抗生素：如头孢噻肟、头孢三嗪等，对脑膜炎双球菌有效，但价格昂贵，可用于不能用青霉素、氯霉素的患者。

（3）脱水剂的应用

①20% 甘露醇或 25% 山梨醇，每次 1～2g/kg，6～8h1 次，静脉推注或快速滴注（20～30min 内）。

②呋塞米（速尿）：成人每次 20～40mg，静推；小儿每次 0.5～1mg/kg，每日 2～3 次。

（4）暴发型流脑的治疗

①休克型

a. 扩容：成人全日输液量 4000～5000ml，其中胶体液占 1/3，含钠液 1/3～1/2，注意见尿补钾。

b. 纠酸：成人一般给 5%碳酸氢钠 250ml，根据酸中毒纠正情况和化验结果考虑是否重复使用碱性药物。

c. 血管活性药物：扩容、纠酸后休克仍未纠正，可使用多巴胺和（或）阿拉明。

d. 短期使用激素治疗

e. 强心药：毒毛花甙 K，成人 0.125～0.25mg/次，小儿 0.007～0.01mg/kg；西地兰，成人 0.4mg/次，小儿 0.03mg/kg，以上强心药物可加莫非管内或 5%葡萄糖 20ml，稀释后静推。

f. 如果发生 DIC，可考虑应用肝素。

②脑膜炎型

a. 脱水治疗：同普通型，但脱水剂应用时间酌情缩短，一般 4～6 小时 1 次。

b. 肾上腺皮质激素：地塞米松成人 10～20mg/d，小儿 0.3～0.5mg/（kg·d），分次静点。疗程不超过 3 天。

c. 重症脑水肿、脑疝伴严重呼吸衰竭者，可行气管切开，必要时使用呼吸器。

③混合型：兼用以上 2 型措施，以边补、边脱的原则治疗。

【预　　防】

1. 预防措施

（1）管理传染源　秘切接触者可服磺胺类药物，成人 2g/d，小儿 50～100mg/（kg·d），连服 3 日。磺胺过敏者可用利福平，成人 600mg/d，小儿 5～10mg/（kg·d）。分 2 次口服，连服 3 日。

（2）切断传染途径　搞好环境卫生，室内经常开窗通风。流行季节尽量避免到人多拥挤的公功场所。

（3）自动免疫　注射流脑灭活菌苗，保护率达 90%。

2. 预后

普通型流脑如能早期诊断，正确处理，预后良好。暴发型流脑病死率较高。如当地处理较困难，可考虑转院。但转院前必须按暴发型流脑的抢救原则、常规处理脑水肿、休克，待病情稍稳定再转院。减少因长途搬运而再发生休克、脑疝而死亡的危险。

神 经 症

【概　　述】

神经症又称神经官能症。为一组精神障碍疾病，除癔病外，没有精神病症状，主要表现精神烦恼、紧张，焦虑、恐怖、强迫感症状、疑病症状、心情抑郁或分离症状，转换症状等。除疾病表现为短暂的发作外，病程大多持续迁延，病前多有一定的人格基础，起病常与心理社会因素有关，其症状无可证实的器质性病变做基础。神经症包括：癔病、焦虑性神经症、强迫性神经症、恐怖性神经症、抑郁性神经症、疑病性神经症、神经衰弱、其他神经等 8 种，现择 3 种分述如下：

1. 焦虑性神经症

也称焦虑症。以原发出现为主要表现，可分为广泛性焦虑和惊恐发作。

（1）广泛性焦虑　表现为焦虑和烦脑，运动性不安，植物神经功能亢进，过分警惕、过分的焦虑持续半年以上。焦虑非器质性疾病引起。

（2）惊恐发作　无预兆的突然出现的强烈的恐惧感、濒死感、失去理智感，而惊叫、过度换气、多汗、手足麻木及胃肠症状，运动性不安等，持续 5 ~ 20min，自行缓解，发作后一切如常，间歇期因怕再度发作而出现预期性焦虑和回避行为。1 个月内至少有 3 次发作，或自首次发作后害怕再发作的焦虑持续一个月。

2. 强迫性神经症

反复出现强迫观念和强迫动作为基本特征，自我冲突，无法控制因而感到焦虑、痛苦、病程迁延时可有仪式化动作，社会功能可以受损。

（1）强迫观念　强迫思维（强迫怀疑、强迫联想、强迫回忆）、强迫情续、强迫意向。

（2）强迫动作和行为　包括强迫检查、强迫询问、强迫清洗、强迫性仪式动作、强迫性迟缓。

3. 抑郁性神经症

以持久的心境低落为特征，常伴焦虑、躯体不适和睡眠障碍，生活能力不受任何影响，有治疗要求、病程迁延。

有下列症状中至少三项：兴趣减退，但未丧失；对前途悲观，但不绝望；自觉疲乏无力或精神不振；自我评价低，但愿接受鼓励和赞扬；不愿主动交往，但被动接触良好，愿意接受同情和支持；有想死的念头，但又顾虑重重。

【临床表现】

1. 阴虚肝旺型

主症：头晕耳鸣，眼花干涩，急躁易怒，少寝多梦，口干咽燥，手足心热。舌质红，脉细数。

2. 心血虚型

主症：心悸，失眠，健忘，多梦。舌质淡，脉细。

3. 心脾两虚型

主症：心悸，健忘，失眠，多梦，食欲减退，腹胀便稀，疲倦无力，面色萎黄。苔白，脉细。

4. 心肾不交型

主症：心悸，心烦，失眠，多梦，遗精，健忘，耳鸣，腰酸腿软，口干，五心烦热。舌质红，脉细数。

5. 肝气郁结型

主症：两胁胀痛或走窜作痛，胸闷不舒，心情不快，或咽喉发堵。苔薄，脉弦。

6. 肾阳不足型

主症：遗精或滑精，阳痿早泄，性欲减退，腰脊酸痛，怕冷肢凉，两腿无力。舌质淡、苔白，脉沉细。

【综合诊断】

1. 辨质

（1）零质　正常质：正数值1。

（2）亚健康质　加质：气虚质、血虚质，负值0.1；加减质：阳虚质、阴虚质，负值0.2。

（3）减质病质　小病质，负值0.3～0.4；中病质，负值0.5～0.6；大病质，负值0.7～0.8；病危质，负值0.9～0.95。

（2）辨病

减病　“焦虑性神精症”，负值0.5～0.6；“强迫性神经症”，负值0.5～0.6；“抑郁性神经症”，负值0.5～0.6.

（3）辨证

减证　阴虚肝旺型，负值0.5～0.6；心血虚型，负值0.5～0.6；心脾两虚型，负值0.5～0.6；心肾不交型，负值0.7～0.8；肝气郁结型，负值0.7～0.8；肾阳不足型，负值0.7～0.8。

【鉴别诊断】

1. 强迫性神经症 要与精神分裂症早期、脑器质性疾病的强迫表现相鉴别。

2. 抑郁性神精症 要与重性抑郁、继发性抑郁、反应性抑郁、人格障碍相鉴别。

【治疗方法】

1. 中医治法

（1）阴虚肝旺型

治法：滋阴平肝，养血安神。

方药：杞菊地黄汤加减。

组方：枸杞子10g、菊花12g、生地12g、山萸肉10g、丹皮10g、白芍10g、生牡蛎12g、酸枣仁12g。成药：杞菊地黄丸，每服1丸，日服2次。

（2）心血虚型

治法：养血安神，除烦安眠。

方药：四物汤加减。

组成：当归12g、熟地10g、白芍10g、丹参10g、五味子10g、柏子仁10g、酸枣仁12g、夜交藤10g。

（3）心脾两虚型

治法：补益心脾，养血安眠。

方药：归脾汤加减。

组方：党参12g、茯神10g、白术10g、当归10g、龙眼肉10g、远志10g、酸枣仁10g、炙甘草10g。成药：归脾丸：每次服1丸，日服2次。

（4）心肾不交型

治法：交通心肾，滋补安神。

方药：朱砂安神丸合六味地黄丸加减。

组成：川连 8g、生地 12g、当归 10g、丹皮 10g、山萸肉 10g、金樱子 8g、山药 10g、酸枣仁 10g、远志 10g。

（5）肝郁气结型

治法：舒肝解郁，愉情安眠。

方药：逍遥散加减。

组成：柴胡 10g、当归 12g、白芍 10g、白术 10g、香附 10g、青皮 10g、川楝子 6g。加减：咽堵加苏梗 10g、厚朴 6g。

成药：（1）舒肝丸，每服 1 丸，每日 2 次。（2）逍遥丸，每次 3 钱，每日 2 次。

（6）肾阳不足型

治法：补肾助阳，治质安眠。

方药：右归饮加减。

组方：熟附子 8g、肉桂 8g、山萸肉 10g、山药 10g、仙灵脾 10g、菟丝子 10g、巴戟天 10g。

2. 西医治法

（1）焦虑性神经症的治疗

①选用的药物：三环类抗抑郁剂如丙咪嗪、多塞平、氯丙咪嗪等 50～150mg/d，逐渐加量。口服苯二氮卓类药如阿普作仑 0.4～0.8mg，每日 3 次，其他安定类药物也同样有效。

②心理疗法：予以解释性心理治疗，向患者说明本病性质，提高治疗信心，也可施行放松疗法、行为疗法、暴露疗法，但需专业人员指导。

（2）强迫性神经症的治疗

①选用的药物：氯丙咪嗪 50～300mg/d，用药 3～6 个月，

或长期用药，有效率 70%；丙咪嗪、阿米替林也可试用，剂量同氯丙咪嗪。

②心理治疗：支持性心理治疗、行为疗法等。

（3）抑郁性神经症的治疗

①选用的药物：多塞平、阿米替林 50～300mg/d，氟西汀 40mg/d，苯二氮卓类均可。

②心理治疗　支持、鼓励、疏导。

③防止自杀。

【预　　防】

1. 广泛宣传该病的基本知识，提高群众防病能力。

2. 调动亲友和同事的积极性，给患者以充分的理解和支持。

3. 引导患者投入到社会和工作中去。

4. 早期对青少年正常人格形成进行干预。

5. 对患者早期诊断、早期治疗。

6. 坚持长期治疗干预。

急性胰腺炎

【概　述】

急性胰腺炎发病的原因目前尚未十分明了，有些病例似乎与胆道的疾病、嗜酒、暴食等有关。此病多发生在成年。急性发炎时，胰腺可有水肿、出血、坏死、化脓等不同程度的病变。

1. 症状与体征

（1）上腹中部突然发生持续性剧烈疼痛，并常伴有左侧腰背部疼痛。患者在床上不欲翻动。在早期恶心、呕吐比较严重。严重的胰腺炎，可能引起休克症状。通常发病十余小时后，疼痛逐渐缓和。

（2）腹部检查　起病时，上腹部呼吸运动受限制，肠鸣音逐渐减少，上腹中部的肌肉一般无明显痉挛，但深部触痛很明显，腰背部可有触痛。由于炎症波及胰腺附近的空腔器官，发升麻痹性胀气，因而上腹略有膨胀现象。胰腺炎的血性渗出物，如果进入腹膜腔，则可引起腹膜刺激，以致腹部其他部位也发生疼痛、腹肌紧张和触痛。腹膜腔穿刺可抽出少许含胰淀粉酶的黄色浆液性或血性渗出物。如果胰腺有坏死化脓，则起病后一星期左右，可在腹中部逐渐摸到一界限不明显的肿块

急性胰腺炎的早期，血清及尿中胰淀粉酶的检查常常超过正常值。这对鉴别诊断帮助很大。

此外，患者还有体温升高、脉搏加快、白细胞增多等一般较严重的炎症表现。少数患者可有轻度黄疸和糖尿。严重的急性胰腺炎，死亡率极高。

【临床表现】

1. 肝郁气滞型

主症：胸胁胀满，脘腹作痛，痛引两胁，口苦咽干，呕吐不休，或伴有往来寒热，精神不振，郁怒忿懑，久而不解。舌质红，苔薄黄，脉弦数。

2. 脾胃湿热型

主症：胸满不饥，口渴不欲饮，黄疸明显，寒热往来，脘腹作痛，右上腹为甚，甚则牵引肩背作痛，尿赤便秘。舌质红，苔黄厚腻，脉弦滑。

3. 脾胃实热型

主症：发热不恶寒，口干渴欲冷饮，脘腹满痛拒按，痛引腰背，大便秘结，尿赤。舌质紫红，舌苔黄燥或厚腻，脉弦数有力。

【综合诊断】

1. 辨质

（1）零质　正常质，正数值 1。

（2）亚健康质　加质：气虚质、血虚质，负值 0.1；加减质：阳虚质、阴虚质，负值 0.2。

（3）减质病质　小病质，负值 0.3 ~ 0.4；中病质，负值 0.5 ~ 0.6；大病质，负值 0.7 ~ 0.8；病危质负值 0.9 ~ 0.95。

2. 辨病

减病　“急性胰腺炎”，负值 0.7 ~ 0.8。

3. 辨证

减证 肝郁气滞型，负值0.7～0.8；脾胃湿热型，负值0.7～0.8；脾胃实热型，负值0.7～0.83。

【治疗方法】

1. 中医治法

（1）肝郁气滞型

治法：舒肝理气，和胃导滞。

方药：经验方。

组成：柴胡12g、川朴6g、枳壳6g、大黄10g、白芍10g、半夏10g、黄芩10g、木香10g、元胡10g、川楝子5g、甘草10g。

（2）脾胃湿热型

治法：清热化湿，快气畅脾。

方药：经验方。

组成：柴胡10g、黄芩10g、茵陈12g、炒栀子10g、大黄10g、枳壳6g、胆草10g、川朴6g、炒莱菔子12g、六一散。

（3）脾胃实热型

治法：行气开结，清理泄热。

方药：经验方。

组方：川朴6g、大黄10g、枳实6g、柴胡10g、黄芩10g、瓜蒌10g、元明粉10g（冲）、槟榔10g。

2. 西医治法

阿托品和吗啡混合注射，常可制止疼痛；亦可用普鲁卡因静脉封闭。病情严重或有反复呕吐者，应禁食并予以静脉输液。病情较轻者可予以流质饮食或低蛋白低脂肪食物，并口服碳酸氢钠和颠茄酊，以免胃酸和富有蛋白及油脂的食物进入十二指肠（胃酸和这类食物能刺激胰腺分泌物而加重炎症反应）。此外，应注射青霉素以预防炎症和化脓。

【预　　防】

加强身体锻炼，增强抗病能力，戒烟酒，少吃辛辣食物。

类风湿关节炎

【概 述】

类风湿关节炎（rheumatoid arthritis）是一种以对称性多关节炎为主要临床表现的慢性全身性自身免疫疾病。多见于中年女性。确切病因不明。其基本病理变化为滑膜炎。关节滑膜慢性炎症、增生形成绒毛状突入关节腔，对关节软骨、软骨下骨、韧带、肌腱等组织进行侵蚀，引起关节软骨、骨破坏和关节囊破坏，关节畸形以致功能丧失。

1. 症状和体征

类风湿关节炎的症状表现与病程个体差异很大，从短暂、轻微的少关节炎症到急剧进行性多关节炎症及周身性血管炎。受类关节常呈对称性，以双手近端及掌指关节、腕、膝、足关节最为多见。关节肿张伴压痛和僵硬。最常见的关节畸形是掌指关节的半脱位和手向尺侧偏斜。近端指间关节过伸使远端指间关节屈曲，呈“天鹅颈”畸形。重症患者关节呈纤维性或骨性强直，关节活动受限，生活不能自理。除关节症状外，还可出现皮肤或内脏的类风湿结节，心、肺、眼、肾损害等关节外表现。

2. 实验室检查

正色素性贫血，血沉（ESR）增快，C 反应蛋白（CRP）增高，类风湿因子（RF）阳性等。类风湿因子阳性并不具备有诊断特异性，系统性红斑狼疮，干燥综合征等其他结缔组织病均可阳性；正常老年人约5%类风湿因子阳性；感染性疾病，如感染性心内膜炎、结核等也可阳性。类风湿因子阴性不能排除类风湿关节炎诊断。

3. 放射线检查

早期表现为关节周围软组织肿胀，关节附近轻度骨质疏松，继之出现关节腔隙狭窄，关节破坏，关节畸形，X线检查共分Ⅳ期，Ⅰ期：正常或关节端骨质疏松；Ⅱ期：骨质疏松，偶有关节软骨下囊样破坏或骨侵蚀；Ⅲ期；明显软骨下囊性破坏，出现关节半脱位；Ⅳ期：除Ⅱ、Ⅲ期的改变外，并有关节融合，关节纤维化或强直。

4. 诊断标准

1987年美国ARA诊断标准。

（1）晨僵　关节及其关节周围晨僵持续1h以上。

（2）3个或3个以上关节炎　双侧近端指间关节、掌指关节、腕关节、肘关节、膝关节踝关节和跖趾指关节，至少3个关节区域有软组织肿胀和积液。

（3）手关节炎　腕关节、掌指关节、近端指间关节中，至少有一个区域肿张。

（4）对称性关节炎　同时累及左右两侧相同的关节区，如近端指间、掌指关节或跖趾关节受累，但并不一定是绝对对称。

（5）类风湿结节　骨突起部位、伸肌表面或关节旁的皮下结节。

（6）血清类风湿因子阳性　无论何种检测方法都应有对照，即该方法在正常对照组阳性率小于5%。

（7）X 线改变　后前位手和腕 X 线片有典型的类风湿关节炎改变。上述 7 条中有 4 条以上可诊断类风湿关节炎，其中第 1 条至 4 条存在至少 6 周。

【临床表现】

1. 风寒湿痹

（1）风胜型（行痹）

主症：肢体关节疼痛，游走不定，涉及多个肢体关节，而以腕、肘、膝、踝等处为多见，或关节屈伸作痛，或兼见发热恶寒等表证。苔白，脉浮。

（2）寒胜型（痛痹）

主症：肢体关节作痛，屈伸不利，痛有定处，动则痛剧，得热则缓，感寒则甚。苔薄白，脉弦数。

（3）湿胜型（着痹）

主症：肢体关节酸痛，重着不移，肌肤顽麻，手足笨重。舌苔腻，脉濡缓。

（4）混合型

主症：肢体关节作痛，或游走不定，关节屈伸不利。舌红苔白腻，脉浮紧。

【综合诊断】

1. 辨质

（1）零质　正常质，正数值 1

（2）亚健康质　加质：气虚质、血虚质，负值 0.1；加减质：阳虚质、阴虚质，负值 0.2。

（3）减质病质　小病质，负值 0.3～0.4；中病质，负值 0.5～0.6；大病质，负值 0.7～0.8；病危质，负值 0.9～0.95。

2. 辨病

减病　“类风湿性关节炎”负质0.7～0.8。

3. 辨证

减证　风胜型（行痹），负值0.5～0.6；寒胜型（痛痹），负值0.5～0.6；湿胜型（着痹），负值0.7～0.8；混和型，负值0.7～0.8。

【鉴别诊断】

1. 与骨关节炎鉴别　本病为非炎性、退行性关节疾病，发病年龄多在45当以上，年龄越老越多见，双手指远端及承重关节，如膝、脊柱等易受累，X线示关节边缘唇样增生或骨刺形成，关节软骨下骨钙质沉着硬化，类风湿因子可有低度阳性。

2. 与血清阴性脊柱关节病鉴别　此类关节炎有强直性脊柱炎、银屑病关节炎，瑞特综合征等。多为青年发病，常有家族史，90%的患者HLA－B27阳性。而类风湿因子阴性。累及四肢关节较少，且多为不对称。骶髂关节炎常见。

3. 与风湿热鉴别　大多数发生于青少年，病前多有咽痛史，关节痛为游走性，多累及四肢大关节，极少出现骨侵蚀及畸形，可出现环形红斑、心脏炎、ASO效价高、类风湿因子阴性、足量水杨酸制剂疗效迅速而显著。

4. 与系统性红斑狼疮鉴别　某些患者以对称性手关节炎为突出表现，类风湿因子阳性，病程酷似类风湿关节炎。鉴别时应查抗核抗体、抗Sm抗体、抗dsDNA抗体、补体等，综合判断及密切随访甚为重要。

5. 与其他结缔组织病鉴别　系统性硬化、皮肌炎、原发性干燥综合征、血管炎等虽可有关节痛、或关节炎，但均有各自临床特点及相关的免疫学检查。

6. 与痛风性关节炎鉴别 该关节炎是由于血尿酸过高形成尿酸盐结晶沉淀于关节腔所致。多见中老年男性。典型表现为夜间突发关节红肿热痛，秋水仙碱有迅速而明显的疗效。该病有自然缓解及反复发作的特点。

7. 与感染性关节炎鉴别 关节细菌感染，多见于儿童和年老体弱者。易累及髋、膝关节。多为单关节感染。关节局部红、肿、热、痛、活动受限，并伴有畏寒、发热等全身中毒症状。常有原发感染性疾病的症状和体征，如肺炎球菌或葡萄球菌引起的肺炎、咽炎前列腺炎等。关节液检查白细胞可达 $10\times10^9/L$ 以上，且 90% 以上为中性粒细胞，关节液培养可见致病菌。

【治疗方法】

1. 中医治法

（1）风胜型

治法：祛风通络，散寒止痛。

方药：经验方。

组成：防风 12g、当归 10g、赤芍 10g、秦艽 10g、羌活 10g、独活 10g、细辛 2g、桂枝 6g、茯苓 10g、甘草 10g、鸡血藤 10g。

（2）寒胜型

治法：温经散寒，除痹止痛。

方药：经验方。

组成：麻黄 8g、白芍 10g、生黄芪 15g、川乌 3g、甘草10g。

（3）湿胜型

治法：利湿通络，祛风止痛。

方药：经验方。

组成：生薏米12g、苍术10g、黄柏10g、桂枝6g、羌活10g、独活10g、防己10g、防风10g、当归10g、赤芍10g、秦艽10g、川乌3g、生甘草10g。

（4）混合型

治法：祛风散寒，利湿通络。

方药：经验方。

组成：独活10g、寄生10g、秦艽10g、赤芍10g、川断10g、木瓜12g、防己10g、防风10g、当归10g、鸡血藤12g。甘草10g。加减：上肢痛加羌活10g、姜黄10g；腰痛加杜仲10g；寒胜加川乌2g、干姜10g；气虚加生芪15g、桂枝6g；湿胜加苍术12g、薏米10g。

2. 西医治法

（1）非甾体类抗炎药　大剂量非甾体抗炎药有抗炎作用，但有个体差异，因此应强调用药个体化。常用药有消炎痛、布洛芬、奈普生、舒林酸、双氯酚酸等。本类药通常只选用一种，只有在用足够量及足够长时间（1～2周）后无效才换用另一种。主要副作用为胃肠和肾损伤。非甾体类药应与其他抗风湿药合用。

（2）抗风湿药

①甲氨蝶呤：一般7.5～15mg，每周1次，口服或肌肉注射均可。4～6周后起效，最大疗效在6个月后。对有疗效的患者，可减少剂量持续用药1～2年，甚至更长时间。主要副

作用为胃肠反应，白细胞及血小板减少。口腔炎、肝功能损害、皮疹等。

②柳氮磺氨吡啶：口服 0.25g，每日 2 次开始。如无不良反应，每 5 天增加 0.25g，至 1～2 月后增至 1～2g/d。主要副作用为白细胞或血小板低下、血尿、蛋白尿、皮疹、胃肠不适等。

③金制剂：注射剂为硫代苹果酸金钠或硫代葡萄金，剂量最初为 2～3 次，每次 10～25mg，以后 50mg，皆每周注射 1 次，直至发生疗效后，一般总量达 1g 左右，减少剂量或延常注射间隔时间。口服金制剂金诺芬（商品名瑞得）3mg，每日 2 次，效果与注射金大致相同，但副作用比注射金少。常见的副作用为皮疹、口炎、蛋白尿、血尿、白细胞和血小板降低。

④雷公藤多甙：一般剂量为 20mg，每日 3 次，服 6 个月后或根据病情半量维持。常见副作用为白细胞及血小板减少，腹泻、皮疹、女性月经不调或停经，男性精子减少等。

⑤青霉氨：最初剂量为 125mg，每日 2 次，一般可每隔 1 个月将每日剂量增加 125mg，直至每日总量达 750mg，症状多于服药 3 个月后改善，症状改善后减量为持，可服用多年。常见副作用为皮疹、血象改变、肾损害等。

⑥氯喹：常用剂量 250mg，每日 1～3 次。主要副作用为视网膜炎和心率失常。羟氯喹 200～400mg，每日 1 次，副作用较氯喹少。

（3）肾上腺皮质激素　对一般病例不是首选药，对病情重、进展快的患者，应选用激素，甚至用较大剂量，但治疗类风湿关节炎主要靠抗风湿药，激素宜作为过渡用药，症状减轻后应减量或停药。

（4）其他　已知类风湿关节炎的免疫发病机制中，T细胞细胞因子起重要作用，故某些生物制剂，如抗CD：单克隆抗体、抗IL－2单抗、IL－I受体拮抗物、抗TNF抗体等已开始试用于临床，但由于其价格昂贵、作用又不肯定、广泛应用受到限致。

（5）外科治疗　滑膜切除术不仅能减轻关节疼痛、肿张、而且能防止软骨破坏，但有的患者术后滑膜又增生。对晚期病例可行关节成型术或人工关节置换，以减少疼痛，矫正畸形，改善关节功能。

【预　　防】

社区医生要让患者懂得该病有缓解和活动交替发生的特点，因此要按医瞩服药，及时就诊，密切随访。长期服用药物的患者应经常查血、尿、便常规和肝肾功能。警惕非甾体类药物和抗风湿药物造成的不良反应，如消化道溃疡、出血、间质性肾炎及血象改变等。定期摄手、足或膝等受类关节的X线片，以比较病情进展或好转情况，并调整药物。并非全部类风湿关节炎患者最终都会导致关节畸形、功能丧失、生活不能自理。只要在专科医指导下合理用药，病情仍可控制。千万不要乱投医滥用药。绝对不能给患者长期服用糖皮质激素，以满足患者止痛的要求，最后适得其反，造成病情进展而出现严重骨质疏松和关节破坏。心理治疗和康复治疗是治疗类风湿关节炎成败的不可忽视的关键措施。

缺铁性贫血

【概 述】

本病是一种最常见的贫血，具有小细胞低色素性的特点，由于体内铁消耗过多或吸收不足所引起，不论发病的原因如何，只要给予适当剂量的铁剂之后，即有良好的临床疗效。

1. 病因及发病原理

（1）为了更好地了解机体缺血的原因，先应了解铁在人体内的代谢。每日由食物中所摄取的含铁物质，先经胃酸分解，转化为无机低铁后，在小肠上段吸收，维生素 C 还原物质亦有使高铁转化为低铁的作用。

①慢性出血：为临床上最多见的原因，反复长期小量出血的患者，机体不仅失去一天所需要的铁，并且逐渐引起机体铁贮备的消耗因而发生贫血。如溃疡病出血，痣疮长期出血，月经过多，泌尿道出血，出血素质，寄生虫如钩虫病等。

②需要量增多：见于生长期，多次妊娠及受乳期。在妊娠期中母亲供给胎儿的铁约为 300 ~ 500mg，在分娩期和受乳期铁的消耗亦增多，是妇女的额外损失，但除非铁来源及吸收都异常，也不易发生缺铁，如不计划生育而连续妊娠和授乳，铁的需要量增多，也会发生贫血。

③铁吸收障碍：见于慢性萎缩性胃炎，慢性腹泻，胃肠手术等皆可引起铁的吸收，从而导致贫血。

④机体利用铁障碍：如感染、脓毒血症、肝肾疾病等引起代谢障碍，可抑制机体利用贮存铁的能力而引起贫血。

⑤食物中铁含量不足不是引起本病的主要原因，仅发生在早产儿或利用含铁少的牛乳和羊乳喂养者。

2. 症状和体征

（1）贫血症状　无力易倦，头晕、耳鸣、眼花、畏寒、皮肤及黏膜苍白等。观察苍白最可靠的部位是甲床，其次是手掌、口唇、耳垂和眼结膜。

（2）消化系统症状　食欲不振，舌面光滑，乳头萎缩，胃酸缺乏，腹泻或便秘，个别出现咽下困难（食管痉挛）及异常食癖（如喜食粉笔）等。

（3）神经系统症状　由于贫血致脑缺氧而产生性情急躁，神经过敏，易激动，记忆力减退，四肢麻木，失眠等症状。

（4）营养障碍　由于长期慢性贫血可导致皮肤干燥，脱屑、脱发、指甲脆裂或反甲（指甲凹陷）。

3. 实验室检查

（1）血象　贫血程度轻重不等，血红蛋白的减少一般较红细胞的降低更为显著，红细胞大小不等，以小细胞为主、红细胞平均直径低于正常，红细胞中心染色过浅，故血象特点为小细胞低色素性贫血。血色指数小于1，红细胞平均体积、平均血红蛋白量及平均血红蛋白浓度皆低于正常。此外，常可见到点彩红细胞及嗜多染性红细胞。网织红细胞正常或稍高，服铁剂后可上升。白细胞和血小板一般无变化，长期贫血者可出现白细胞减少甚至血小板减少，有寄生虫者嗜酸性粒细胞增多。

（2）骨髓象　骨髓反应的强度和性质取决于贫血的强度

及持续时间，一般骨髓增生活跃，以红细胞系统增生为主，特别是中幼和晚幼红细胞增多更为显著，形态较小系因血红蛋白生成少的原故。个别常长期失血或不治疗的患者由于机体的铁储备耗尽而骨髓造血机能衰竭可表现为增生低下。粒细胞系统及巨核细胞一般无改变。由于本病的诊断不难，因此多不作此相检查。

（3）血清铁定量　降低

（4）胃液分析　胃酸缺乏者多。

【临床表现】

1. 脾胃阳虚型

主症：食欲不振，倦怠无力，四肢不温，胸闷腹胀，便溏或久泻久痢，面黄少华。舌淡，脉细弱。

2. 肝肾阴虚型

主症：头晕目眩，耳鸣重听，两目干涩，视物不明，腰酸腿软，毛发枯槁，爪甲凹陷，或妇女月经不调。舌质淡红，苔少，脉细数或弦数。

【综合诊断】

1. 辨质

（1）零质　正常质：正数值1。

（2）亚健康质　加质：气虚质、血虚质，负值0.1；加减质：阳虚质、阴虚质，负值0.2；

（3）减质病质　小病质负质0.3～0.4；中病质，负质0.5～0.6；大病质，负值0.7～0.8；病危质，负值0.9～0.95。

2. 辨病

减病　“缺铁性贫血”，负值0.5～0.6。

3. 辨证

减证　脾胃阳虚型，负值0.5～0.6；肝肾阴虚型，负值0.5～0.6。

【鉴别诊断】

与营养性巨幼细胞性贫血鉴别　后者其发病原因是由于生血因素（维生素 B_{12} 或叶酸）缺乏所致。见于胃肠机能紊乱，孕妇，寄生虫病等。其临床症状与缺铁性贫血不易鉴别，但血象的鉴别较容易判定，为大细胞性贫血，因红细胞大小不均，多数为大细胞并伴畸形，每个红细胞都含有充足的血红蛋白。骨髓中出现巨幼红细胞。

【治疗方法】

1. 中医治法

（1）脾胃阳虚型

治法：健脾益胃、补气生血。治质为主、治证次之。

方药：黄芪建中汤加减

组成：黄芪15g、桂枝6g、白芍10g、炙甘草10g、大枣10枚、饴糖12g、当归10g。

（2）肝肾阴虚型

治法：滋补肝肾，滋阴生血。

方药：归芍地黄丸加减。

组成：一方：熟地12g、山萸肉10g、山药10g、泽泻10g、茯苓10g、丹皮10g、当归10g、白芍10g、元肉10g。二方：河车大造丸加减：紫河车6g、麦冬10g、杜仲12g、龟板10g、熟地10g、阿胶10g（烊化）

2. 西医治法

(1) 口服：最常用者为硫酸亚铁，每次0.3～0.6g，每日3次，服3～6个月。因本病体内铁的储存量不足，而吸收又可能发生障碍，所以铁剂治疗时间要长，铁剂对胃肠道有刺激作用，宜在饭后服用，也有主张两餐之间或空腹服用，以便充分吸收。常见的副作用有胃区疼痛，恶心、呕吐、腹泻、食欲不振等。此时可改用枸橼酸铁胺（10%溶液）每次10ml，一日3次。

(2) 注射

指征：口服铁剂有严重消化道刺激症状及反应者；有消化道疾患如溃疡病等；口服铁剂无效者；需要迅速纠正贫血者，如妊娠后期、手术前。

用法：肌肉注射：复方卡古地铁，每日1次，每次1支（1ml含卡古地铁20mg）静脉注射：2%含糖氧化铁溶液，每支5ml（含铁100mg）注射量最初不超过25～50mg，每日1次。如无反应可逐渐加至100～150mg。总量根据贫血程度而定。每25mg铁约可使血红蛋白量上升1%。

反应：可出现恶心、呕吐、发热、荨麻疹、头痛、关节炎、心悸、气急、静脉痉挛、注射局部痛、血栓性静脉炎等。轻度反应，出现时间短，一般不应响继续治疗。

(2) 服用协助铁吸收、利用的药物　维生素C：每次100mg，每日3次。稀盐酸：每次10～20滴，稀释后每日3次。

(3) 病因治疗　如系钩虫所致，须驱虫。贫血严重者，待纠正贫血后，再行驱虫。

(4) 输血或输红细胞指征　严重贫血或急需手术治疗其

他病时。

（5）一般处理　多吃新鲜疏菜及含铁较多的食物，如菠菜、肝、蛋等。

【预　　防】

由于缺铁所致的贫血，一般并不严重，很少成为死亡的直接原因，但持续时间太长，也影响患者的劳动力，况且患本病的人多是有劳动力年龄的人，经过适当的治疗后可以完全恢复，因此不能忽视治疗。积极防治钩虫病，积极治疗痔疮等慢性疾病，加强妇女、儿童的保健卫生，为了预防再发巩固疗效也可于每年春秋两季各服铁剂半个月。

再生障碍性贫血

【概　　述】

本病除极少数继发者外是一种至今原因不明的骨髓造血活动全部或部分障碍，以进行性全血细胞减少为主要临床表现的综合征。

1. 病因

（1）某些因子只要剂量足够就可以致病如各种电离辐射，苯及其衍生物，抗肿瘤药物如氮芥子及其衍生物，马利兰，各种抗代谢药物如6—巯基嘌呤（6—MP），抗叶酸化合物等。

（2）某些因子偶而可致病，如一些抗微生物制剂（砷、氯霉素、磺胺）重金属（金制剂），抗甲状腺制剂（硫氧嘧啶）等这一类的作用似乎决定于机体，可能属于特异反应。

2. 发病原理

（1）关于贫血的原理，根据造血的功能可考虑以下几种

①造血组织总面积缩小，所以血细胞发生减少。

②无效红细胞生成：即总的造血功能不一定较正常人差，但生成的红细胞在未自骨髓释放前或释放后极短时间内即被破坏，未起应有的效果，可称之为“原位溶血”。

（2）关于粒细胞及血小板减少的原理　不清，在慢性型患者血中可找到抗白细胞抗体及抗血小板抗体，但多认为此种抗体是在疾病发展过程中形成的，不能归于发病原理中。

（3）关于出血原理

①血小板数减少，多数血小板体积小，伪足少，颗粒少，形成不规则，血块回缩不良及出血时延长。

②毛细血管的异常，血管脆性增高，通透性增强及结构异常。

③血液中血清素（Serotonin）含量降低，凝血活酶减少。

3. 症状

（1）发病及病程　急性型多起病急剧，病势凶猛，病程短促。慢性型多起病缓慢，病势较平稳，病程较长。

（2）贫血　由于贫血发生的快慢，存在久暂及程度不同，各病例在这方面耐受性可以相差极大。急性型的贫血多在短时间内迅速发展，且程度较重，症状明显，甚至卧床不起，出现心力衰竭。慢性型常相反，多能较好地耐受较重的贫血，甚至可以承担一定的体力的操劳。

（3）出血　急性型的出血较重，部位多，几乎无一例外地在病程中都有内脏出血，且可在很多部位同时发生。慢性型仅限于体表部位，如皮下，口腔、鼻腔、齿龈等处，程度较轻，有的甚至可不出血。

（4）感染及发烧　急性型的感染与出血常相互助长，互为因果，发烧不易控制，促使病情日趋恶化。慢性型则恰相反，对感染的抵抗力较强，感染的机会相对也较少，程度较轻，性质和缓，易被控制。

4. 体征

各型的基本体征大致相同，如贫血、出血及感染的体征，肝脾淋巴结一般不肿大

5. 血象

程度不等的全血细胞减少。除血小板外，红、白细胞在急性型远较慢性型为低。急性型红细胞常在每立方豪米100万以下，白细胞1000以下。慢性型红细胞常在200万左右，白细胞2000~3000左右。白细胞总数减低主要是中性粒细胞减少，淋巴细胞相对增多。网织红细胞按百分比计数大多低于正常值即1%~2%以下，也有部分高的，若按绝对值计数，则均明显降低。

网织红细胞‰×每立方豪米红细胞数

网织红细胞绝对值＝1000

正常平均＝7.71万/立方豪米

6. 骨髓象

（1）增生程度　急性型多部位骨髓（胸骨、脊突、髂骨）增生均低于正常。慢性型增生程度不一，呈向心性萎缩，即胸骨较好，脊突次之，髂骨最差。

（2）骨髓细胞成份　急性型粒细胞及红细胞系统均显著减少，淋巴细胞百分比相对增高，出现浆细胞、组织嗜碱细胞及变形网状细胞，巨核细胞不易发现。慢性型增生不良者粒细胞及红细胞系统均减少，淋巴细胞相对增高。增生较好者与正常人比较晚幼红细胞及晚幼粒细胞高于正常，呈细胞成熟停滞现象，巨核细胞明显减少。

7. 诊断标准

（1）全血细胞减少（三系细胞减少的先后或程度可以不同）

（2）骨髓检查显示至少一部分增生不良（包括增生减低或重度减低）如增生良好，须有巨核细胞的减少。

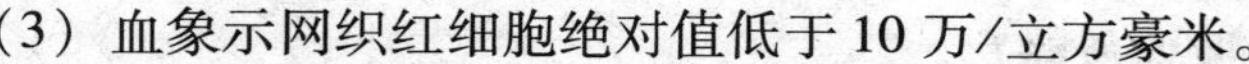

（3）血象示网织红细胞绝对值低于10万/立方豪米。

【临床表现】

1. 脾肾阳虚型

主症：面色少华，灰白或萎黄，神疲乏力，少气懒言，畏寒肢冷，腰脊酸痛，齿龈出血，衄血或便血，尿血、皮下出血，以及月经过多等症。舌质淡胖或有齿痕，苔薄白，脉沉细。

2. 心脾血虚型

主症：头晕目眩，心慌气短，四肢乏力，食欲不振，面色苍白，口唇无华，或有鼻衄，齿龈出血，皮下出血，妇女月经过多，或经少色淡等症。舌质淡苔白，脉虚弱无力。

【综合诊断】

1. 辨质

（1）零质　正常质，正数值1。

（2）亚健康质　加质：气虚质、血虚质，负值0.1；加减质：阳虚质、阴虚质，负值0.2。

（3）减质　病质　小病质，负值0.3～0.4；中病质，负值0.5～0.6；大病质，负值0.7～0.8；病危质，负值0.9～0.95。

2. 辨病

减病　“再生障碍性贫血”。

3. 辨证

减证　脾肾阳虚型，负值0.5～0.6；心脾两虚型，负值0.7～0.8。

【鉴别诊断】

1. 与阵发性睡眠性血红蛋白尿相鉴别　本病与再障在临床表现方面有共同处，除可见三种血细胞减少外，都可是慢性进行贫血，一般亦无肝脾淋巴结肿大，红细胞盐水脆性试验正常，骨髓增生活跃或减低，在临床每易误诊。本病是一种阵发性加重的慢性持续性溶血性贫血血红蛋白尿一般均发生在睡眠的候。发作患者易诊断，不发作患者需鉴别如下。

（1）临床方面　本病患者出血现象较少，程度亦轻微，发作患者易诊断，感染少见，皮肤及黏膜有轻黄染。

（2）两病皆有全血细胞减少，但本病的血小板减少不明显，且网织红细胞增多，尿胆元增加，血红中胆红质增高。

（3）红细胞酸脆性试验（Ham 氏试验）在本病为阳性，属特异试验。

2. 与急性白血病相鉴别　部分白血病也可出现全血细胞减少，临床表现为贫血、感染及出血易误诊为再障，但白血病患者常有肝脾淋巴结不同程度的肿大，更主要的鉴别是白细胞分类中绝大数为原始细胞及幼稚细胞。骨髓增生极度活跃或明显活跃原始及幼稚细胞占多数。

【治疗方法】

1. 中医治法

（1）脾肾阳虚型

治法：补益脾肾，气血双补。

方药：经验方。

组成：生黄芪 15g、红参 10g、当归 12g、川芎 10g、白芍 10g、熟地 12g、紫河车 6g、何首乌 10g、阿胶 10g、龟板 10g。

（2）心脾血虚型

治法：补血益血，补气生血。

方药：经验方。

组成：生黄芪 15g、当归 10g、红参 10g、白术 10g、远志 10g、枣仁 10g、龟板 10g、鸡血藤 10g、鹿茸粉 2g（冲）。

2. 西医治法

目前虽不能根治本病，但部分病例可缓解，同一种治疗措施仅对部分病例有效，这证明再生障碍性贫血不是一个独立性疾病，而是一个综合征。

（1）一般疗法　要正确对待疾病，建立治好本病的信心，使患者克服悲观失望情绪，尽可能祛除病因因素，加强营养，摄取高蛋白饮食，给予足够的维生素，以便增加体内抵抗力，避免外伤出血，注意气温变化，严防感冒及感染。

（2）对症治疗

①输血：当贫血过重，影响脏器功能时应输血或输红细胞悬液以免加重心脏负担，如同时伴有严重出血或感染时可选新输新鲜血或白细胞悬液及血小板悬液。长期输血也有其缺点，除可见发热反应外，也可产生同种血细胞抗体，遇此情况输血不良反应不可避免。因此应尽量延长输血间隔。在肝、胰功能损害时大量反复输血更易并发血色病，为了减少继发性血色病也应严格控制输血。

②有感染可用抗菌素。

③出血量多时除输血外可试用止血剂如止血敏（Dicynon）、安络血（Adrenosen），以减少血管渗出，增加血管收缩，或用云南白药及白及粉等。为了减少出血，增强毛细血管抵抗力可以使用维生素 P20mg 及维生素 C100mg，每日 3 次口

服，也可加用适当量钙剂以增加疗效。

④大剂量睾丸酮：有刺激造血作用，甲基睾丸素每日 50 ~75mg，分 2 ~ 3 次口服或丙酸睾丸酮每日 50 ~ 100mg，肌肉注射。如有不良反应可连续应用，最短疗程应在五个月以上方能肯定其疗效。本剂对女患月经过多也能达到减少血量、缩短经期或暂时闭经的作用，可在月经前两周用药、月经来潮第一日停药、或月经来潮第一日开始用药、月经结束日停药，前者疗效较好。副作用多在用药一个月开始，成人男性常有毛发增多，下肢水肿、痤疮、发热感、烦燥、欣快感、多不严重、不影响治疗，女性及小儿常有男性化，有时影响治疗。

⑤氯化钴，钴盐可引起红细胞增多，钴盐可能与半胱氨酸霉及组氨酸霉相结合使机体乏氧，间接刺激骨髓造血。成人每日 80 ~ 150mg，分 2 ~ 3 次饭后即服。儿童 2 ~ 4mg/（kg · d），疗程至少三个月以上，儿童疗效较好，且远期效果较持久，副作用有食欲不振、恶心、呕吐、腹痛、心动过速，心率失常、痤疮、汗毛、，甲状腺肿、色素沉着，少见有心力衰竭。

⑥肾上腺皮质激素类药物，此类激素虽能减轻溶血现象及体表部位皮肤黏膜出血，但对内脏重大出血以及颅内出血并无防治作用，久用后可能遭致内脏及颅内出血加重，出血好转患者，血小板数不一定上升。因此本类制剂不应作为再障的首选药物，晚期可用强的松（prednison）或强的松龙（Prednisolon），每日 30 ~ 60mg，分 3 ~ 4 次口服，维持量 10 ~ 15mg，一疗程两个月左右为宜。

⑦骨髓移植：将健康人骨髓或急死者尸体 6h 内的骨髓以及 20 周以后的尸胎骨髓在无菌条件下经静脉或骨髓移给患者，

以达到细胞成活发育及刺激骨髓造血目的，但由于同种组织移植后存或问题尚未完全解决，远期疗效不理想所以未能广泛开展最好选择近亲正常人骨髓以提高疗效。移植前投给大量激素降低病免役反应性，以提高存活率。应选择血型完全相同（包括ABO及系统J及Rh因子），并经抗人球蛋白试验证明确无不完全抗体的献髓员。移植量般按有核细胞数计算，有效病例需接受十亿左右或更多的细胞，一次或分次移入。

⑧脾切除：目前意见不一、脾切除的根据不外是解除脾脏对骨髓的抑制作用，特别是对血小板的抑制作用。具备下列条件可为适应证，网织红细胞较高，粪胆元排泄量较高，溶血指数高于正常，髂骨骨髓增生较好者脾切除可望奏效。

⑨维生素 B_4，维生素 B_6、维生素$_{12}$、叶酸、辅霉 A、利血升、鲨肝醇等药可选用，对白细胞减少和血小板减少有益。

⑩其他：近年来采用许多药物治疗或针灸疗法，但疗效尚未定论。

经上述治疗，疗效较好的病例首先表现网织红细胞增高，维持2～3个月后，血红蛋白及红细胞上升、而血小板最后上升且较慢。

（3）预后　急性型目前预后不佳，最急剧者发病后数周至半年内死亡，稍缓和者一般病程一年左右，致死原因以严重出血，特别是脑出血严重感染为多，有的死于尿毒症，心衰及休克。慢性型可迁延数年，部分病例经治疗后得到满意的疗效或基本治愈，无效死亡者多以急性变、大失血（女性阴道出血）及血色病为主要原因。

总之，在治疗过程中注意各病例的差异，阐明其病因，以期达到治愈的目的。对急性型病例尚缺乏有效的措施，有待加强研究。

【预　　防】

加强身体锻炼，调理饮食，多吃一些有营养的食物，不要过度疲劳，保持良好心态，有利健康。

血小板减少性紫癜

【概　述】

血小板减少性紫癜是一组出血性综合征，在临床上分为继发性与原发性血小板减少性两类。许多疾病血小板减少而发病皮肤和黏膜出血现象称为继发性血小板减少性紫癜常见于以下4种情况：

1. 骨髓病变　如再生障碍性贫血、白血病、恶性肿瘤骨转移、放射病等。

2. 感染　如伤寒病、双球菌性脑膜炎、流行性出血热、亚急性细菌性心内膜炎及败血症等。

3. 药物中毒　如砷、苯制剂、金霉素、磺胺等。

4. 脾功能亢进　如肝炎、肝硬变和其他原因所致的脾肿大时，往往可继发血小板性减少症。

一、病因和发病原理

1. 血小板减少　患者在发病期，一般血小板数均在5万/立方毫米以下，出血倾向严重，但伴随病情好转血小板数也上升或近正常，而出血停止。由此可见，本病的发生与血小板数有密切关系。至于血小板数减少的原因，在急性型病例可能由于巨核细胞与血小板对外界因素（包括药物、细菌、病毒等）的强烈过敏反应受到抑制的结果。在慢性型病例中，约有二分之一患者在血液中发现有血小板抗凝集素，这种凝集素除能破坏血小板外，且对巨核细胞亦有抑制作用。另外脾功能亢进与血小板减少亦有关，至于脾功能亢进原因与作用机制，尚不够了解。

2. 毛细血管的病理改变 在用促肾上腺皮质激素或考的松治疗本病时，血小板数并不一定恢复正常，而出血症状减轻，毛细血管脆性试验变为阴性，有此可见，本病的出血除因血小板减少外，毛细血管本身亦有缺陷。

3. 神经影响对本病的发生有重要意义 本病多发生于女性和神经系统活动不稳定的年龄，出血位置常为对称性，并具有反复发作或情续激动时出血症状加重等特点，女性患者症状又多在月经期出现或加重，这些情况说明，神经和内分泌系统的变异，对本病的发生上具有一定意义。

二、临床分型

1. 按发病的特点，一般分为以下两种类型。

（1）急性型 比较少见，发病急骤，可有微热或全身不适感，继而全身皮肤黏膜广泛出血，皮肤瘀点甚至形成血肿，黏膜出血多见于鼻、牙龈、口腔。胃肠道及泌尿生殖器官的出血亦不少见。少数患者见有视网膜及颅脑出血或脑脊髓膜腔出血。急性发作后可于数周内缓解，以后不再发作，但亦可反复发作，其间隔不定，亦有迁延发展为慢性者。

（2）慢性型 约 80% 患者的病程是慢性经过的，发作与缓解交替出现，发作时出血症状较轻，除皮肤紫癜，鼻和牙龈出血外，其他部位的出血较少见。在缓解期患者一般状态良好，发作期间短者数日，长者数周。缓解期短者数周，长者数年。慢性型部分患者可触及脾脏肿大。

2. 实验室检查

（1）血象　血小板数减少，一般在5万/立方豪米以下。急性型减少尤为明显，甚至可到几千，慢性型血小板可有形态改变（如体积增大，形态特殊，畸形，不规则），并由于经常失血常有低色素性贫血。白细胞数在急性型可增加，嗜酸性粒细胞增加。出血时间延长，血块收缩不良，毛细血管脆性试验阳性，凝血酶原时间正常，凝血酶原消耗试验减少。血小板凝集素在急性型少见，在慢性型50%阳性。

（2）骨髓象　巨核细胞有成熟障碍和变性特点。急性型巨核细胞数正常、体积小，无颗粒、有空泡、分类以未成熟型居多。但血小板形成减少，裸核及变性型波动范围较大，但较正常增多。

【临床表现】

1. 血热妄行型

主症：皮肤出现瘀斑，颜色较深，或有鼻衄、牙衄、咯血、便血、尿少、以及月经过多，亦可伴有发热。舌质红苔黄、脉弦数。

2. 肝肾阴虚型

主症：出血较严重，出血量多而色鲜，或有潮热，心烦，手足心热，口渴喜饮。舌质红苔干少津，脉沉或细数。

3. 脾肾气虚型

主症：病情日久，反复出血，颜面苍白，虚浮少华，精神萎颓，怠倦乏力，食欲不振，头晕目眩，心悸气短，动则汗出。舌质胖嫩苔薄，脉细弱无力。

【综合诊断】

1. 辨质

（1）零质　正常质，正数值1。

（2）亚健康质　加质：气虚质、血虚质，负值0.1；加减质：阳虚质、阴虚质，负值0.2。

（3）减质病质　小病质，负值0.3～0.4；中病质，负值0.5～0.6；大病质，负值0.7～0.8；病危质，负值0.9～0.95。

2. 辨病

减病　“血小板减少性紫癜”，负值0.7～0.8。

3. 辨证

减证　血热妄行型，负值0.7～0.8；肝肾阴虚型，负值0.7～0.8；脾肾阴虚型，负值0.7～0.8。

【治疗方法】

1. 中医治法

（1）血热妄行型

治法：凉血止血，病症同治。

方药：经验方。

组成：生地 12g、大蓟 12g、小蓟 12g、白茅根 12g、地榆 10g。

（2）肝肾阴虚型

治法：养阴止血，病症同治。

方药：二至丸加味。

组成：女贞子 10g、旱莲草 10g、生地 12g、龟板 10g、阿胶 10g（烊化）、黄芩炭 10g、茜草炭 10g。

（3）脾肾气虚型

治法：益气止血，病症同治。

方药：圣愈汤加减。

组成：黄芪 15g、党参 12g、地榆炭 10g、当归炭 10g、炒白芍 10g、血余炭 10g、炮姜炭 10g、棕榈炭 10g、炙甘草 10g。

2. 西医治法

（1）在出血发作期应卧床休息，避免精神及各种创伤

（2）激素疗法　对急性重危患者可使用激素疗法，以促进血小板生成或毛细血管的通透性降低，从而达到止血作用。可选用下述之一，氢化考地松：每日 200 ~ 300mg 加入葡萄糖溶液中静滴。强的松：10 ~ 20mg，每日 3 次，口服。地塞米松：1.5mg，每日 3 次，口服。促肾上腺皮质激素（A、C、T、H）：25 ~ 50mg，加葡萄糖溶液静点，每日 1 次，至止血或血小板回升宜逐渐减量后停药，可连续用药 4 ~ 6 周。

（3）输血疗法　对出血严重者可输新鲜血止血，每次输血量 200 ~ 400ml，或输含有丰富血小板的血浆，有条件时可输血小板悬液。

（4）辅酶 A　50U，每日 1 ~ 2，次，肌注，7 ~ 14 天一疗程，对升高血小板数有一定作用。维生素 P20mg，维生素 C200mg，每日 3 次，口服，能减低毛细血管脆性，能增加毛细血管内皮细胞间的黏合质。

（5）出血期也可用止血药如止血敏、安络血等。

（6）脾切除术　对反复发作或经内科疗法治疗无效者，行脾切除手术后，约三分之二患者可获得痊愈。

【预　　防】

加强身体锻炼，慎服砷剂、苯剂金霉素、磺胺类药物以减少本病发生。

猩 红 热

【概　　述】

猩红热是由乙性溶血性链球菌所致的急性呼吸道传染病。以发热、咽部发炎、全身弥慢性猩红色皮疹和皮疹消退后有明显皮肤脱屑为特征。传染源为患者和代菌者。人群带菌率因季节、流行情况及与患者接触程度等而有所不同。本病主要通过呼吸道飞沫传播，偶可经被污染的书籍、玩具、生活用具、饮料及食物而传染，有时可经过破损的皮肤传播，引起“外科型”猩红热。儿童为主要易感人群。感染后可获得较长久的抗菌和抗红疹毒素免疫力。抗菌免疫力主要为抗 M 蛋白抗体，故有型特异性，仅能保护同型菌的攻击。抗红疹毒素抗体可抵抗同种红疹毒素的侵袭。目前已知有 A、B、C 3 种不同的红疹毒素，故可见到 2 次甚至 3 次患猩红热者。本病全年均可发病，但冬春季明显多于夏秋季。猩红热曾在世界各地流行，近 40 多年来逐渐趋向缓和，临床表现为中毒型者明显减少。近年来病死率明显下降，约在 1% 以下。流行季节多在冬春季。有与猩红热患者接触史。

1. 症状与体征

（1）骤起高热，咽痛及头痛、呕吐等。

（2）出疹　发病 1 ~2 天出现皮疹，从耳后、颈部开始，迅速蔓延至躯干和四肢，约 24h 内布满全身，皮疹为弥慢性细小密集猩红色斑丘疹，压之褪色。患者面部充血潮红，但无皮疹，口鼻周围呈环口苍白圈。肘前，腋窝、腹股沟等皮褶处因红疹极密而呈皱褶红线，称帕氏线。

（3）咽峡充血，扁桃体红肿，表面可有白色或灰白色渗出物，舌苔白而厚、舌乳头红肿突起，称“草梅舌”。舌苔脱落后，舌面光滑呈肉色，乳头仍突起，称“杨梅样舌”。

（4）恢复期　病后一周左右进入恢复期，消退时皮疹大片脱屑。无色素沉着，亦无斑痕。

2. 实验室检查

白细胞计数增高，中性粒细胞常达 70% ~90%。咽部分泌物培养可有乙型溶血性链球菌生长。

【临床表现】

1. 毒在卫分型

主症：恶寒发热、头痛恶心、咽喉焮红肿疼。舌红苔薄黄，脉浮数。

2. 气血两燔型

主症：高热口渴、咽喉红肿腐烂，斑疹密布，皮肤猩红。舌红绛生刺，脉滑数。

3. 毒入血分型

主症：高热有汗不解，神昏谵妄，口干喉烂，皮下出血。舌红绛，苔黑褐生芒刺，脉细数无力。

【综合诊断】

1. 辨质

（1）零质　正常质，正数值 1。

（2）亚健康质　加质：气虚质、血虚质，负值 0.1；加减质：阳虚质、阴虚质，负值0.2。

(3) 减质病质　小病质，负值0.3～0.4；中病质，负值0.5～0.6；大病质，负值0.7～0.8；病危质负，值0.9～0.95。

2. 辨病

减病　“猩红热”，负值0.7～0.8。

3. 辨证

减证　毒在卫分型，负值0.7～0.8；气血两燔型，负值0.7～0.8；毒入血分型，负值0.7～0.8。

【鉴别诊断】

1. 与药物疹相鉴别　奎宁、苯巴比妥、安替比林、阿托品等偶可致弥漫性猩红热样皮疹，但分布不甚均匀，缺乏全身症状。主要靠药物史来鉴别。

2. 与痱子相鉴别　有时弥漫分布于躯干各部，略似猩红热。但尖端可有微小的水疱。无全身症状。

3. 与风疹相鉴别　有时很像猩红热，后颈部及耳后淋巴结增大。白细胞减少及咽培养无链球菌生长等可与猩红热鉴别。

4. 与麻疹相鉴别　症状与猩红热大不相同，尤以面部发生斑疹，颊黏膜有麻疹斑及白细胞减少为特点

5. 与川畸病相鉴别　婴幼儿多见，发烧1～3周，可有草莓舌，猩红热样皮疹或多形性红斑皮疹。黏膜充血，唇红干裂，手足硬肿，指趾末端脱皮，可引起冠状动脉病变，青霉素治疗无效。

【治疗方法】

1. 中医治法

（1）毒在卫分型

治法：凉血透疹，解毒除热。

方药：经验方。

组成：金银花12g、连翘12g、薄荷10g、炒栀子10g、牛蒡子10g、芥穗10g、板兰根12g、元参10g、豆豉10g、鲜芦根12g、甘草10g。

（2）气血两燔型

治法：气血两清，透解毒热。

方药：经验方。

组成：生石膏20g、鲜生地15g、元参10g、板兰根10g、马勃5g、丹皮10g、赤芍10g、金银花12g、连翘10g、竹叶10g、鲜芦根10g。

（3）毒入血分型

治法：凉血解毒，清心泻热。

方药：经验方。

组成：犀角2g（冲）、赤芍10g、丹皮10g、鲜生地15g、大青叶10g、金银花10g、连翘10g、川贝母10g、鲜菖蒲12g、元参10g、知母10g、甘草10g。

2. 西医治法

（1）青霉素为首选药物，能迅速消灭病原菌，常用剂量为每次20万~40万U，每日2次，肌注，连用7~10天。严重患者速送医院治疗。

（2）对青霉素过敏或对青霉素耐药者应用红霉素，剂量为每日40～50mg/kg，分4次口服，7～10天为一疗程。

（3）保证患儿充分休息，以防心、肾并发症，水分应充分，多吃水果及青菜，能补充维生素类之不足。保护皮肤及口腔清洁，常用温淡盐水含漱。病后2周到医院进行尿常规化验，以早期发现有无肾炎和并症。

（4）猩红热患儿一般可在门诊治疗，有条件者宜到儿科传染病房或传染病专科医院住院治疗。由于其传染性强，因此在传染期内，要对患者做好隔离工作。应在治疗的同时密切注意病情变化，及时发现严重合并症，如心肌炎，感染性休克、败血症及脑膜炎等。更为重要的是，在其病愈后要定期进行尿常规检查，及时发现是否合并链球菌感染后肾小球肾炎。

【预　　防】

1. 确诊者或可疑患儿，应按要求作传染病报告。患儿隔离直至症状消失。如从接受青霉素治疗算起，隔离时间不应少于7天。

2. 居室、用具及排泄物每天进行消毒。

3. 疾病流行期间不要到公共场所或患儿家去，必要时要戴口罩。

4. 有密切接触史的易感者，在12天内应注意体温、皮肤及咽部情况，必要时注射青霉素，每次20万U，每日2次，连用3～4天。

伤　寒

【概　　述】

伤寒是由伤寒杆菌所引起的急性传染病，临床特点为持续性高热、特殊的中毒症状、相对缓脉、脾肿大、皮肤充血皮疹及末梢血象中白细胞数减少等。有时可并发肠出血或肠穿孔等。

1. 病因病理

病原体为伤寒杆菌，革兰染色阴性杆菌，耐低温，60℃时10余分钟可死亡，静水中可生存2个月。传染源是伤寒患者和带菌者，患者在潜伏期末即可随粪便排菌，在起病后2～4周内传染性最大，恢复期中和恢复后仍可继续排菌。伤寒是肠道传染病，主要通过传染的水源、食物或经苍蝇传播给他人。

伤寒的病理变化以回肠末端黏膜的淋巴结组织变化最显著。开始是肿胀，局部因肿胀引起营养障碍出现坏死并结痂，结痂脱落形成溃疡，溃疡侵蚀肠壁血管可引起肠出血，溃疡深、底部薄，容易发生穿孔。

体内免疫能力逐渐形成，机体中毒症状随之减轻以至消失，肠壁溃疡愈合，病后可获持久性免疫。

2. 症状分四期

初期，患者在初期先有精神不振，全身不适，食欲不振等前驱症状，易被患者忽略。起病多缓慢，从前驱症状开始，病情见重，全身不适，食欲减退、头痛等症状渐显著。体温呈梯形上升，常伴有畏寒，少汗或无汗，在 5～6 日内体温可达40℃，脉搏相对缓慢，与体温相上升不相称，可仅 80～90 次/分。表情淡漠、两颊潮红，常有腹部不适，饱胀感，右下腹部可有轻度压痛。

高峰期，约在起病第二周开始，初期症状更加明显，高热持续不退，毒血症状逐渐明显。患者呈重病容，表情淡漠，烦渴，无食欲，皮肤干燥，多在病后 6～15 日胸腹背部分批出现红色皮疹（玫瑰疹），如米粒大，指压褪色，通常数目不多，2～3 日后消退；腹胀明显，不少患者有腹泻，无脓血；脾多肿大，扪之质软、有压痛，肝亦肿大，极少出现黄疸；重症可有谵语、昏睡、昏迷，小儿多发生惊厥。近十年来重症以极少见。

缓解期，病后第三四周开始，为伤寒最紧要的转折时期。虽体温渐降，中毒症状减轻，患者精神转佳、思食，但此期小肠病变尚未修复，若饮食及护理不当，易造成肠出血或肠穿孔。小儿患者易并发支气管肺炎。

恢复期，病后第四五周进入恢复期。体温下降至正常，伴有大量出汗，腹部常出现汗疹。食欲恢复，出现饥饿感。恢复期的长短与患者原来的健康、营养状况及有无并发症有关。一般约需一个月始能完全恢复。

伤寒的复发，因潜伏在体内的伤寒杆菌再次进入血内引起。复发是伤寒的特点，不是伤寒症状的持续，而是症状消失、体温恢复正常后 10～15 日出现。复发的症状较轻，病程较短，约 1～3 周应用氯霉素后复发率增多。

伤寒的再燃多在体温渐下降，但尚未达到正常体温时，热度回升，持续约 5 ~7 日而后退热，常无固定症状。

3. 并发症

（1）肠出血 为最多见的并发症。有腹泻者出血机会多，常发生于第 2 ~4 周。少量出血有时多无症状，大量出血时，热度常骤降，随再升至更高热度，出现面色苍白，出冷汗，脉速、呼吸急促，血压下降等症状，大便呈黑便或咖啡色便。

（2）肠穿孔 为严重的并发症。常发生于第 2 ~3 周。常先有腹胀、腹泻或肠出血等。因穿孔处多在回肠末端，症状为右下腹突然剧痛，伴有恶心、呕吐、并出现腹膜刺激症状以至休克。检查肝浊音界消失，X 线透视可见腹腔有游离气体，白细胞明显增多。

（3）急性胆囊炎　表现右上腹疼痛及压痛。多数成为带菌者。

（4）心肌炎 重症患者偶见，以脉速、血压下降，心率不齐为主要症状。

4. 实验室检查

白细胞总数减少，特别是嗜酸性白细胞减少或消失。多可确诊。有条件可做血及骨髓培养及伤寒血清凝集反应（旧名肥达氏反应）。

【临床表现】

1. 湿毒在表型（湿重于热）

主症：头痛身重，倦怠无力，身热不爽，伴有恶寒之象，精神不振，面色暗淡无泽，脘腹胀满，不思饮食。舌苔白腻，脉濡缓。

2. 热毒伤气型（热重于湿）

主症：发热，汗出不解，面色黧垢，口中黏腻，兼有秽浊之气，脘腹胀闷，不欲食，或见斑疹，白瘖。舌苔垢腻而干，脉濡数。

3. 热伤血分型

主症：高热，稽留不退，烦躁不安，谵语，入暮则甚，兼见鼻中衄血。舌干燥无津，苔黄褐色，脉细数。

4. 病后期治质型

主症：湿温病经治疗：渐趋恢复，精神不振，身体虚弱，纳食不香，大便不爽，应治质为主，以善其后。

【综合诊断】

1. 辨质

（1）零症　正常质，正数值1。

（2）亚健康质　加质：气虚质、血虚质，负值0.1；加减质：阳虚质、阴虚质，负值0.2。

（3）减质病质　小病质，负值0.3～0.4；中病质，负值0.5～0.6；大病质，负值0.7～0.8；病危质，负值0.9～0.95。

2. 辨病

减病　“伤寒”，负值0.7～0.8。

3. 辨证

减证　湿毒在表型，负值0.5～0.6；热毒伤气型，负值0.7～0.8；热伤血分型，负值0.7～0.8；病后期治质型，负值0.5～0.6。

【鉴别诊断】

与斑疹伤寒相鉴别　斑疹伤寒的特点是：起病急，高热伴有寒战，脉搏转快，通常在病的5日，颈、胸、背、腹、及四肢出现圆形或卵圆形不规则的斑疹，多呈出血性，按之不退。病程约2周。白细胞总数常正常或稍高。

【治疗治法】

1. 中医治法

（1）湿毒在表型

治法：芳香化浊，透表解毒。

方药：经验方。

组成：鲜藿香10g、鲜薄荷12g、鲜佩兰10g、川朴6g、半夏10g、鲜荷叶10g、鲜荷梗10g、白蔻10g、生薏米10g、六一散。

（2）热毒伤气型

治法：清热解毒，芳香化浊。

方药：经验方。

组成：黄连10g、川朴6g、黄芩10g、金银花12g、连翘10g、鲜藿香12g、鲜佩兰10g、白蔻10g、鲜芦根12g、六一散。

（3）热伤血分型

治法：清热凉血，保津救液。

方药：经验方。

组成：犀角2g（冲服）、鲜生地12g、丹皮10g、赤芍10g、黄连10g、连翘10g、鲜芦根12g、茅根10g、元参10g、麦冬10g、鲜菖蒲10g、六一散。重症伤寒、病情沉重可用清营透热法治疗，如用：紫雪丹、安宫牛黄丸或犀角地黄汤等。

（4）病后期治质型

治法：治质愈病，恢复健康。

方药：经验方。

组成：沙参 12g、麦冬 10g、玉竹 10g、生扁豆 10g、鲜石斛 10g、山药 10g、蔻皮 10g、六一散。

2. 西医治法

（1）一般疗法，按消化道传染病进行隔离。患者使用的食具，用具及排泄物等要进行消毒。室内及卧具等要保持整洁，注意皮肤清洁，经常转换体位，以防发生褥疮及肺炎。保持口腔清洁以免发生口腔炎及腮腺炎。

饮食以营养丰富，易于消化的流食或半流食为宜。成人每日热量最好能达到 2000 ~ 3000 卡。每日经口和经静脉的输入液量最好能达 2500 ~ 3000ml。勿食生冷、刺激性及难以消化食物。忌用泻剂。

（2）抗菌素治疗

①氯霉素或合霉素治疗：氯霉素成人每次 0.25g，每日 4 次，小儿按 30mg/（kg · d）服用，用至热退后 3 日剂量减半，再用 7 ~ 10 日。如用合霉素，用量加倍。氯霉素、合霉素长期应用可能使白细胞减少，应注意。重症患者不能口服药时，可肌肉注射氯霉素，每次 250mg，每日 3 ~ 4 次。由于易引起粒细胞减少，故不宜常用或久用。

②黄连素：每次 0.3 ~ 0.4g，每日 4 次，口服。疗程同氯霉素。

③庆大霉素或卡那霉素：有抗伤寒及副伤寒杆菌作用。庆大霉素为每次肌肉注射 20 ~ 40mg（2 ~ 4 万 U），每日 3 ~ 4 次，连用 10 ~ 14 日。卡那霉素为，口服，以每日每千克体重 15 ~ 30mg 计算，分 4 次，每 6h 服 1 次，肌肉注射，每次 0.5g，每

日2～3次，连用10～14日。

由于上述药物对听觉及肾脏有一定损害，故一般不作首选药物。

（3）对症疗法　对有严重毒血症病例，可在进行病因治疗的基础上，加用肾上腺皮质激素类药物治疗，常用氢化考的松每日100～200mg静脉滴注，或用强的松每日20～40mg，分次口服，一般用2～3日。不宜久用。

对有谵妄等兴奋症状时，可投苯巴比妥、异戊巴比妥、或水合氯醛等安眠、镇静剂。便秘可用开塞露、甘油等。禁用泻剂。

（4）合并症的治疗

①肠出血：暂停进食12～24h，或进食少量流食。卧床休息，保持安静，出血较多时可酌量输入新鲜血液。可选用止血粉、维生素K、仙鹤草素、凝血质、安特诺新（水杨酸钠肾上腺色素缩氨脲——Adrenosin）、抗血纤溶芳酸（对羧基苄胺）或6－氨基已酸等止血药。发生失血性休克时，除以输血、补液及止血等治疗为主外，可用适量升压药。经积机治疗出血仍不停止者，可考虑外科手术治疗。

②肠穿孔：及早确诊，手术治疗。

（5）对带菌者的治疗　口服氯霉素每日1～2g，连服1～2周。疗效不佳时可口服氨基苄青霉素每日2～3g，或肌肉注射每日2g，疗程1～2周。对慢性胆囊带菌者，可考虑外科手术治疗。

【预　防】

1. 控制传染源，切断传播途经，提高人体免疫力。

2. 预防接种伤寒菌苗。目前我国应用的是伤寒、副伤寒甲丙乙三联菌苗。首次皮下注射 0.5ml，第二、第三次各注 0.5～1.0ml，每隔 7～10 日注射一次。注后 2～3 周产生免疫力。一般可维持一年左右。以后每年再加强一次，每次注 0.5～1.0ml。

疟　疾

【概　述】

疟疾，俗称："发疟子""打摆子"，是由感染疟原虫所引起的传染病，主要是通过受染蚊虫的叮咬而感染。临床特征为周期性发冷、发热、出汗、脾肿大、贫血，有时发生黄疸、本病为我国重点防治的五种寄生虫之一。

1. 病因病理

寄生在人体内的疟原虫，主要有间日疟原虫、三日疟原虫、恶性疟原虫，由疟蚊进行传播。当疟蚊叮咬疟疾患者或带原虫者时，雌雄生殖原虫被吸进蚊体内，经发育、繁殖形成孢子体。当疟蚊叮咬人体时，疟原虫孢子体便进入人体。首先侵入肝细胞内分裂繁殖（称为红细胞前期），产生大量潜隐体。肝细胞破裂时潜隐体进入血源，其中大部分进入红细胞内繁殖，称为红细胞内期；另一小部分潜隐体又侵入肝细胞继续裂体繁殖，形成新的潜隐体，称为红细胞外期。红细胞内期的疟原虫经裂体繁殖，使红细胞破裂释放出大量裂殖体，并再侵入新的红细胞，这样反复裂体繁殖，经过几代裂体繁殖后，部分裂殖体在红细胞内增长发育为雌、雄性原虫。

2. 症状与体征

由于感染疟原虫的种类不同，各种类型的临床表现亦各异。

（1）间日疟，潜伏期一般为10～17天。初发者症状不典型，呈弛张热或不规则热，发作数次后热型逐渐典型，呈周期性间日发作。典型发作可分三期，

发冷期：患者先有畏寒感，自四肢遍及全身，逐渐加重。随之出现明显寒颤，面色苍白，皮肤、口唇及指甲发绀，皮肤呈鸡皮状，心率增快，脉搏细弱，患者脉肌肉酸痛，有时恶心、呕吐，小儿可发生抽搐。此期体温逐渐上升。发冷期持续0.5～2h。

发热期：在发冷消失后，继以高热，体温上升至40～41℃。患者面色潮红，头痛、恶心、呕吐反躁口渴。有时出现谵妄、等精神症状。此期持续2～6h。

出汗期：体温开始下降，常在1～2h内体温可从40～41℃降至正常。患者开始大量出汗，常使衣被具湿。患者除感困疲外，顿觉轻松，常平静入睡。醒后患者仅感乏力，别无不适之处。此期一般持续2～3h。

以上典型发作，常有48h发作一次的规律。未经治疗者，发作可持续10次左右，以后常不定期地反复发作，成为慢性疟疾。

（2）三日疟　潜伏期一般20～28日。每隔72h发作一次。临床表现与间日疟相似。但发作时间较间日疟稍长，发作后疲乏亦较重。三日疟自然病程较长。可达数月，很少自愈。

（3）恶性疟　多见于我国西南地区，潜伏期一般在7～12日。热型不规则，体温曲线可有持续型、弛张热、每日间歇型、隔日间歇型，或在全病程中上述各型相互穿插。常迅速出现脾大及贫血。末梢血内有多数疟原虫存在，故易于检出。

（4）少数恶性疟疾，或个别间日疟疾患者可发生表现严

重的凶险发作。按其主要症状的不同分为脑型、(类似脑炎或脑膜炎)超高热型(体温可达42℃以上，高热持续不降)、厥冷型(虚脱或休克)、胃肠型(似急性胃肠炎，少数似急腹症)及黑尿热(血红蛋白尿)等此种患者虽然少见，但症状凶险，危害甚大，故需引为重视积极抢救。

2. 实验室检查

(1) 血片检查　在发冷期及其后6h内，血中疟原虫多，涂片镜检，易于查出。

(2) 骨髓检查　常用于慢性期患者，检出疟原虫的机会较周围血为高。

(3) 诱发试验　一般用1%肾上腺素0.5～1.0ml皮下注射，注后每15min取血涂片一次，共3～4次，检疟原虫。

(4) 疗效试验，对临床表现酷似疟疾，经反复检查疟原虫均属阴性的患者，可行疗效试验，成人服氯奎啉第一日0.6g，第二、三日各服0.45g，或服用奎宁每次0.6g，日服3次，连服三日，如三日退热，疟疾可能性大，三日不能退热者则基本上可以排出疟疾。

【临床表现】

1. 正疟型

主症：寒热往来，发作定时，常每日或隔日发作一次，发作时呵欠频发，继则畏寒发抖，约0.5h至2h后，寒战渐减，体温渐升，头痛面赤，烦渴欲饮，四肢疼痛，恶心欲吐，随后汗出，体温下降。舌苔薄黄腻、脉弦紧或弦数。

2. 温疟型

主症：发热多恶寒少，发作有定时，汗出不畅，头痛面赤、口干、渴欲饮水，小便短赤，大便秘结。舌苔黄、脉滑数。

3. 牡疟型

主症：寒多热少，发有定时，口淡不渴，胸胁满闷，四肢疲乏，精神怠倦。舌苔薄腻，脉弦缓。

4. 劳疟型

主症：寒热微作，遇劳则发，日久不愈，面色萎黄，怠倦乏力，自汗出，纳食少。舌质淡，脉细弱。

5. 疟母型

主症：疟疾频发，日久不愈，面色萎黄，形体消瘦，胁下痞胀，扪之有块。舌质红暗，或有瘀斑。脉弦细。

【综合诊断】

1. 辨质

（1）零质　正常质，正数值1。

（2）亚健康质　加质：气虚质、血虚质，负值0.1；加减质：阳虚质、阴虚质，负值0.2。

（3）减质病质　小病质，负值0.3～0.4；中病质，负值0.5～0.6；大病质，负值0.7～0.8；病危质，负值0.9～0.95。

2. 辨病

减病　“疟疾”，负值0.7～0.8。

3. 辨证

减证　正疟型，负值0.5～0.6；温疟型，负值0.5～0.6；牡疟型，负值0.5～0.6；劳疟型，负值0.7～0.8；疟母型，负值0.7～0.8。

【鉴别诊断】

非典型的疟疾，应与波状热、伤寒、血吸虫病、黑热病、肺结核等鉴别。凶险发作者，常需与中暑，流行性乙型脑炎、急性脑膜炎、败血症等鉴别。

【治疗方法】

1. 中医治法

（1）正疟型

治法：祛毒止疟，疏利肝胆。

方药：小柴胡汤加减。

组成：柴胡 12g、黄芩 10g、半夏 10g、甘草 10g、常山 10g、草果 6g、青皮 10g、生姜 10g、红枣 10 枚。

（2）温疟型

治法：散毒清热，止渴生津。

方药：白虎汤加味。

组成：生石膏 20g、知母 10g、甘草 10g、粳米 12g、柴胡 10g、青蒿 12g、元参 10g。

（3）牡疟型

治法：祛寒止疟，化浊除痰。

方药：柴胡桂苓汤加减。

组成：柴胡 12g、桂枝 6g、干姜 10g、黄芩 10g、半夏 10g、常山 10g、青皮 10g、藿香 10g、甘草 10g。

（4）劳疟型

治法：补益气血，治质除疟。

方药：何人饮合四兽饮。

组成：何首乌 12g、当归 10g、党参 12g、生姜 10g、陈皮

15g、大枣 10 枚、草果 6g、乌梅 10g、白术 10g、茯苓 10g、甘草 10g。

（5）疟母型

治法：化痰软坚，散瘀消痞。

方药：鳖甲汤。

组成：鳖甲 12g、常山 10g、柴胡 10g、桂枝 6g、白术 10g、生牡蛎 12g。

2. 西医治法

（1）一般疗法　发作期及发作后 48h 宜卧床休息。饮食宜流质或半流质、营养丰富的饮食，发作期间应多饮水。发冷期要注意保温，高热、头痛可行醇浴或头部放置冰袋，温度过高时可服适量解热剂。遇有严重呕吐、腹泻者，可静脉滴注 5% 葡萄糖与生理盐水。

贫血患者可服铁剂，严重者可输血治疗。

（2）抗疟药物治疗

①主要用于消灭裂殖原虫的药物（控制症状的药物）。

氯喹啉：常用磷酸氯喹啉，第一日服 1.0g，第 2 ~3 日各服 0.5g，疗程三天，服药后，90% 左右的患者在 48h 内退热。裂殖原虫一般在 36 ~60h 后消失。此药毒性反应轻，偶有恶心、呕吐、头晕、及皮痒等。

阿的平：第一日每次服 0.2g，服 3 次。第 3 ~7 日每次服 0.1g，日服 3 次，疗程共 7 日。为减轻胃肠刺激症状，可在服用阿的平时加等量碳酸氢钠。此药退热较慢，有时可出现皮肤黄染（巩膜不黄）及精神症状等。

奎宁：每次口服 0.3g，日服 3 次，连服 6 日。此药控制症状较快，但对生殖原虫只有轻微抑制作用，故不易根治。服药时可有耳鸣，头晕等副作用。

②主要用于消灭生殖原虫及肝内红细胞外期疟原虫的药物（控制复发与传播的药物）：常用伯氨喹啉，14 日疗法为每日服用一次，每次服 26.4mg，连服 14 日，8 日疗法为每日 39.6mg。一次顿服，连服 8 日；4 日疗法为每日 52.8mg，一次顿服。连服 4 日。此药毒性较低，但剂量过大时可出现疲乏，恶心及溶血反应。本药不能与阿的平合用。

为取得即能控制症状又可控制复发与传播的双重疗效，目前多采用氯喹啉或奎宁与伯氨喹啉的合并疗法。如第 1 日服氯喹啉 1.0g，第 2 ~ 3 日每日服 0.5g，每日加服伯氯喹啉 52.8mg，第四日单服伯氨喹啉 52.8mg。

③休息期患者的治疗：凡在过去一年内有过疟疾发作者，均应在次年冬春季节进行一次根治，这对控制传播及防止复发有重要意义。可服伯氨喹啉 4 日，每日服 52.8mg，服伯氨喹啉的头两日各加服乙胺嘧啶 25mg。

【预　防】

1. 及时、彻底治疗患者。
2. 消灭蚊虫，切断传播途径。
3. 加强个人防护，避免感染。

阿米巴痢疾

【概　　述】

阿米巴痢疾是溶组织阿米巴侵入结肠后所致的以痢疾症状为主的疾病，病变多在右侧结肠易转为慢性，并易潜入肝脏，发生肝脓肿。溶组织阿米巴在人体组织及大便中有滋养体和包囊两种形态。滋养体在急性患者粪便中可以查到，但抵抗力弱，随粪便排出后很快死亡。肠腔中一些滋养体又能形成包囊，包囊随粪便排出可污染水、食物或以苍蝇为媒介传染。人吞食包囊后，在肠内变成滋养体，在人体抵抗力低下时，滋养体借溶组织酶和伪足运动，侵入肠黏膜下层不断繁殖形成炎症和溃疡，有时在黏膜下层潜行和蔓延，侵蚀肌层与浆膜，可造成肠出血与肠穿孔。

潜伏期自 10 日乃至数月。主要有以下三期：

1. 普通型

起病多缓慢，全身症状轻，不发热或有低热，腹泻每日数次，很少超过 10 次以上，粪便量较多。由于病变多在结肠上部，里急后重不如菌痢明显。因溃疡出血与粪便混合，呈酱色或混有暗红色血，有腐臭味。如病变发展到下部结肠就形成黏液脓血便。里急后重明显，如不治疗，可迁延成慢性。

2. 暴发型

起病急骤，以恶寒高热开始，大便呈水样或血水样，每日

可达20次以上，腹痛、里急后重及腹部压痛明显，可伴有呕吐、脱水、虚脱、谵妄等中毒症状，肠出血与肠穿孔的危险较大，

3. 慢性型

多为急性期过后，症状迁延不愈，常有五更泻、胃肠功能紊乱等，或反复急性发作，在间歇期可如健康人，或有腹痛，腹张或便秘，或腹泻与便秘交替出现，排出含有包囊的软便。如出现明显痢疾样症状时，便中含有滋养体。

肠道外的阿米巴病，因滋养体侵入门静脉，随血流可至肝、肺、脑、等处，引起脓肿，（参见有关章节）。

本病的诊断主要根据体征症状，镜检粪便急性期可找到滋养体，慢性期可找到包囊。可连续多次检查。

【临床表现】

1. 急性期型

主症：发病较急，每日泻数次至十余次，腹痛，稍有里急后重，或有发热、腹胀、纳呆、右下腹有压痛，粪便混有黏液或脓血便，呈酱色或血样便，有腐败腥臭味，大便镜检可找到溶组织阿米巴滋养体。

2. 慢性期型

主症：往往在急性期过后，日久迁延不愈，或反复发作，发时腹痛，里急后重，下痢脓血，平时常有胃肠功能紊乱的消化不良的症状，如稀便、肠鸣、五更泄等。日久可继发贫血，消瘦、疲乏等症。镜检可找到溶组织阿米巴包囊

【综合诊断】

1. 辨质

(1) 零质　正常质，正数值1。

(2) 亚健康质 加质：气虚质、血虚质，负值0.1；加减质，负值0.2。

(3) 减质病质　小病质，负值0.3~0.4；中病质，负值0.5~0.6；大病质，负值0.7~0.8；病危质，负值0.9~0.95。

2. 辨病

减病　“阿米巴痢疾”，负值0.5~0.6。

3. 辨证

减证　急性期型，负值0.5~0.6；慢性期型，负值0.7~0.8。

【鉴别诊断】

1. 细菌性痢疾（见菌痢）

2. 结肠癌　患者一般年龄较大，有排便习惯的改变，与排便有关的腹部不适和疼痛，粪便中含血，进行性贫血，体重减轻，可触及包块，钡剂灌肠有助于诊断。

3. 鞭毛虫痢　大便中可查到鞭毛虫。

【治疗方法】

1. 中医治法

(1) 急性期

治法：清热凉血，解毒止痢。

方药：经验方。

组成：一方：旱莲草10g、马齿苋12g、白头翁12g、山楂炭10g、金银花炭10g。

二方：葛根芩连合左金丸加味　葛根12g、炒萸炭10g、木香10g、黄芩10g、白芍10g、焦三仙45g、枳实炭8g、大黄炭10g、马齿苋12g、金银花炭10g、六一散。

（2）慢性期

治法：健脾益气，兼清湿热。

方药：经验方。

组成：一方：茯苓10g、白术10g、党参10g、黄连10g、木香10g、炮姜8g、六神曲12g、甘草10g。

二方：葛根芩连芍药汤加减：白芍12g、当归10g、葛根12g、黄芩10g、马尾连10g、焦槲片10g、金银花炭10g、炒枳壳7g、马齿苋12g、山楂炭10g、白术10g、茯苓10g、甘草10g。

2. 西医治法

（1）一般疗法　给予流质或半流质饮食，必要时补充液体。急性期必须卧床休息，慢性患者，因消瘦体弱，更宜加强营养。避免刺激性食物与饮酒。

（2）特效疗法

①卡巴胂（Cardarsone）：主要作用于肠内滋养体，常用于急性病例和已受吐根素治疗之后的患者；对慢性及排包囊者疗效较佳。成人剂量为0.25g口服，每日二次，连续10日为一治程。如大便中仍有原虫，可停药10天后再服10天。必要时过一个月后，再将此二治程重复一次。本药毒性低，服用方便。治程中无需休息。有肝肾功能减退时禁用，对砷敏感的患者，可能产生皮炎，呕吐、腹痛、腹泻等副作用。

② 碘制剂：喹碘仿（药特灵Yatren或Chinifon）：用法为0.5g，每日3次，连服10天，亦可用1～2%溶液保留灌肠。碘

氯羟基喹啉（Vioform）：0.25g 每日 3～4 次，连服 10 天。二碘喹啉（Diodoquin）：0.63g，每日 3 次，连服 20 天。此三药均有与卡巴胂相同作用。疗效达 85% 左右。毒性低，但可产生腹泻，严重时停用。对碘剂有敏感者，或有甲毒腺病者均忌用。

③阿的平（Atedrin）：能直接杀灭滋养体，剂量为 0.1g 每日 3 次，连服 10 天。有时能发生皮肤黄染，少数可出现中毒性精神异常。

④吐根素（Emetine）：对滋养体有效，一般只用于有急性症状及有肠外转移病的患者，作深部皮下注射。本药剂量每日每千克体重 0.001g，成人每日 0.06g，或每次 0.03g，每日 2 次。连续 6 天，重症再继以每日 0.03g，连服 6 天，共 12 天。

本药有累积作用，较常期的大量应用，能损伤心肌，血压下降、脉搏加速，心律不齐、与心力衰竭，亦可有呕吐腹泻，故治疗中应卧床休息，每日测量血压，如出现中毒症状，立即停药，如经一治程之后须再治时，须隔一个月后方可进行。

（3）抗菌素

①巴龙霉素（Paromomycin）：剂量为每千克体重 15～20mg，分 4 次口服，疗程 5～7 天，可引起腹泻，但停药后即可消失。

②四环素族中以土霉素疗效较佳，剂量为每日 2g，分 4 次口服，10 天为一疗程。

【预　　防】

（1）管理传染源，患者及带菌者应隔离治疗。从事饮食业者应调离工作岗位。

（2）搞好饮食、饮水卫时、切断传染途径。

阑　尾　炎

【概　述】

一、急性阑尾炎

急性阑尾是外科最常见的急腹症之，阑尾腔的梗阻和细菌的存在，是导致阑尾炎的两个主要原因。按其病程发展的不同病理变化，可表现四种临床类型，即急性单纯性阑尾炎；急性化脓性阑尾炎；坏疽及穿孔性阑尾炎；阑尾周围脓肿。

1. 发病较急，多为上腹或脐周围疼痛，数小时后疼痛转到右下腹部，呈持续性、伴阵发性加剧。少数起病时即为右下腹痛。

2. 固定性右下腹部压痛、局部有肌抵抗、反跳痛及肌紧张。小儿、老年或腹肌薄弱的患者肌紧张不明显。腹部肌发达或发炎的阑尾位于腹腔深处时，触痛可能不明显。结肠充气试验可辅助诊断。腰大肌或闭孔肌试验等，可能有助于阑尾位置的定位。

3. 右下腹摸到压痛性、边缘不整和不活动肿块时可能为阑尾脓肿。

4. 可伴食欲不振，恶心、呕吐，重症有发热，急病面容及全身感染中毒症状。

5. 直肠指诊，直肠右前方有触痛。

6. B 超检查有助于诊断及鉴别诊断。

7. 白细胞总数及中粒细胞增多。

二、慢性阑尾炎

1. 症状　其主要症状可分三个方面

（1）反复发作的右下腹疼痛，走路或进食后加重。

（2）右下腹局限性压痛。

（3）除外胃肠和其他疾病。育龄女性应与妇科病鉴别。

2. 钡餐检查、阑尾虽充盈但排空延迟，阑尾不充盈，或充盈不规则。阑尾固定或扭曲，阑尾部位有压痛。具备其中之一者即可确诊。

【临床表现】

1. 急性单纯型

主症：腹痛阵作，疼痛初起上腹部或脐周围继则转移并固定于右下腹，按之痛剧，腹皮微拘紧，右下肢常喜踡屈。轻度发热，可伴恶心或呕吐少量胃内容物，便秘或轻度腹泻。舌苔黄腻，脉数。

2. 阑尾脓肿型

主症：右下腹痛，腹皮拘急，拒按，右下腹可触及包块，便秘，尿少色深。苔黄腻，脉洪数。

【综合诊断】

1. 辨质

（1）零质　正常质，正数值 1。

（2）亚健康质　加质：气虚质、血虚质，负值 0.1；加减质：阳虚质、阴虚质，负值 0.2。

（3）减质病质　小病质，负质0.3～0.4；中病质，负值0.5～0.6；大病质，负值0.7～0.8；病危质，负值0.9～0.95。

2. 辨病

减病　“急性阑尾炎”，负值0.5～0.6；“慢性阑尾炎”，负值0.7～0.8。

3. 辨证

减证 急性单纯型，负值0.5～0.6；阑尾脓肿型，负值0.7～0.8。

【治疗方法】

1. 中医治法

（1）急性单纯性

治法：泻热祛瘀，消炎止痛。

方药：大黄牡丹汤加减。

组成：一方：生大黄10g、丹皮10g、桃仁10g、冬瓜仁10g、金银花12g、赤芍10g、枳壳6g、红藤10g。

二方：红藤10g、蒲公英12g、生大黄10g、厚朴6g。

（2）阑尾脓肿型

治法：活血散瘀、排脓消肿。

方药：经验方。

组成：薏苡仁12g、败酱草10g、桃仁10g、赤芍10g、金银花12g、丹皮10g、蒲公英12g、贝母10g、全瓜蒌10g、大黄10g。

2. 西医治法

（1）急性阑尾炎

①非手术疗法，适于单纯性阑尾炎和阑尾周围脓肿。

A. 卧床休息，取半卧位，半流或流质饮食.

B. 加强抗感染治疗，可选用较新的广谱抗生素或用庆大霉素、氨苄青霉素等。并加用灭滴灵

②手术治疗

A. 阑尾切除术。

B. 阑尾周围脓肿，经非手术治疗后局部肿块不缩小，症状无改善而有穿孔危险或全身中毒症状日趋恶化者，应予切开引流。3 ~6 个月后再酌情阑尾切除。

（2）慢性阑尾炎

手术：阑尾切除。

【预　　防】

加强身体锻炼，增强抗病能力，早发现早治疗。

破 伤 风

【概　述】

破伤风是破伤风杆菌侵入体内引起的毒血症，破伤风杆菌是 G_4 芽胞厌氧菌，产生两种毒素，即痉挛毒素和溶血毒素；前者可引起全身横纹肌的紧张收缩和阵发性痉挛，是引起临床表现的主要毒素。破伤风的病程约 3～4 周，病情危急，死亡率高达 10%～20%。

破伤风感染一般发生在开放性损伤、火器伤、烧伤、木刺铁钉伤等，尤其是伤口深在，有缺血、坏死、异物残留和伴有厌氧菌感染者。

1. 潜伏期 6～10 天，有报告 24h 及长达 30 天者，有外伤、流产、非法堕胎史。一般认为潜伏期越短病情越重。新生儿破伤风的潜伏期为 7 天，故又称七日风。

2. 初起有头晕、头痛、乏力，烦躁不安，咀嚼肌酸胀，流涎。继而牙关发紧，张口逐渐困难，吞咽不便，面部表情肌阵发痉挛，形成特征性的“痉笑”，此后先后发生肌肉发紧及强烈的阵发性痉挛，先后次序为嚼肌、面肌、颈项肌、腹背肌、四肢肌、膈肌及肋间肌。痉挛次数、间隔时间及持续时间可逐步增强。背肌一般较腹肌为强，可形成角弓反张。四肢出现屈肘、半握拳、屈膝等。痉挛间歇期肌肉张力仍高，不松弛，腱反射亢进。

3. 任何光线、声响、震动等刺激均可诱发全身肌肉痉挛和抽搐，肌痉挛及收缩时大汗淋漓，呼吸困难，痛苦非常，有时可窒息死亡。

4. 喉头及呼吸肌的痉挛可引起痰堵塞，气管喉头痉挛则导致呼吸停止、窒息，易继发肺炎、肺不张。膀胱痉挛造成排尿困难和尿滞留。可引起胃肠功能紊乱、胃内容反流、呕吐及蛔虫上窜等可导致误吸、急性呼吸道梗阻。

5. 肌肉收缩、阵发痉挛消耗大量热能，代谢后酸性物质增加，呼吸及换气不足，CO_2蓄积，导致代谢性或呼吸性酸中毒。心脏因负担加重，可引起心力衰竭。

6. 患者始终清醒，体温不高，如有高热表明合并肺部有感染。

7. 阵发痉挛剧烈时，患者可能自床上摔到地上，造成骨折，需加强护理。

【临床表现】

1. 轻症型

主症：项背强直，转侧不利，牙关紧闭，言语困难，吞咽不便。

2. 重症型

主症：角弓反张，四肢抽搐，频频发作，闻声则惊抽。

【综合诊断】

1. 辨质

（1）零质　正常质 正数值1。

（2）亚健康质　加质：气虚质、血虚质，负值0.1；加减质：阳虚质、阴虚质，负值0.2。

（3）减质：病质　小病质，负值0.3～0.4；中病质，负值0.5～0.6；大病质，负值0.7～0.8；病危质，负值0.9～0.95。

2. 辨病

减病　"破伤风"负值0.7～0.8。

3. 辨证

减证　轻症型，负值0.7～0.8；重症型，负值0.7～0.8.

【治疗方法】

1. 中医治法

（1）轻症型

治法：祛风定痉，治病为主。

方药：五虎追风汤。

组成：一方：蝉衣5g、天南星6g、天麻10g、全蝎4只、炒僵蚕10g。水煎服黄酒2两为引、服前先将朱砂3分冲入。

（2）重症型

治法：祛风解毒，镇痉止抽。

方药：木萸散加减或祛风止痉汤。

组成：一方：木萸散木瓜10g、吴茱萸10g、防风10g、全蝎4只、蜈蚣3条、僵蚕10g、当归10g、川芎10g、白芍10g、朱砂3分、雄黄2分、炙甘草10g。加减：痰涎壅盛者，可加天竺黄10g、牛黄5分。

二方：祛风止痉汤：羌活10g、川芎10g、大黄10g、清半夏10g、防风10g、川乌2g、全蝎4只、僵蚕10g、天南星5g、白芷5g、蝉蜕5g、天麻10g、甘草10g、白附子8g、蜈蚣三条，煎成600ml。每服煎剂200ml，同服粉剂一包（琥珀3分、朱砂3分、研成细粉分三包），每6～8h服一次至痉挛停止后停服。一般4～5剂可止痉。

服此药时，应鼻饲足量液体，每日最少3000ml，保持每日稀便3～5次，尿量1000ml以上，以免引起毒性反应（中毒表现为意识不清、谵语、躁动、停药后即可消失）。

2. 西医治法

（1）病房　安静避光，病床装防护架，床边隔离，专人护理，严密观察病情，记录阵发痉挛强度、次数、持续时间，清理呼吸道。各项护理治疗要周密安排，一般选在给于镇静剂控制痉挛后进行，减少刺激。

（2）禁食　给高热量高维生素输液，小剂量多次输血。在气管切开术后或阵发痉挛明显好转后可试行胃管鼻饲，先给少量流食，2h后先吸胃内容，如仍有上一餐内容时则隔4h后再试，逐步加量，直至完全适应。

（3）清除毒素来源　无论伤口是否愈合，均需在控制痉挛后进行清创，清除污染及坏死的组织，敞开伤口，过痒化氢溶液或1/4000高锰酸钾液冲洗，湿敷伤口，定时换药。

（4）中和游离毒素　注射破伤风免疫球蛋白3000～6000U，一次即足。或用中等剂量破伤风抗毒素（TAT），第一日2万～5万U，第二日改为1～2万U，注射3～5日。注射TAT前需作过敏试验，阳性者采用脱敏治疗。

TAT皮内过敏试验方法：用0.1mlTAT，加生理盐水稀释至1ml，于前臂前面皮内注射稀释TAT0.1ml，在对侧相同部位皮内注射生理盐水0.1ml作对照，10～15min中后观察结果。TAT注射部位如有>1cm的潮红和微隆起的硬块时则为阳性，需进行脱敏注射法。具体方法是将TAT1ml用生理盐水稀释至10ml，然后将稀释液分为1、2、3、4ml四份，每隔半小时注射1份，即1ml、2ml、3ml及4ml。每次要注射后要严密观察有无反应，若患者发生面色苍白、软弱、皮肤瘙痒、荨麻疹、打喷嚏、咳嗽、关节痛、喉部发紧甚至发生休克者，应既刻皮下或肌肉注射麻黄素30mg或肾上腺素1mg脱敏，同时停止TAT注射。

（5）控制和解除痉挛　应根据阵发痉挛及抽搐的成度使用不同剂量和间隔时间的镇静、安定药，以达到最好的镇痉效果又不造成患者昏睡，常用镇静药有安定5～10mg肌注；副醛2ml肌注；10%水合氯醛30ml灌肠；鲁米那肌注等。床旁准备速效静脉镇静剂如戊烷巴比妥钠，以便能及时制止突发的重度的喉痉挛而导致急性窒息死亡。

（6）气管切开术　一般主张当患者有阵发性痉挛即应作气管切开术，以防窒息、误吸、有利吸痰，但要注意常规气管切开术后护理。

（7）大剂量选用青霉素静点　每日1000万～2000万U，抑制破伤风杆菌，减少毒素产生，预防其他感染。

【预　　防】

1. 外伤、烧伤尤其具有较深伤口者需注射TAT，忌抱侥幸心理。外伤必须正规作清创术。

2. 容易发生外伤、工伤的单位或集体，应组织注射破伤风类毒素以获得自动免疫。

血栓闭塞性脉管炎

【概　　述】

血栓闭塞性脉管炎（脉管炎），又称 Buerger 病，我国北方多见，患者绝大多数为男性青壮年。本病的病因至今尚未明确，但其发病与下列因素有密切关系：吸烟、寒冷、外伤、感染、免疫功能与内分泌失调等，其中尤以吸烟与寒冷最为重要。本病主要侵犯下肢的中小动静脉，少数也可侵及上肢血管。病理特点为血管全层非化脓性炎症，管腔为血栓所闭塞，后期血管周围组织纤维化，将动静脉及神经包围成一硬索条。

1. 根据肢体缺血程度及临床表现，将病程分三期

（1）第一期为局部缺血期　患肢麻木、发凉、怕冷、轻度间歇跛行（大约 0.5～1km），患肢苍白，温度低。足背或胫后动脉博动减弱，可伴有游走性浅静脉炎。

（2）第二期为营养障碍期　症状加重，间歇跛行距离缩短，患肢持续性静息痛，夜间尤甚，影响睡眠。患肢更为苍白或潮红、紫斑、皮肤干燥、不出汗、趾甲变形、小腿肌萎缩、足背、胫后动脉博动消失。

（3）第三期为组织坏死期　症状更为严重，趾端或足背发黑、干枯、形成干性坏疽。若继发感染可转为湿性坏疽，出现高热等全身症状。患肢疼痛难忍，患者常抱足而坐，或昼夜下垂肢体以减轻疼痛，因此肢体明显肿张。

2. 确定诊断，可做下列检查

（1）肢体抬高试验（Buerger 试验）　患者平卧，下肢抬高 45°，并不断屈伸踝关节，3min 后观察足背颜色，若足趾和足掌皮肤呈苍白或蜡黄色，觉麻木和疼痛，然后让患者坐起，下肢垂于床边，足部皮肤出现潮红或紫斑，即为试验阳性，表现下肢明显供血不足。

（2）特殊检查　为明确动脉阻塞的部位和程度，可转院做多普勒超声检查或动脉造影。

【临床表现】

1. 初期型

主症：轻度间歇性跛行，腿胀腿痛，足趾发凉，颜色改变，病在上肢则手臂酸麻，发凉疼痛。苔薄白或薄腻，脉沉缓。

2. 中期型

主症：病期较久，出现患肢发凉，脚趾及足背暗红，患肢抬高则现苍白，疼痛，不能站立，坐卧不安。苔白，脉沉细弱，趺阳脉（足背动脉）微弱或消失。

3. 后期型（坏死期）

主症：肢端坏疽，变黑溃烂，或现溃疡，或见腐骨，剧痛不眠。舌质绛，脉沉细。

【综合诊断】

1. 辨质

（1）零质　正常质，正数值 1。

（2）亚健康质　加质：气虚质、血虚质负值 0.1；加减质：阳虚质、阴虚质，负值 0.2。

（3）减质病质　小病质，负值0.3～0.4；中病质，负值0.5～0.6；大病质，负值0.7～0.8；病危质，负值0.9～0.95。

2. 辨病

减病　“血栓闭塞性脉管炎”，负值0.7～0.8。

3. 辨证

减证　初期型，负值0.5～0.6；中期型，负值0.7～0.8；后期型，负值0.7～0.8。

【鉴别诊断】

本病需与其他下肢动脉缺血性疾病鉴别

（1）动脉硬化性闭塞　多为50岁以上老人，常伴有冠状动脉、脑动脉硬化及高血压。主要侵犯大、中动脉、髂、股动脉等。

（2）糖尿病性足坏疽　有多食多饮多尿及疲乏、消瘦等病史，血糖升高，尿糖阳性。

【治疗方法】

1. 中医治法

（1）初期型

治法：驱风利湿，活血通络。

方药：独活寄生汤加减。

组成；独活10g、桑寄生10g、桂枝6g、秦艽10g、防风10g、当归12g、川芎10g、赤芍10g、茯苓10g、牛膝10g。

（2）中期型

治法：温经驱寒，回阳止痛。

方药：阳和汤。

组方：肉桂8g、麻黄7g、熟地12g、炮姜10g、白介子6g、生甘草10g、鹿角胶10g。

如有迁徙性静脉炎，则为寒湿蕴久，化为湿热入络所致。治宜清热化湿，可用化毒除湿汤：当归尾12g、赤芍10g、丹皮10g、泽兰 10g、金银花 12g、枳壳 6g、薏苡仁 12g、通草10g。

（3）后期型（坏死期）

治法：养阴清热、和血解毒。

组成：一方：顾步汤加减。元参 10g、石斛 10g、当归12g、金银花12g、菊花10g、紫花地丁10g、蒲公英10g、牛膝10g、甘草10g。口渴加天花粉10g。气虚加黄芪15g。痛甚可服犀黄丸，每次三钱。

二方：溃后红肿毒盛，脓水不多，或腐肉不脱者，可用消痈汤加减。金银花 12g、当归尾 12g、赤芍 10g、制乳香 10g、制没药10g、贝母10g、陈皮15g、甘草10g、穿山甲6g、皂角刺10g。

三方：溃后日久，疮口不收，面色萎黄，不思饮食，舌苔淡薄，脉细者，此气血两虚，宜补气养血，促其生肌。可用人参养荣汤：人参10g、熟地10g、五味子10g、陈皮12g、远志10g、当归 12g、肉桂 8g、白术 10g、黄芪 15g、炙甘草 10g、白芍10g。

四方：溃口已收，走路过多仍觉腿疲发凉，此气血尚未全复，可服成药虎潜丸或小活络丹或虎骨木瓜丸。（上述三药每次服1丸，日服2次。）

2. 西医治法

处理原则为尽早改善下肢供血，减轻症状，若治疗后病情无好转或更加严重，或以至第三期，应转院治疗。

（1）一般治疗　严格戒烟，防寒保暖，但不可过热，否则加速其坏死。为促使侧支循环建立，应教患者做 Buerger 运动，患者平卧，抬高患肢 45°以上，2min 后坐起，下肢下垂于床边，2～3min 后再平卧，2min 后又重复做上述运动共 3～4 遍，每天做 3～4 次。

（2）药物治疗

①血管扩张药：常用的有妥拉苏林 25mg，每日 3 次；烟酸 50～100mg，每日 3 次；窑素碱 30～60mg 每日 3 次（有成瘾性，不宜长期服用）。

②低分子右旋糖酐：降低血黏度，抗血小板集聚，500ml 静脉滴注，每日 1 次，10 天为一疗程。

③止痛药物：消炎痛 25mg，每日 3 次，或强痛定 60mg，每日 3 次。

（3）手术疗法　需转院治疗，对第一、二期患者可行腰交感神经切除术、大网膜移植术或动静脉转流术，对第三期患者需做截肢（趾）术。

【预　　防】

吸烟与脉管炎发病有非常密切关系，经治疗后好转的患者，若再次吸烟，病情又可加重，因此一定要劝说患者永不吸烟。在户外工作要注意防寒保暖，预防外伤，在修剪趾甲时注意勿伤及皮肤，以免形成溃疡或坏疽。患者虽觉脚凉，但切不可用热水烫脚，以免加重组织缺氧而发生坏死。

颈部淋巴结结核

【概　　述】

颈部淋巴结结核，多见儿童和青年人。感染主要由口腔或鼻咽部传入在颈部一侧或两侧有多数淋巴结发生不同程度的肿大，初期较硬，无痛，可推动。以淋巴结的周围发生慢性炎症，使淋巴结相互之间或周围组织之间发生粘连，形成不易推动结节状肿块。当淋巴结发生干酪性坏死和溶解则肿块变软，并有波动感，最明显处的皮肤逐渐变为暗红色，最后向外穿破，流出白色米汤样脓液，形成经久不愈的结核溃疡或窦道。少数的淋巴结结核由于钙化而病变停止发展，因而不产生症状。

1. 颈一侧或两侧发现散在的无痛淋巴结，稍硬，可活动，继之发生淋巴结周围炎，或轻度疼痛，各淋巴结逐渐粘连成团，与皮肤及周围组织有粘连。

2. 部分淋巴结可呈增殖性改变，中等硬度；部分淋巴结呈干酪样坏死甚或坏死液化，局部皮肤呈暗红色，淋巴结部分软化或有波动感。破溃后流白色稀脓，混有干酪样组织，最后形成难愈的溃疡和窦道。

3. 患者可无症状，部分有低热、盗汗、食欲不振、消瘦等症状。

4. 血沉可能增高，胸透或胸片可能发现肺结核病灶。

5. 淋巴结或脓液可作穿刺确诊，但进针处应在淋巴结上方。并经过部分正常组织后进入病灶和脓肿。必要时可作活检。

【临床表现】

1. 结节型

主症：结核如指头大，一枚或数枚不等，皮色不变，按之坚实，推之能动，不热不痛。

2. 脓成型

主症：结核增大，皮核粘连，皮色渐转暗红，按之微有波动感者，为内脓已成。

3. 破溃期型

主症：溃后脓水清稀，夹有败絮样物，四周皮色暗紫，常此愈彼溃，可形成窦道或瘘管。

【综合诊断】

1. 辨质

（1）零质　正常质，正数值1。

（2）亚健康质　加质：气虚质 、血虚质，负值0.1；加减质：阳虚质、阴虚质，负值0.2。

（3）减质病质　小病质，负值0.3～0.4；中病质，负值0.5～0.6 大病质，负值0.7～0.8；病危质，负值0.9～0.95。

2. 辨病

减病　“颈部淋巴结结核”，负值0.7～0.8。

3. 辨证

减证　结节型，负值0.5～0.6；脓成型，负值0.7～0.8；破溃期型，负值0.7～0.8。

【治疗方法】

1. 中医治法

（1）结节型

治法：疏肝养血，解郁化痰。

方药：逍遥散和二陈汤加减。

组成：柴胡 10g、白芍 10g、半夏 10g、陈皮 15g、昆布 10g、海藻 10g、生牡蛎 12g、当归 12g。

（2）脓成型

治法：托毒透脓，质病同治。

方药：经验方。

组成：柴胡 10g、赤芍 10g、半夏 10g、陈皮 15g、昆布 10g、海藻 10g、生牡蛎 12g、当归 15g、生黄芪 15g、党参 12g、穿山甲 6g、皂角刺 10g。

（3）破溃期型

治法：补气养血，化痰排脓。

方药：香贝养营汤加减。

组成：党参 15g、白术 12g、茯苓 10g、炙甘草 10g、当归 12g、川芎 10g、白芍 10g、熟地 10g、制香附 10g、贝母 10g。淋巴结患者伴有发烧盗汗者：治宜滋阴清热，益气养血；银柴胡 10g、黄芩 10g、党参 12g、元参 10g、当归 12g、青蒿 10g、鳖甲 12g、沙参 10g、牡蛎 12g、生甘草 10g。

2. 西医治法

积机施行抗结核治疗，病灶广泛者可考虑颈淋巴结病灶清除术。有淋巴结液化成脓者可经正常组织抽脓，注入抗结核药。已破溃者需行病灶刮除。

【预　　防】

加强身体锻炼，加强抗病能力，多吃营养丰富食物，积极治疗可本病早日康复。

急性乳腺炎

【概　　述】

急性乳腺炎是乳腺的急性化脓性病症。多见于初产妇的哺乳期，发病多在产后 3 ~ 4 周。大多为金黄色葡萄球菌感染，少数为链球菌感染所致。引起感染途经有二：①致病菌由乳管侵入，上行至乳腺小叶。②致病菌由乳头表面破损、皲裂口侵入，沿淋巴管蔓延至腺叶。急性乳腺炎轻症患者比较局限，全身症状轻微；重症患者炎症可波急全乳房呈蜂窝织炎状，并伴有全身感染中毒症状，若延误诊治可造成败血症。

患者多为哺乳期妇女，发病前多有乳头皲裂破损史及乳汁淤积史。患侧乳房出现局部红、肿、热、痛。体检时可触及乳房包块，包块表皮温度升高，脓肿形成后，可扪及波动感；深部脓肿局部不易触及波动感，但局部皮肤会出现可凹性水肿。患者腋窝淋巴结可有肿大，可伴压痛。全身症状，初期常畏寒、发热、随着疾病的发展可引起寒战、高热、烦躁、乏力等中毒症状。

【临床表现】

1. 肝气郁滞型

主症：乳房胀痛，皮色不红，无周身寒热。舌质淡，苔薄白，脉缓。

2. 肝火内郁型

主症：乳房结块，红肿、热痛，周身不适。舌质红，苔微黄，脉数。

3. 脓已成型

主症：脓肿形成后，可扪及波动感，可见有压痛。舌质干，苔黄，脉数。

【综合诊断】

1. 辨质

（1）零质　正常质 正数值1。

（2）亚健康质　加质：气虚质、血虚质负值0.1；加减质：阳虚质、阴虚质，负值0.2。

（3）减质病质　小病质，负值0.3～0.4；中病质，负值0.5～0.6；大病质，负值0.7～0.8；病危质，负值0.9～0.95。

2. 辨病

减病　“急性乳腺炎”，负值0.5～0.6。

3. 辨证

减证　肝郁气滞型，负值0.5～0.6；肝火内郁型，负值0.5～0.6；脓已成型，负值0.7～0.8。

【治疗方法】

1. 中医治法

（1）肝郁气滞型

治法：解郁通乳，和营化滞。

方药：经验方。

组成：全瓜蒌12g、蒲公英12g、当归尾10g、赤芍10g、炒漏芦3g、王不留行10g、青陈皮10g、炙甲片6g。

（2）肝火内郁型

治法：清热和营，通乳为主。

方药：瓜蒌牛蒡汤加减。

组成：全瓜蒌 12g、牛蒡子 12g、金银花 12g、黑山栀 10g、生石膏 15g、连翘 10g、蒲公英 10g、丹皮 10g、赤芍 10g、黄芩 10g。并可内服犀黄丸每日三钱。

2. 西医治法

（1）炎症早期时停止患侧乳房哺乳，并用吸乳器吸尽乳汁，局部可用热敷或25%硫酸镁湿热敷，促进炎症吸收消散。

（2）炎症播散、症状加重时应终止哺乳并退乳，常用退乳方法：①口服或肌注雌激素类药物，如口服乙烯雌酚，每次 5mg，每日 3 次，连服 3～5 日；或肌注苯甲酸雌二醇，每次 2mg，每日 2 次，连服注射 3～5 日。②口服中药亦可有较好效果，如炒麦芽 120g，加水煎服，分 3 次口服。

（3）应用有效抗生素，如青霉素 400 万～1000 万 U/日，肌注或静脉注射，分 4～6 次。对青霉素过敏者改用头孢霉素类，用量 2～6g，分 2～3 次静脉滴注。

（4）脓肿形成后，应及早切开引流，于波动感最明显的部位经穿刺抽吸取得脓汁后，于该部位与乳头轮幅状切口，较大的脓腔多有由纤维组织形成间隔。使脓腔成多房状，手术应一并分离或作对口引流，以利引流通畅。

【预　　防】

1. 哺乳期应保持良好的精神状态，避免各种精神刺激及不良情绪的影响，使乳汁分泌及排出不畅。

2. 妊娠后期及哺乳期必须保持乳头清洁，如果乳头内陷应轻轻拉出清洗。

3. 定时哺乳，每次哺乳应将乳汁吸尽。但哺乳时间不要超过1年，一般以6~10个月为宜。

4. 如乳头有破损，皲裂时应暂停哺乳，用吸乳器吸尽乳汁，待伤口愈合再行哺乳。

5. 哺乳期间应佩戴柔软的棉布乳罩，因哺乳期乳房肥大，受重力的作用容易下垂，用乳罩能起到一定的固定托起作用，从而防止乳房发生下垂。

6. 一旦有急性乳腺炎的发生，应及时诊治，全身中毒症状明显，形成脓肿应及时转有关医院彻底治疗。

功能性子宫出血

【概　　述】

由于卵巢功能障碍而引起的子宫出血，生殖系统无明显器质性病变者称为功能性子宫出血。

一、无排卵性功能性子宫出血

最为常见，以青春期及更年期最多。

1. 病因

由于青春期卵巢尚未发育成熟，更年期卵巢渐趋衰退，卵巢——垂体——下丘脑之间功能失调。垂体分泌之促卵泡成熟激素及黄体生成激素的比例失调，卵巢内仅有不同成熟成度的卵泡，而无排卵，无黄体形成，无孕激素分泌，体内有大量雌激素或小量雌激素长期刺激子宫内膜增生过长而出血。

2. 病理

（1）卵巢　正常大小或稍微增大，显微镜下可见多数成熟程度不同的卵泡或闭锁卵泡，但无黄体。

（2）子宫内膜　由于体内雌激素水平之不同以及子宫内膜对雌激素反应的差异，子宫内膜可有以下几种表现。

①子宫内膜增殖症：在大量或长期雌激素刺激下子宫内膜增厚，腺体增多，大小不规则，细胞有复层排列的趋势，腺体扩张呈囊状，严重者呈“蜂窝样”结构，或呈息肉样向腺腔

内突出。血管数目显著增多，静脉扩张，形成血窦。血管内血栓形成，间质增生，水肿，细胞核内可见丝状分裂，子宫内膜增生过长。

②增殖期子宫内膜：同月经前半期变化。

③萎缩型子宫内膜：内膜非薄，呈生长不足，萎缩状，间质致密，腺体少，腺腔大小不一，多见于近绝经期子宫出血。

（3）出血原因　卵泡持续存在，不断产生雌激素，一般情况下，当体内雌激素水平增高时无子宫出血现象；雌激素水平下降时，子宫内膜萎缩、坏死、脱落即发生出血。

二、排卵型功能性子宫出血

卵巢功能正常，但黄体功能不全，常发生于生育期妇女，也可见于更年期，可分为以下 2 种。

1. 黄体萎缩不全

病理　正常黄体维持 9 ~ 10 天开始萎缩，4 ~ 6 天后来月经。如萎缩期延长，持续分泌少量孕激素，使子宫内膜不能在短期内全部剥脱，部分内膜仍呈分泌期，而已剥脱部分之子宫内膜呈修补再生，因而子宫内膜厚薄不等。在经期第五天刮宫，子宫内膜呈修复期及分泌期之各型变化。即为子宫内膜不规则剥脱。

2. 黄体过早萎缩

病理 黄体发育不健全，持续时间短，不足 8 天开始萎缩，孕激素分泌不足，子宫内膜呈分泌不良象。

三、无排卵性功能性子宫出血

1. 症状与体征　出血无周期性，常在短期闭经后出现出血，量多少不定，时间长短不一。有时大量出血可导致休克，小量长期失血淋漓不断也可造成严重贫血。开始经期延长，经血量多，进而变成不规则出血，出血时少时多，可持续数月，不伴腹痛。

2. 卵巢功能检查 基础体温呈单相型；阴道上皮细胞根据体内雌激素水平呈现不同数量致密核表层细胞，无堆迭、皱折现象，说明无孕激素影响；宫颈黏液结晶呈现羊齿叶状结晶；子宫内膜呈增殖期或增生过长，无分泌现象。以上各种检查所见均说明卵巢无排卵现象。

四、排卵型功能性子宫出血

1. 黄体萎缩不全

（1）症状与体征 多见于流产或足月产后，月经周期规律，出血期延长，（超过 7 天以上）；经血量多少不等，有时可以出现月经后淋漓不断。

（2）卵巢功能检查 基础体温呈双相型，但不典型，月经开始后体温逐渐下降；阴道涂片、宫颈黏液无特殊变化，经前期子宫内膜取材无意义，如在经期第五天刮出物仍有分泌期变化者，可协助诊断。

2. 黄体过早萎缩

（1）症状与体征 月经周期缩短，经期多半正常，血量多少不定，可有经前期淋漓出血。

（2）卵巢功能检查 基础体温双相型，唯排卵后期缩短（10 天左右）；阴道涂片可见上皮细胞有孕激素影响，但不典型；子宫内膜检查呈分泌不良现象。

【临床表现】

1. 气血虚型

主症：面浮气短，腹胀便溏，心悸自汗，耳鸣头晕，腹冷腰酸，出血量多，经血淋漓缠绵或经血大下。舌质淡红，苔薄白，脉虚细无力。

2. 气血瘀滞型

主症：下腹胀痛拒按，出血量多，色紫黑有块，块去痛减。舌苔灰暗，脉涩。

3. 肝气郁结型

主症：胸闷胁痛，乳房胀痛，头痛，血量或多或少或淋漓不断。舌质淡黄，脉弦。

4. 血热妄行型

主症：面红，口干，渴欲冷饮，出血量多色深红。舌苔黄，舌尖红，脉数。

5. 肝肾阴虚型

主症：淋漓下血，头晕、目干涩、手足心发热、腰膝酸软。舌红少苔，脉细数。

【综合诊断】

1. 辨质

（1）零质　正常质 正数值1。

（2）亚健康质　加质：气虚质、血虚质，负值0.1；加减质：阳虚质、阴虚质，负值0.2。

（3）减质病质　小病质，负值0.3～0.4；中病质，负值0.5～0.6；大病质，负值0.7～0.8；病危质，负值0.9～0.95。

2. 辨病

减病　“功能性子宫出血”负值0.5~0.6。

3. 辨证

减证　气血虚型，负值0.5~0.6；气血瘀滞型，负值0.5~0.6；肝气郁结型，负值0.5~0.6；血热妄行型，负值0.5~0.6；肝肾阴虚型，负值0.5~0.6。

【鉴别诊断】

青春期未婚妇女应排除全身疾病，如结核、血液病、营养不良及其他内分泌疾病等。已婚生育年龄妇女，应排除与妊娠有关的疾病，如流产、宫外孕、葡萄胎、绒毛膜上皮癌，子宫肌瘤，盆腔炎症以及宫内避孕器，口服避孕药的副反应所引起的子宫出血。近更年期妇女，应排除宫颈癌、子宫体腺癌、子宫肌瘤、卵巢颗粒细胞癌等。

【治疗方法】

1. 中医治法

（1）气血虚型

治法：经血淋漓：养心健脾。经血暴下：固涩冲任。

方药：归脾汤加减或固冲汤加减。

组成：一方党参12g、白术10g、当归12g、茯神10g、远志10g、枣仁10g、白芍10g、莲房炭10g、桑寄生10g、仙鹤草10g、何首乌10g。

二方：黄芪15g、白芍12g、陈棕炭10g、茜草炭10g、乌贼骨10g、龙骨12g、牡蛎12g、山萸10g、白术10g、五倍子10g。中气下陷者加升麻10g。

（2）气血瘀滞型

治法：活血祛瘀，调经止痛。

方药：桃红四物汤合失笑散加减。

组成：当归12g、川芎10g、白芍10g、蒲黄10g、山楂炭10g、桃仁10g、三七粉5g（冲）

（3）肝气郁结型

治法：疏肝理气，愉情调经。

方药：加味逍遥散加减。

组成：当归12g、白芍12g、柴胡10g、茯苓10g、白术10g、香附10g、丹皮炭10g、黑山栀10g、茜草炭10g。

（4）血热妄行

治法：清热凉血，止血调经。

方药：黄连解毒汤加减。

组成：黄连10g、黄芩10g、黄柏10g、栀子10g、地榆炭10g、炒槐花10g、侧柏叶10g、大小蓟20。

（5）肝肾阴虚型

治法：滋补肝肾，止血固经。

方药：经验方。

组成：杭芍10g、枸杞子10g、菟丝子10g、熟地10g、山药10g、女贞子10g、旱莲草10g、煅牡蛎12g、炙龟板10g、阿胶10g、丹皮10g。

2. 西医治法

治疗原则：根据患者全身情况、年龄、出血性质治定治疗方案，包括止血，调解周期和促进排卵。

（1）一般治疗　精神治疗很重要，从思想上解除顾虑，加强治愈信心和决心，便于更好配和治疗，加强营养。出血多者应卧床休息以减少盆腔出血，贫血者给补血药，严重贫血可考虑输血。

（2）内分泌治疗

①止血

A. 雌激素：青春期子宫出血止血时多用大量雌激素，一方面补充体内雌激素的不足以达到止血，或通过对下丘脑脑－垂体的反溃作用抑制垂体促性腺激素的分泌，调解卵巢功能以达到止血。一般于停药后即出现撤退性出血，故在血止后还应继续使用雌激素，药量可逐渐减少至最低量。维持20日。

用法：苯甲酸雌二醇2～3mg肌注，每日2次，血止后减至1mg每日2次，观察三天无出血，再减至1mg，每日1次，三天后改用口服；已烯雌酚1mg每日3次，继而1mg每日2次，1mg：每日1次，0.5mg每日1次，维持至血止后20日停药，也可于血止后即改用已烯雌酚口服，逐渐减量维持至血止20天。

也可用口服已烯雌酚、炔雌醇，开始时大量，止血后逐渐减量，维持20日停药。

B. 孕激素：黄体酮大量抑制垂体促性腺素分泌，并使子宫内膜转变成为分泌期，20mg肌注，每日1次或每日2次，连用五天。注射时血止，停药后2～3天将发生撤退性出血。适用于少量长期出血者（为避免撤退性出血量多，可加用丙酸睾丸酮）。也可应用人工合成的孕激素。

C. 睾丸素 更年期前后子宫出血，可用大量睾丸素，抵消雌激素对子宫的作用或通过反溃作用抑制垂体促性腺素的分泌，并可减少盆腔冲血。

用法：丙酸睾丸酮50～100mg1/日，肌肉注射连续3～5天。血止后可改为口服甲基睾丸素，5mg每日3次，5mg每日

2 次，5mg 每日 1 次，维持至 20 日。

对青春期少女，单用雌激素止血效果不明显者，可加用丙酸睾丸酮 25mg，肌注 2/日，血止后二者同时减量至最低维持量。

睾丸素的用量除用于大出血迅速止血的目的外，一般剂量每月以不超过 300mg 为妥，如过量会造成男性化现象，如音哑，多毛等。但停药后逐渐消退。

②调解月经周期　子宫出血停止后需要建立周期。主要模仿正常月经周期激素的变化给药。用女性激素做人工周期，调解垂体促性腺激素分泌功能，使之恢复正常，三个周期为一疗程。

A. 卵巢功能正常或偏低者，雌激素 - 孕激素联合应用。已烯雌酚 0. 5 ~ 1mg，每日 1 次，从月经周期第六日开始，持续 20 天，于末 5 日合并使用黄体酮，黄体酮 20mg 肌注，每日 1 次，共 5 天，或于后 10 天合并黄体酮 20mg 肌注，隔日 1 次，共 5 次。

B. 卵巢雌激素水平较高者，可单用黄体酮 10 ~ 20mg，于经前 7 ~ 8 天注射 5 天，停药 3 ~ 7 天来月经。

C. 黄体功能不全者，可选用黄体酮于经前 7 天注射。短效口服避孕药 1 号或 2 号连用 3 个月停药后黄体功能特别旺盛，并易于受孕。于月经后半期用复方黄体酮（黄体酮 20mg 加苯甲酸雌二醇 2mg），每日 1 支，肌注，共 7 天，以促进子宫内膜变为分泌期，亦可通过反溃作用促进黄体酮如期萎缩，缩短出血期。年龄大者，可用孕激素与睾丸酮合并使用。

D. 对 40 岁以上的妇女可用甲基睾丸素 5mg 每日 3 次，渐减至每日 2 次，每日 1 次，连用三周，停一周，不受月经周期影响。

E. 小量甲状腺素多对子宫出血有益，0.03mg 每日 1 次，共三周，适用于青春期出血。

③促进排卵

A. 促性腺激素：当雌激素达到一定水平时，于经期前第 9~10 天开始每日或隔日注射绒毛膜促性腺激素 1，000U，共 5 次，有利排卵，可试用三个周期。

如雌激素较低者，可先用绝经期促性腺激素（HMG），每日一支，肌注，连用 5 天，至雌激素增高后 HCG1，000U，肌注，每天 1 次，共 5 天。

B. 克罗米芬　可诱发排卵。

用法：从经期第 5~8 天开始 50~100mg，每日 1 次，连用 5 天一疗程，停药后多数 3~8 天排卵。

④手术

刮宫：对出血多、药物治疗无效者，可进行全面刮宫，一方面为止血，一方面明确诊断。

子宫切除：对 40 岁以上妇女，出血严重或屡次复发治疗效果不理想者，可考虑手术切除。

【预　　防】

月经失调是妇科常见病，与精神刺激、生活环境改变、经期受湿冷、劳累有关。加强卫生宣传，坚持四期保健，多能预防其发生。

闭　　经

【概　　述】

年逾18周岁月经未来潮者，称为原发闭经。如月经周期建立后，停经3个月以上者称为继发闭经。青春期前、妊娠期、哺乳期、绝经后闭经均属生理现象。

1. 病因

正常月经周期有赖于大脑皮质——下丘脑——垂体——卵巢——子宫之间功能协调，其中任何一个环节发生病变，即可导致闭经。其他内分泌腺如甲状腺、肾上腺皮质功能障碍，或某些精神神经因素，消耗性疾病等也能引起闭经。

2. 分型

按病变部位可分下列类型：

（1）子宫性闭经

①先天性无子宫，子宫发育不全（无内膜）或手术切除子宫。

②子宫内膜严重创伤：如刮宫过深或吸宫负压过高，使子宫内膜基底层遭受损伤，宫腔内镭治疗后内膜被破坏。

③子宫内膜病变：如子宫内膜结核，病变广泛，内膜被破坏而代以瘢痕组织。

（2）卵巢性闭经

①卵巢组织遭破坏，如手术切除双侧卵巢；卵巢经放射线

照射后；双侧卵巢被组织被肿瘤破坏，或男性化卵巢瘤如含睾丸细胞瘤等。

②多囊卵巢综合征：双侧卵巢增大呈多囊性变，包膜增后，白色，刮面有多数卵泡囊肿。激素分泌减少，多数患者雄激素增高，出现月经稀发，继而闭经。

③卵巢功能早期衰退：绝经发生在40岁以前，多有不同程度的绝经期症状，如潮红、燥热。尿中促性腺激素排泄量增高，雌激素水平降低，卵巢组织中缺乏或仅有极少的始基卵泡及闭锁卵泡，子宫内膜萎缩，其发生原因不祥。

④卵巢先天性缺如，或发育不全。

（3）垂体性闭经 垂体前叶分泌促性腺激素，调解卵巢功能，维持月经周期。当垂体功能紊乱，常表现闭经如：

①垂体先天性发育不全。

②垂体损伤，如严重感染，血栓形成，大出血休克，垂体缺血坏死，放射线照射或手术损伤。

③垂体肿瘤，压迫正常垂体组织。

3. 体检与辅助诊断

（1）详细了解病史，发病过程 如为原发性闭经，应了解生长发育过程，营养条件，幼年患病情况，生活环境改变，家族中有无同样患者。

（2）周身检查　包括精神状态，营养状况，第二性征发育情况，甲状腺大小。

（3）妇科检查　生殖系统发育情况，有无器质性病变。

（4）辅助诊断

①基础体温测定：观察有无排卵，如有周期性排卵，则闭经属于子宫型；无排卵，则病变在卵巢以上。

②阴道涂片、宫颈粘液结晶连续观察　了解体内雌激素水平。

③诊断性刮宫 通过子宫内膜的变化了解卵巢的功能，并排除子宫器质性病变。

④卵巢功能试验

A. 黄体酮试验：闭经患者每日肌肉注射 10～20mg，连续 5 天，停药后一周内如有阴道出血，即为阳性，表示子宫内膜已受雌激素的影响，黄体酮可使之转化为分泌期，停药后产生撤退性出血。

B. 雌激素试验：测定子宫内膜对雌激素的反应。闭经患者接受已烯雌酚 0.5～1mg，每日 1～2 次，连服 20 天，停药一周内来血者为阳性。表示子宫内膜对雌激素反应正常，停药一周不来月经既为阴性，表示闭经属于子宫型。

⑤蝶鞍部 X 线照像

⑥X 线盆腔冲气造影，观察盆腔内生殖器官有无异常。

⑦激素测定

A. 尿中垂体促性腺激素在卵巢性闭经排泄量增高，而垂体性闭经排泻量减低。

B. 尿中雌激素在卵巢性及垂体性闭经含量均减少。

C. 尿中孕二醇除了子宫型闭经外含量减低。但在某些男性化肿瘤或肾上腺皮质机能亢进时，孕二醇可增高。

⑧其他：基础代谢，尿中 17－铜固醇，17－羟固醇的测定及糖耐量试验，血沉等有助于诊断。

【临床表现】

1. 脾虚血亏型

主症：经闭数月，面黄肌瘦，四肢不温，纳少便溏，心悸气短，头昏目眩。舌淡苔白，脉浮缓。

2. 肝肾不足型

主症：月经初潮来迟，行后又出现经闭，或发育不良至18岁尚未来潮，面色萎黄，乳房平坦少腹有冷感，头昏目眩，带下清稀。舌质淡苔薄，脉细弱。

3. 气滞血瘀型

主症：经闭数月，精神抑郁，烦躁、易怒、两肋胀满，少腹胀硬，疼痛拒按。舌边紫或有瘀斑，脉弱而涩。

4. 寒湿凝滞型

主症：经闭数月，少腹冷痛，四肢欠温，大便稀薄，白带量多，胸闷泛呕。舌淡苔白腻，脉沉紧或濡涩。

【综合诊断】

1. 辨质

（1）零质　正常质：正数值1。

（2）亚健康质　加质：气虚质、血虚质负值0.1；加减质：阳虚质、阴虚质负值0.2。

（3）减质病质　小病质，负值0.3~0.4；中病质，负值0.5~0.6；大病质，负值0.7~0.8；病危质，负值0.9~0.95。

2. 辨病

减病　“闭经”，负值0.5~0.6。

3. 辨证

减证　脾虚血亏型，负值0.5~0.6；肝肾不足型，负值0.5~0.6；气滞血瘀，型负值0.5~0.6；寒湿凝滞型，负值0.5~0.6。

【治疗方法】

1. 中医治法

（1）脾虚血亏型

治法：补血健脾，养血调经。

方药：四物汤合参苓白术散加减。

组成：当归 12g、白芍 10g、熟地 10g、川芎 10g、党参 12g、茯苓 10g、白术 10g、山药 10g、扁豆 10g、橘皮 15g、砂仁 10g、苡仁 10g。成药：归芍地黄丸，每日 2 次，每次 1 丸。

（2）肝肾不足型

治法：补益肝肾，养血通经。

方药：经验方。

组成：当归 12g、赤芍 10g、熟地 10g、山药 10g、菟丝子 10g、首乌 10g、仙茅 10g、仙灵脾 10g、丹参 10g、山萸肉 10g、益母草 10g。

（3）气滞血瘀型

治法：行气化滞，活血祛瘀。

方药：经验方。

组成：当归 12g、柴胡 10g、白术 10g、茯苓 10g、丹参 10g、赤芍 10g、木香 10g、香附 10g、桃仁 10g、红花 10g、乌药 10g。

（4）寒湿凝滞型

治法：温经散寒，燥湿化浊。

方药：温经汤加减。

组成：党参 12g、当归 10g、赤芍 10g、肉桂 8g、吴萸 10g、川芎 10g、生姜 10g、半夏 10g、丹皮 10g、苍术 10g、茯

苓10g。偏湿者用导痰汤加减：赤芍10g、川芎10g、熟地10g、半夏10g、橘皮10g、苍术10g、白术10g、茯苓10g、香附10g、南星5g、红花10g、牛膝10g。成药：艾附暖宫丸。每日2次，每次1丸。

2. 西医治法

（1）一般治疗　特别对青春期闭经，注意饮食，调解生活，补充营养，维生素，纠正贫血，增强体质。对由于精神、神经因素造成闭经者，解除思想顾虑，对环境适应后多自愈。

（2）内分泌治疗　对神经精神因素造成的长期闭经，或由卵巢内分泌失调造成的闭经，可选用内分泌治疗。

①雌激素周期治疗：一方面代替卵巢激素刺激子宫内膜增生，还能通过对下丘脑——丘体正反馈作用促进黄体生成激素的分泌，促使子宫内膜有周期性变化，防止萎缩。

常用量0.5~1mg，每日1次，连服20天，或苯甲酸雌二醇1mg，隔日肌肉注射一次或一周注射二次，连用三周，遇子宫发育不良雌激素极度低落者，可用较大量1~3mg，每日1次，停药后3~7天来月经，从月经第5天再开始第二个疗程，持续3~6周。

②人工周期：见功能性子宫出血节。

③单独使用黄体酮：用于雌激素水平正常或偏高者。黄体酮10~20mg，每日肌肉注射一次，连用5~7天，或炔诺酮2.5~5mg，每日服1次，连续5~7天，停药3~7天发生撤退性出血。于来血后20天重复使用，连续2~3周期。

④口服避孕药：连服22天，停药3~5天来月经，从月经第5天开始第二周期服药。

⑤绒毛膜促性腺激素：应用于继发性卵巢功能不全而雌激

素中等以上水平体内促卵泡成熟激素有一定水平者可采用。

对体内促卵泡成熟激素不足者，绒毛膜促性腺激素单独使用不能诱发排卵，可先用绝经期促性腺激素（HMG）后再用绒毛膜促性腺激素，能使大部分闭经患者排卵。

⑥甲状腺素：用于闭经合并甲状腺功能低下者，亦可用于甲状腺功能正常者。少量应用能刺激细胞新陈代谢，调解垂体及卵巢的功能，有利于卵巢功能的恢复。常用量0.03g，每日口服1~2次，连服21天，停药一周，再继续服用，2~3个月为一个疗程。

⑦其他：克罗米芬，促进排卵，于月经期第5~8天开始，每日服50~100mg，连续5天，多于停药后3~8天排卵，排卵后二周左右来月经。

亦可用黄体酮生成激素释放因子或与克罗米芬合用诱发排卵。

（3）手术治疗 按病因采取相应治疗。

①卵巢楔形切除 适用于多囊卵巢综合征，术后多能排卵。

②切除肿瘤。

③按放避孕环 用于刮宫后闭经者，可刺激子宫内膜增生使来月经。

【预　防】

增强体质，加强营养，注意卫生，坚持四期保护，经期避免过累、着凉，防止哺乳期过长造成子宫萎缩；严格掌握刮宫或吸宫指征及操作技术。

痛　经

【概　述】

凡在经期前后或经期发生阵发性下腹疼并有全身不适，严重影响工作及生活者，称为痛经。

1. 痛经分为原发性与继发性两种

原发性痛经　初潮后既有腹痛者，多见于未婚、未孕妇女。妇科检查无明显器质性病变，婚后、产后多能自愈。

继发性闭经　初潮后一段时间内无痛经，多继发于盆腔器质性病变者。

2. 病因

（1）精神因素　恐惧、忧郁、身体虚弱，疼痛阀值降低对内在、外在刺激过度敏感。

（2）子宫发育不佳，收缩不协调或过度的子宫收缩引起子宫贫血造成痛经；宫颈管口狭窄；子宫位置过度屈曲。

（3）膜样痛经　月经期子宫内膜成大片脱落，当从宫口排出时遇到阻力，引起子宫痉挛性收缩，腹痛重，出血多，一旦组织物排出，腹痛消退。

（4）盆腔器质性病变　盆腔炎症：由于盆腔充血及粘连，有下腹坠胀感，腰酸，宫缩时牵扯痛；子宫内膜异位症（见有关章节），黏膜下肌瘤可使血流不畅阻塞引起子宫痉挛性收缩。

3. 症状体征

疼痛，多在经前1～2天开始至来潮后，腹痛持续数小时至1～2天，多在下腹部，亦可放射至腰、外阴、肛门。常伴有恶心呕吐、头痛、头晕、乳胀、尿频、便秘或腹泻、失眠及易激动。

【临床表现】

1. 气滞血瘀型

主症：经前或经期少腹胀疼，血色紫黑或有血块，经量少，而淋漓不畅，胁肋胀满。舌红或有紫斑，苔少，脉沉弦。

2. 寒湿凝滞型

主症：经前经期少腹冷痛，得热痛减，经量少色淡有块，有时象黑豆汁样。舌边紫，苔白腻，脉沉紧。

3. 气虚血亏型

主症：经期或经后，少腹绵绵作痛，按之痛减，面色苍白，精神倦怠，语言低微，经色淡量少质清。舌淡苔薄，脉沉细。

【综合诊断】

1. 辨质

（1）零质　正常质，正数值1。

（2）亚健康质　加质：气虚质、血虚质，负值0.1，加减质：阳虚质、阴虚质，负值0.2。

（3）减质病质　小病质，负值0.3～0.4；中病质，负值0.5～0.6；大病质，负值0.7～0.8；病危质，负值0.9～0.95。

2. 辨病

减病　“痛经”，负值0.5～0.6。

3. 辨证

减证　气滞血瘀型，负值0.5～0.6；寒湿凝滞型，负值0.5～0.6；气虚血亏型，负值0.5～0.6。

【治疗方法】

1. 中医治法

（1）气滞血瘀型

治法：调气活血，化瘀止痛。

方药：血府逐瘀汤加减。

组成：当归12g、川芎10g、赤芍10g、桃仁10g、红花10g、牛膝10g、香附10g、青皮10g、枳壳6g、木香10g、元胡10g、炙甘草10g。成药：七制香附丸或得生丹。

（2）寒湿凝滞型

治法：温经散寒，燥湿化瘀。

方药：少腹逐瘀汤加减。

组成：小茴香10g、干姜10g、元胡10g、没药10g、当归10g、川芎10g、肉桂8g、赤芍10g、蒲黄10g、五灵脂10g、苍术10g、茯苓10g。成药：温经丸。每日2次，每次1丸。

（3）气虚血亏型

治法：补气益血，调经止痛。

方药：八珍汤加减。

组成：党参12g、白术10g、黄芪15g、茯苓10g、芍药10g、当归10g、熟地10g、香附10g、远志10g。成药：妇科金丹或坤顺丹。

2. 西医治法

（1）解痉止痛药　阿托0.5mg，腹痛时皮下注射，或口服复方颠茄片 8mg，每日 3 次，抗组织胺药，如苯海拉明 25mg，每日三次。

（2）内分泌治疗

①雌激素周期疗法　对子宫发育差，月经稀少者适用已烯雌酚 0.5～1mg，每日口服 1 次，连服 20 天。

②黄体酮：减少子宫痉挛性收缩，于经前 6～10 天，每日肌肉注射黄体酮 10mg 或口服安宫黄体酮 2～4mg，炔诺酮 5～10mg。

③雌激素及孕激素合并使用　抑制排卵（临床见无排卵性月经多无痛经）。为避免痛经，可于经期第 5 天开始，每日口服炔诺酮 2.5mg，炔雌醇 0.05mg，连服 22 天，停药出现撤退性出血，如此连用三个周期，或避孕 1 号，每天 1～2 片，服法同上。

（3）手术　对宫颈口狭窄者，可试行宫颈扩张术，使血流通畅。

（4）其他继发于盆腔器质性病变，按原发疾病治疗。

【预　　防】

注意经期保护，经期卫生，平素煅炼身体，增强体质，解除对痛经的精神负担，树立乐观主义精神。

经前期紧张症

【概　述】

病因尚不完全明确。患者往往有植物神经系统功能紊乱，性激素紊乱，雌激素较孕激素相对增高，水、钠潴留。

一般在经前7~10天开始，主要表现为烦躁，易激动，失眠，头痛，头晕，乳房张大，胃纳不佳，胸闷，肋疼，下腹不适，浮肿，体重增加，症状逐渐加重，月经来潮后症状自行消退。此病具有周期性和自行消退的特点。

【临床表现】

1. 肝气郁滞型

主症：精神抑郁，易激动，善怒，胸胁胀痛，胸闷，嗳气，头痛，失眠，头晕，乳房胀大，浮肿。舌质红，苔薄，脉弦。

2. 脾肾阳虚型

主症：精神不振，腰酸腿软，失眠健忘，胃纳不佳，形寒肢冷，下腹不适，浮肿。舌质淡，苔白腻，脉沉细。

【综合诊断】

1. 辨质

（1）零质　健康质，正数值1

（2）亚健康质　加质：气虚质、血虚质，负值0.1；加减质：阳虚质、阴虚质，负值0.2。

（3）减质病质　小病质，负值0.3～0.4；中病质，负值0.5～0.6；大病质，负值0.7～0.8；病危质，负值0.9～0.95。

2. 辨病

减病　“经前期紧张症”，负值0.5～0.6。

3. 辨证

减证　肝气郁滞型，负值0.5～0.6；脾肾阳虚型，负值0.5～0.6。

【治疗方法】

1. 中医治法

（1）肝气郁滞型

治法：疏肝解郁，理气调经。

方药：逍遥散加减。

组成：当归12g、白芍10g、柴胡10g、茯苓10g、薄荷10g、甘草10g、丹参10g、干姜10g、丹皮10g、熟地10g、菖蒲10g。

（2）脾肾阳虚型

治法：温补脾肾，治质调经。

方药：金匮肾气丸加减。

组成：附子8g、肉桂8g、熟地12g、山药10g、山萸肉10g、丹皮10g、茯苓10g、牛膝10g、车前子10g。

2. 西医治法

（1）限制饮水及盐分的摄入　利尿剂的使用如氯化氨1g口服，每日3次。氢氯噻嗪片25mg口服，每日2～3次，在经前2～3天服用。

（2）镇静药　如利眠宁10mg，安宁片0.2g，谷维素每次

10～20mg，每日3次。

（3）内分泌治疗

①甲基睾丸素：舌下含服，每日2～3次，每次5mg或丙酸睾丸酮25mg，每周肌肉注射2次，从经前10～14天开始，对奶胀效果良好。

②黄体酮：从经前1～2周开始，每日或隔日肌肉注射10～20mg，连用5～10次，偶有效果。

③性激素联合应用：从经前第14天开始，隔日肌肉注射丙酸睾丸酮25mg及黄体酮10mg。

④维生素A：大量使用对抗雌激素，从经前第14天开始，每日服用20万U维生素A至来月经止。

【预　　防】

保持良好心态，乐观大度，加强身体锻炼，增强抗病能力，积极治疗本病，

更年期综合征

【概　　述】

妇女在自然绝经前后或因其他原因丧失卵巢功能以后，可出现一些症状和体征，统称为更年期综合征。症状之有无及其轻重因人而异。绝大多数妇女逐渐适应这一生理阶段，无需特殊处理，个别症状较重者可给予适当处理。

常发生45岁以上妇女，卵巢功能逐渐衰退，卵泡发育不全，不能排卵，卵巢激素分泌减少，或因手术切除双侧卵巢或接受放射线照射或双侧卵巢病变，致使卵巢功能缺如，对下丘脑——垂体失去反馈作用而出现垂体功能一时性亢进。促性腺激素、促甲状腺激素、促肾上腺皮质激素等分泌增多，使甲状腺、肾上腺皮质呈现一时性功能亢进，引起内分泌系统功能失调，新陈代谢障碍，心血管系统不稳定，植物神经平衡失调，临床表现为错综复杂的症候。

1. 生殖系统症状体征

（1）月经变化　闭经是症状之一，闭经可以是骤然发生，也可能稀发而至闭经，也有人绝经前呈不规则子宫出血，月经变化可持续数月至数年。

（2）生殖器萎缩　外阴、阴道萎缩，分泌物减少，黏膜平滑失去弹性，子宫萎缩，卵巢也萎缩变小，包膜变厚。

（3）第二性征退化　乳房萎缩、阴毛、腋毛脱落，性欲减退。盆底组织松迟，易发生子宫脱垂；尿道括约肌松弛，可出现尿失禁。

2. 心血管系统紊乱

（1）潮红　阵发性面部潮红，头颈部胀痛，燥热，烦躁不安继而出汗以后面色变白，畏寒，持续几秒钟至几分钟，无季节性夜间发热影响睡眠。

（2）心悸　心律不齐，阵发性心动过速或过缓，血压增高不稳定。

3. 精神神经症状

情绪不稳定，易激动，烦躁困倦，精神不集中，记忆力减退，失眠，感觉过敏，皮肤麻木刺痒蚁走感，头张痛眩晕，耳鸣。

4. 物质代谢障碍证候

（1）脂肪代谢障碍　血中胆固醇增高，动脉粥样硬化，脂肪堆积肥胖。

（2）糖代谢障碍　血糖增高，一时性糖尿病。

（3）水盐代谢障碍　水肿。

（4）钙磷代谢障碍　骨质疏松，腰疼，关节疼，牙齿松动。

根据病史及体征一般不难诊断，但应注意排除心血管，及其他内分泌腺器质性病变，以免误诊无治。

【临床表现】

1. 肾阴虚型

主症：月经周期紊乱，量少，色鲜或紫暗，头晕，耳鸣，失眠，烦躁，易怒，手足心烦热，多汗，阵发性面部潮红。舌质红苔少，脉弦细略数。

2. 肾阳亏虚型

主症：面色苍白，精神萎靡，体倦乏力，畏寒肢冷，腰疼阴坠或有浮肿，食少便溏，月经往往量多，色淡，白带多质稀。舌淡苔薄白，脉沉弱。

【综合诊断】

1. 辨质

（1）零质　正常质，正数值1。

（2）亚健康质　加质：气虚质、血虚质，负值0.1；加减质：阳虚质、阴虚质，负值0.2。

（3）减质病质　小病质，负值0.3～0.4；中病质，负值0.5～0.6；大病质，负值0.7～0.8；病危质，负值0.9～0.95。

2. 辨病

减病　“更年期综合征”，负值0.5～0.6。

3. 辨证

减证 肾阴虚型，负值0.5～0.6；肾阳亏虚型，负质0.5～0.6。

【治疗方法】

1. 中医治法

（1）肾阴虚型

治法：滋补肾阴，除烦安眠。

方药：六味地黄丸加减。

组成：龙骨12g、牡蛎12g、山萸肉10g、茯苓10g、当归10g、山药10g、丹皮10g、泽泻10g、白芍10g、钩藤10g、山栀10g、枣仁12g、甘草10g。成药六味地黄丸合加味逍遥丸，每日 2 次，每次各 1 丸。

（2）肾阳亏虚型

治法：温补肾阳，治质为主。

方药：右归饮加减。

组成：熟地 12g、党参 12g、山药 10g、枸杞子 10g、菟丝子 10、鹿角胶 10g、川断 10g、肉桂 8g、附子 8g、补骨脂 10g、仙茅 10g、灵仙脾 10g。

2. 西医治法

（1）镇静药　可适当选用，保证休息。

利眠宁 10mg，每日 3 次；三溴片 0.3g，每日 3 次；谷维素 10mg，每日 3 次。为保证睡眠，每晚可用安宁片 0.4g 或安眠酮 0.1～0.2g。

（2）内分泌治疗

①雄激素　可抑制垂体功能，促进蛋白质合成代谢，使神精健旺，增加食欲。丙酸睾丸酮 25mg，肌注每周 2 次；甲基睾丸素 5mg，舌下含服，每日 2～3 次，连用三周，停药一周，常期服用可出现男性化现象，停药逐渐消退。

②雌激素　补充体内雌激素的不足，且能抑制垂体功能使促性腺激素分泌减少，有利于内分泌平衡的恢复。长期使用雌激素可使子宫内膜增生，停药后可能出现撤退性出血，应注意。

已烯雌酚 0.25～0.5mg，口服每日 1 次，或苯甲酸雌二醇 1mg。肌注每周二次。

对绝经期妇女应用雌激素须慎重，不可长期使用。

③雌激素雄激素并用效果良好。

睾丸素抵消雌激素对子宫内膜的刺激作用，防止撤退性出血。

已烯雌酚 0.5mg，每日 1 次，甲基睾丸素 5mg，舌下含服每日 1 次，对绝经期症候合并动脉硬化性高血压效果好。

【预　　防】

作好更年期保护，大力宣传，多作解释工作。使患者认识更年期是生理变化，是卵巢功能衰退后周身内分泌平衡失调的过度时期，待平衡重新建立后，症状即会消退。打消恐惧心理，调动患者积极因素，增强适应能力，适当注意劳逸结合。

妇科手术时，尽量保护正常卵巢组织，不要轻易切除卵巢。

麻　疹

【概　述】

麻疹是儿童急性呼吸道传染病。1～5岁小儿发病率最高。以发热、上呼吸道炎症、麻疹黏膜斑及全身斑丘诊为其临床特征。严重者可出现喉、支气管炎、肺炎、心肌炎，麻疹脑炎或结核病恶化等合并症。我国自60年代广泛应用麻疹减毒活疫苗后，发病率明显下降，大流行已被控制。本病病原为麻疹病毒，在前驱期及出疹期内，可在鼻分泌物、血和尿中分离到,。麻疹患者是惟一传染源，从接触后7天至出疹后5天均有传染性，病毒存在于眼结膜、鼻、口咽和气管等分泌中，通过喷嚏、咳嗽和说话等由飞沫传播。本病传染性极强，易感者接触后90%以上均发病。目前发病者以未接受疫苗的学龄前儿童、免疫失败的十几岁儿童及青年较多见，有可能造成社区内大流行。

1. 流行病学史　主要为与麻疹患者接触史。

2. 症状与体征　典型麻疹患者可分以下4期

（1）潜伏期　接触后10～14天，亦可短至6～10天，在9～10天时有轻度体温上升。

（2）前驱期　表现为低、中度发热、干咳、鼻炎及结膜炎，后者引起眼睑水肿、畏光。在发疹24～48h出现麻疹黏膜斑，为直径约1.0mm的灰白色小点，周围有红色晕圈，开始时位有于下磨牙附近的颊黏膜上，量少，但在一天内很快增多，可累及整颊黏膜。此斑为诊断麻疹的有利依据。黏膜疹在丘疹出现后即逐渐消失，可留有暗红色小点。

（3）出疹期　发热 3～4 天时，体温突然升高 40～40.5℃，皮疹开始出现，为稀疏不规则的斑丘疹，疹间皮肤正常，开始时见于耳后，颈部、沿着发际边缘，24h 内向下发展，遍及面部、躯干及全身。病情严重者皮诊常融合，皮肤水肿。大多压之褪色。还可出现淋巴结肿大及脾肿大，腹痛、腹泻及呕吐。胸部 X 线检查可见肺纹理增多。

（4）恢复期　出疹 3～4 天后时，皮疹开始消退，消退顺序与出疹顺序相同。退疹后，皮肤可有脱屑及棕色色素沉着，7～10 天痊愈。

（5）合并症　包括支气管肺炎、肺炎、心肌炎、麻疹脑炎或结核病恶化等。

【临床表现】

1. 发热期型

主症：发热，咳嗽，喷嚏，流清涕，两腮发红，眼胞微肿，目赤羞明，眼泪汪汪，体倦神疲，不思饮食，口内黏膜上有小白点。

2. 出疹期型

主症：热度增高，目赤，咳嗽等症较初起为重，先从耳后、项背等处出现疹点，逐步在口周围、头面、后背、前胸、腰腹、四肢等处，由上而下，全身及手足心均布满疹点。

3. 退疹期型

主症：疹出 3～4 天以后，开始逐渐退疹，先从头面开始，次及驱干，四肢，其他症状逐渐消失。

麻疹变证

4. 风寒闭塞型

主症：身热无汗，头痛，呕恶，疹色淡红而暗。

5. 毒热壅滞型

主症：面赤身热，烦渴谵语，疹色赤紫而暗。

6. 正气虚弱型

主症：面色苍白，身微热，精神倦怠，疹色白而不红。

【综合诊断】

1. 辨质

（1）零质　正常质 正数值1。

（2）亚健康质　加质：气虚质、血虚质，负值0.1；加减质：阳虚质、阴虚质，负值0.2。

（3）减质病质　小病质，负值0.3～0.4；中病质，负值0.5～0.6；大病质，负值0.7～0.8；病危质，负值0.9～0.95。

2. 辨病

减病　“麻疹”，负值0.7～0.8。

3. 辨证

减证　发热期型，负值0.5～0.6；出疹期型，负值0.5～0.6；退疹期型，负值0.5～0.6；风寒闭塞型，负值0.7～0.8；毒热壅滞型，负值0.7～0.8；正气虚弱型，负值0.7～0.8.

【鉴别诊断】

麻疹要与各种发热、出疹疾病如：风疹、幼儿急疹、猩红热等疾病鉴别（见下表）。

几种常见出疹性疾病——鉴别诊断表

疾病	病原	全身症状及其他特点	皮诊特点	发热与皮疹关系
麻疹	麻疹病毒	呼吸道卡他性炎症，结膜炎、发热2～3天，出现口腔黏膜斑	红色斑丘疹，自头部－颈－躯干－四肢，退疹后有色素沉着及细小脱屑	发热3～4天出疹，出疹期热度更高
风疹	风疹病毒	全身症状轻，耳后，颈后，枕后淋巴结肿大并有触痛	面部、颈部、躯干、四肢斑丘疹，皮肤之间有正常皮肤，退诊后，无色素沉着及脱屑	发热后有半天至天一天出疹
幼儿急疹	人疱病毒6型	一般情况好，高烧时可惊厥，耳后、枕后淋巴结亦肿大	红色斑丘疹，颈及躯干部多见，一天出齐，次日消退	高烧3～5天，热退疹出
猩红热	乙型溶血性链球菌	高热，中度症状重，咽峡炎，杨梅舌，环口苍白圈，篇桃体炎	皮肤弥漫出血，尚有密集针尖大小丘疹，持续3～5天退疹，1周后全身大片脱皮	发热1～2天出疹，出疹时高热，

【治疗方法】

1. 中医治法

（1）发热期型

治法：辛凉宣透，透疹解毒。

方药：经验方。

组成：葛根5g、牛蒡子5g、升麻4g、金银花6g、连翘

5g、荆芥5g、防风5g、桔梗5g、甘草5g。

（2）出疹期型

治法：宣透清解，解毒透疹。

方药：经验方。

组成：升麻5g、葛根5g、牛蒡子5g、桔梗5g、金银花5g、连翘5g、芥穗5g、紫草3g、鲜芦根5g。

（3）退疹期型

治法：解毒养阴，质病同治。

方药：经验方。

组成：茯苓5g、麦冬5g、花粉5g、桔梗5g、蝉蜕2g、黄芩5g、金银花5g、连翘5g、甘草5g。

（4）风寒闭塞

治法：辛温透表，祛风解毒。

方药：经验方。

组成：苏叶5g、川芎5g、升麻5g、赤芍5g、葛根5g、牛蒡子5g、连翘5g、芥穗5g、防风5g、甘草5g。

（5）毒热壅滞型

治法：清热解毒，透表出疹。

方药：经验方。

组成：黄连5g、黄芩5g、黄柏5g、栀子5g、生石膏7g、葛根5g、牛蒡子5g、金银花5g、甘草5g。

（5）正气虚弱型

治法：扶正解毒，质病同治。

方药：经验方。

组成：人参2g、麦冬5g、五味子5g、金银花5g、连翘5g、升麻5g、紫草3g、桔梗5g、甘草5g。该剂量可供5～10

岁参考。

2. 西医治法

（1）一般治疗　本病尚无特效抗病毒药物治疗，护理工作非常重要，无合并症者不需住院治疗，可在家卧床休息。室内保持空气新鲜，温度及湿度适当。给于易消化、富有营养的食物，补充足量水分，保持皮肤、黏膜清洁、防止合并继发感染。

（2）对症治疗　高热时可用物理降温，最好不用退热剂。烦躁时可适当给于苯巴比妥等镇静剂。咳嗽剧烈、痰多时可应用镇咳、祛痰治疗。补充足量的维生素 A.

【预　　防】

1. 被动免疫　在接触麻疹后，应于 5 天内给予免疫球蛋白 0.25ml/kg，可起到预防作用。超过 6 天时，则无法达到上述效果。使用免疫血清球蛋白者，其临床表现可变为不典型，但仍有潜在传染性。被动免疫的效力仅能维持 8 周。

2. 主动免疫　采用麻疹减毒活疫苗是预防麻疹的重要措施，其预防效果达 90%。国内规定初种年龄为 8 个月，如应用过早则存留在婴儿体内的母亲抗体可中和疫苗的免疫作用。由于免疫后血清抗体阳转率不是 100%，且随着时间的延长其免疫效应注渐减弱，因此建议当儿童 4～6 岁进幼儿园或小学一年级时再次接种麻疹疫苗；进入大学的青年人要作第二次麻疹免疫。有急性结核感染时，注射麻疹疫苗同时给抗结核治疗。

3. 控制传染源　早期发现患者，早期隔离，一般患者隔离至出疹后 5 天，合并肺炎者延长至 10 天。接触麻疹易感者检疫应观察 3 周。

4. 切断传染途径　患者衣被在阳光下暴晒，住过的房间，应充分通风，并用紫外线照射。麻疹流行季节易感儿尽量少去公共场所。

百　日　咳

【概　　述】

本病致病细菌为百日咳嗜血杆菌。本病的传染性很强，仅次于麻疹和水痘。病多见于冬末春初，以 2～4 岁小儿最多，10 岁以上者少见，传染源是本病患者。在本病的早期和不典型病例，诊断不易，但他们对引起本病的流行，却非常重要。在起病后的 3～4 个星期内，传染性最强，但一般在 6 个星期内都有传染性。在早期患者的呼吸道中，存在着大量病菌，当他们咳嗽时，即随飞沫传给容易感染的小儿。由于病菌在人体外的生活力极低，故很少通过污染的用具传染他人，患过本病一次后，多可终身不再患；但也有极少数已患过百日咳的患儿又得第二次。小儿极容易感染本病，初生婴儿也不例外，

1. 症状与体征　潜伏期约 7～14 天。全病程约 6～10 星期。可分三期.

（1）侵入期（炎症期）　自起病至出现痉挛性咳嗽为止，约 7～10 天，症状类似一般的伤风咳嗽，但咳嗽逐渐加重，尤其是晚上厉害。

（2）痉咳期　此期的长短和病的轻重关系很大，轻者痉咳数天即减轻，重者可持续两个月以上，一般约持续 5～6 个星期。咳嗽非常痛苦，不咳则已，一咳就连声不断，可连咳十多声，甚至数十声，直至需要吸气而暂时停止片刻后，又重复

发作，可连续重复多次，直至咳出大量稠痰或呕吐为止。每次吸气时，由于吸气很急，且声门痉挛狭窄，可发出类似鸡叫的声音。（体弱幼婴，常无此症状）。咳嗽时，患儿涕泪交流，脸发红甚至发绀，可有鼻出血或咯血，身体弯缩一团，体弱幼婴偶可因缺氧而发生窒息或惊厥。这种咳嗽，多是自然发生，但也可因冷空气、尘土、煤烟、愤怒而诱发；甚至听见别人咳嗽，也可引起痉咳发作。多次痉咳后，眼睑和脸均可浮肿，也可有结膜下出血。除有并发症者外。一般不发热。肺部检查亦多属正常。

（3）恢复期　咳嗽逐渐减轻，一般开始于病的第 5 星期，从此时起咳嗽再持续 2 ~ 3 星期；但在冬季，可持续较久在病愈初期若患者患感冒或支气炎，有时可诱发百日咳样的痉咳，待感冒痊愈后痉咳也随着消失。不可误认为是百日咳的再发。

2. 实验室检查

本病侵入期末和痉咳期的早期，血中白细胞总数常有增加，一般为 2 ~ 4 万，而淋巴细胞增加为主（常在 60% 以上）。年龄愈小，本病愈严重。

在痉咳期有典型的咳嗽时，诊断不难。但在侵入期易误诊为感冒，此时应详询患儿是否曾和本病患者接触过，并注意当地是否有本病流行。检查血液白细胞总数和分类，对本病有帮助。

3. 并发症

常见于 1 岁以下的营养不良的小儿，和一般健康较差的小儿。常见的并发症有

（1）支气管肺炎　由于继发其他细菌感染而引起。主要是发生在肺的间质组织，故称为间质性肺炎。但严重时，病变也可波及肺泡。比一般肺炎严重。且病程也较长。

（2）其他肺部并发病　由于浓痰阻塞支气管，可发生肺膨张不全。严重久咳后，可发生支气管扩张症。患过本病后，常可使肺结核加重。

（3）脑部并发病　严重的病例可发生脑出血和中毒性脑炎、或由于脑缺痒而引起神经症状（如惊厥、昏迷等）。这些常为本病的死亡原因。全愈后还可发生严重的后遗症，如肢体瘫痪和颠痫等。

【临床表现】

1. 初咳期型

主症：此型阵发咳嗽，咳时流鼻涕眼泪，日轻夜重。

2. 痉咳型

主症：阵发痉挛性咳嗽，咳即作吐，眼睑浮肿，有时痰中代血，口鼻呛血。

3. 恢复期型

主症：阵咳，咳声无力，潮热，两颧发红，精神倦怠。

【综合诊断】

1. 辨质

（1）零质　正常质，正数值1。

（2）亚健康质　加质：气虚质、血虚质，负值0.1；加减质：阳虚质、阴虚质，负值0.2。

（3）减质病质　小病质，负值0.3～0.4；中病质，负值0.5～0.6；大病质，负值0.7～0.8；病危质，负值0.9～0.95。

2. 辨病

减病　“百日咳”，负值0.5～0.6。

3. 辨证

减证　初咳期型，负值0.5～0.6；痉咳期型，负值0.7～0.8；恢复期型，负值0.5～0.6。

【治疗方法】

1. 中医治法

（1）初咳期型

治法：清热止咳，质症同治。

方药：经验方。

组成：紫菀5g、百部5g、前胡5g、白前3g、青黛2g、蛤粉2g、桔梗5g、甘草5g。

（2）痉咳期型

治法：镇痉止咳，润肺祛痰。

方药：经验方。

组成：杏仁3g、冬瓜仁5g、芦根5g、桃仁5g、紫菀5g、百部5g、葶苈子5g、甘草5g、白茅根5g。

（3）恢复期型

治法：养阴清肺，止咳化痰。

方药：经验方。

组成：沙参5g、麦冬5g、桑皮5g、地骨皮5g、杏仁3g、瓜蒌5g、桔梗5g、甘草5g。

2. 西医治法

（1）一般治疗　居室必须空气流通，避免在居室内吸烟和熏煤烟，患儿要适当地多在户外活动，使其注意力分散和心情愉快，这样可减轻痉咳。饮食宜少量多餐。痉咳后应立即进食，这样可避免呕吐，若发生呕吐，则在呕吐后应再给食物。

（2）对症治疗　咳嗽严重时可给止咳化痰药，如复方甘草合剂和氯化氨等。苯巴比妥和溴化钠等镇静剂，亦可减轻症状。惊厥时可肌肉注射苯巴比妥钠或用水合氯醛灌肠。严重缺氧时，可给氧气吸入。

（3）抗菌素治疗　必须在疾病早期使用才较有效。一般常用合霉素，按每千克体重每日 80～100mg 计算，分 3～4 次口服（氯霉素剂量减半）共服 7～10 天。用药期间应注意血象改变，如白细胞总数迅速下降至 6000～5000 左右，应即停药。以免发生粒性白细胞缺乏症。用合霉素 5～6 天后若仍无效，或因呕吐不能服用，或因白细胞显著下降而被迫停药，则改用链霉素肌肉注射每日一次，2 岁以内每日 1/3g，2 岁以上每日 1/2g，共用 7～10 天。并发肺炎时，应用青霉素或磺氨并进行肺炎的其他综合性疗法。

【预　　防】

早发现早治疗，患者衣被在阳关下暴晒，住过的房间，应充分通风，并用紫外线照射。

流行性腮腺炎

【概　　述】

本病是由病毒所引起。多流行于冬春二季，以4～15岁的小儿最多，成人患者较少，传染源为本病的患者，但没有腮腺肿大的患者，也同样可以传染给他人。本病的传染性也很强，但不及麻疹和水痘。自腮腺出现肿痛之前3天起至消肿止，患者唾液中均有大量病毒，尤以病的早期为多，故此时期内，均有传染性。本病主要是由直接接触和通过飞沫而传染。患过一次后，可终身免疫。再次传染者少见。

本病潜伏期约14～21天，平均为18天。多数患者无前驱症状，首先即发现耳下部肿大。少数患者先有发热头痛、精神差、食欲不振和呕吐等前驱症状，持续1～2天后则波及对侧，也可以两侧同时肿大。腮下先有疼痛，然后逐渐肿大。耳垂为肿区的中心。肿块边缘不清楚，有局部疼痛和触痛，咀嚼和吃酸性食物时，疼痛加剧。腮腺管口（相当于上颌第二臼齿旁甲黏膜上）可有红肿现象，偶有腮腺不肿大而仅有管口红肿大的患者。在腮腺高度肿胀时，患者多有发热，或轻或重的周身症状，唾液增加。成人患者症状较重，腮腺肿4～5天后，便渐渐消退，周身症状也随着减轻，病程共7～12天左右。白细胞总数正常或稍增加，以淋巴细胞增加为主。一般愈后良好。

诊断主要根据当地流行情况、接触史、耳下部肿疼和腮腺口红肿。但应和应和颈部淋巴结炎和化脓性腮腺炎鉴别。淋巴结炎多在颈部或颌下（离耳较远）很少两侧对称；患处边缘较清楚；腮腺管口不红肿，常可发现口腔或咽部有炎性病灶（扁桃体炎、咽峡炎等）；白细胞总数和中性白细胞增多。化脓性腮腺炎多继发于其他急性传染病（白喉、猩红热、伤寒等）之后，挤压腺体，可见脓液从管口溢出，白细胞总数和中白细胞增多。

合并症

1. 睾丸炎 多见于成人患者，儿童少见。常发生于腮腺肿大后一星期，也可见于腮肿前或和腮肿同时发生。除一侧或两侧睾丸肿痛和触痛外，还有高热，经3~4日甚至1~2星期后，肿胀逐渐消退，但睾丸可因此而萎缩，如两侧均受累可能影响生育。

2. 脑炎（脑膜脑炎） 多见儿童。可在腮腺肿大的前后或和腮腺肿大同时发生。症状、体征和脑脊液的改变，完全和流行性乙型脑炎相同。愈后良好。多在10天内全愈，很少有后遗症。

【临床表现】

主症：恶寒，发热，头痛，精神倦怠，或呕吐。两三天后，腮颊肿大，酸痛拒按，吞咽不便。舌质红，苔黄，脉浮数。

【综合诊断】

1. 辨质

（1）零质　正常质，正数值1。

（2）亚健康质　加质：气虚质、血虚质负值 0.1；加减质：阳虚质、阴虚质，负值 0.2。

（3）减质病质　小病质，负值 0.3～0.4；中病质负值 0.5～0.6；大病质，负值 0.7～0.8；病危质，负值 0.9～0.95。

2. 辨病

减病　“腮腺炎”，负值 0.5～0.6。

3. 辨证

减证　痄腮初期型，负值 0.5～0.6。

【治疗方法】

1. 中医治法

治法：清热解毒，消炎止痛。

方药：经验方。

组成：龙胆草 5g、黄芩 5g、柴胡 5g、板兰根 5g、栀子 5g、连翘 5g、木通 3g、马勃 2g、甘草 5g、夏枯草 5g。加减：毒热甚者加生石膏 6g、黄连 5g；坚硬焮痛者加昆布 5g、海藻 5g，去甘草；睾丸肿痛者加橘核 5g、荔枝核 5g、延胡索 5g；抽风者加钩藤 5g、全蝎 2 条、蜈蚣 1 条。

2. 西医治法

现尚无特效疗法。磺胺药和抗菌素均无效。主要是对症治疗。急性期患者，宜卧床休息，尤其是男性患者应卧床休息至腮肿完全消失为止，以减少并发症的发生。应多饮开水，食物应为流质半流质，不宜过酸，并避免咀嚼。多用盐水漱口，使口腔清洁。腮部肿痛时，局部可用冷敷或热敷。体温太高时可服退热药，或冷敷额部。并发睾丸炎时，可用丁字带将阴囊托起，局部可用冷敷以减少疼痛，此时更需要卧床休息。并发脑膜炎时，完全按症状治疗；剧烈疼痛可服复方阿斯匹林，惊厥时可用苯巴比妥钠肌肉注射或水合氯醛灌肠。

【预　　防】

早发现早治疗，忌辛辣食物，注意休息。

小儿腹泻

【概　　述】

腹泻病是以腹泻为主要表现的疾病，是婴幼儿时期的多发病。多由病毒、细菌引起；亦可因饮食不当、环境改变、过敏、消化酶缺乏等原因引起。轻者以胃肠症状为主，重者可导致全身感染中毒症状及水、电解质紊乱，对小儿健康危害很大，为造成小儿营养不良、生长发育障碍及死亡的重要原因，故卫生部将本病定为重点防治小儿疾病之一。

1. 症状与体征

（1）胃肠症状　大便次数增多，性状改变，呈稀便、水样便、黏液便或脓血便。轻者不呕吐，重者频繁呕吐。

（2）感染中毒症状　可有发热、精神萎靡、烦躁不安、面色苍白，重者甚至昏迷、休克。

（3）脱水及电解质紊乱的表现

①不同程度脱水的表现：脱水分 3 度（见下表）

不同程度的脱水的临床表现

程度	失水点体重 %	精神状态	口舌黏膜	眼球凹陷	眼泪	尿量	皮肤弹性	周围循环
轻	3 ~ 6	良好	稍干	稍有	有	稍少	正常	正常
中	6 ~ 10	萎靡烦躁	明显	明显	少	明显少	稍差	四肢发花
重	10 ~ 12	嗜睡昏迷	干裂	明显	无	极少或无	极差	血压低或休克

②不同性质脱水的表现：根据水分和钠丢失比例的不同，脱水分为：等渗性脱水（血钠130～150mmol/L），临床大多病例为等渗性脱水。低渗性脱水（血钠<130mmol/L），常见于重度营养不良，重度脱水。高渗性脱水（血钠<150mmol/L），患儿表现为极度烦渴，烦躁不安，神经系统症状明显，而脱水导致周围循环不良较少见。

③代谢性酸中毒：主要表现面色发灰，口唇樱桃红色，呼吸深长。

④低甲血症：血清钾低于3.5mmol/L。表现心音低钝、腹张、肌张力减低，腱反射消失，严重者可出现呼吸肌麻痹。

2. 实验室检查

（1）大便常规　病毒性、非感染性腹泻，大便镜检可见少量白细胞、脂肪滴；细菌性可见多数白细胞、脓球及红细胞。

（2）病原学检测　可作粪便培养。

（3）血生化检测　血钠、钾、氯、钙、镁检测及血气分析有助于判断脱水性质、电解质紊乱及酸中毒程度。

【临床表现】

1. 伤乳伤食吐泻型

主症：身有微热，或不发热，不思饮食，腹泻膨胀，恶心呕吐，或腹痛作泻。吐和泻下都为酸臭不消化食物。舌苔薄白或微黄。

2. 虚寒腹泻型

主症：四肢不温，精神倦息，吐出物不酸臭，或食后即泻，大便稀溏，完谷不化。

3. 湿热吐泻型

主症：食入即吐，口干渴，或腹泻，泻时暴注夏迫，烦躁，小便短黄。舌苔白腻或燥黄。

【综合诊断】

1. 辨质

（1）零质　正常质，正数值1。

（2）亚健康质　加质：气虚质、血虚质，负值0.1；加减质：阳虚质：阴虚质，负值0.2。

（3）减质病质　小病质，负值0.3～0.4；中病质，负值0.5～0.6；大病质，负值0.7～0.8；病危质，负值0.9～0.95。

2. 辨病

减病　“小儿腹泻”，负值0.5～0.6。

3. 辨证

减证　伤乳伤食吐泻型，负值0.5～0.6；虚寒腹泻型，负值0.5～0.6；湿热吐泻型，负值0.7～0.8。

【鉴别诊断】

结合流行病学特点、症状、体征、病原学检测应鉴别以下几种腹泻病；轮状病毒肠炎多见于2岁以下婴幼儿，发生在秋冬季。急性水样便应考虑为轮状病毒肠炎（又称秋季腹泻）侵袭性大肠杆菌性肠炎、空肠弯曲菌肠炎、沙门菌肠炎（鼠伤寒沙门菌多见）等，多为黏液便或脓血便，四季均可发生，夏季常有流行，但诊断时要除外细菌性痢疾。水样便，腹泻不止，迅速出现严重脱水，要除外霍乱，确诊依据粪便细菌学检查（包括动力试验及制动试验）。

【治疗方法】

1. 中医治法

（1）伤乳伤食吐泻型

治法：消食导滞，健胃止泻。

方药：经验方。

组成：神曲6g、麦芽6g、山楂6g、半夏4g、莱菔子5g、茯苓5g、白术5g、陈皮6g、连翘5g。加减：呕吐较甚加藿香5g、生姜5g、腹泻较甚加猪苓5g、泽泻5g。

单纯腹泻、低烧、手足心热可用：茯苓5g、泽泻5g、北沙参5g、白术5g、焦三仙12g、鸡内金5g、陈皮6g、黄芩5g、甘草5g。

（2）虚寒腹泻型

治法：温中散寒，和胃止泻。

方药：经验方。

组成：藿香5g、紫苏5g、茯苓5g、陈皮6g、半夏4g。白术5g、厚朴2g、莱菔子5g。山楂6g。加减：呕吐较甚加生姜5g、大枣5枚；寒重呕吐加炮姜3g、吴萸3g，去紫苏、厚朴、莱菔子；腹泻较甚加党参6g、泽泻5g、去紫苏、莱菔子；寒重腹泻加附片3g、炮姜4g。

单纯腹泻，日久不愈者，方用：党参6g、白术6g、茯苓5g、炮姜3g、陈皮5g、附片2g、炙甘草5g、焦麦芽6g。

（3）湿热吐泻型

治法：清热利湿，抗菌止泻。

方药：经验方。

组成：清半夏4g、陈皮6g、葛根5g、黄连5g、黄芩5g、枳壳3g、茯苓5g、霍香5g。加减：腹泻、小便短黄加六一散；腹泻、低烧、手足心热，方用：北沙参5g、焦白术5g、茯苓5g、焦三仙12g、鸡内金5g、炒陈皮6g、知母5g、黄芩5g、甘草5g。

2. 西医治法

（1）家庭护理 医生可根据腹泻病治疗方案、指导家庭治疗。

饮食：主张不禁食，但如吐泻严重、母乳喂养者暂停辅食，人工喂养者将奶制品适当稀释。幼儿可予稀粥、烂饭等易消化食物。严重吐泻可禁食1～2次。禁食时不禁水。

预防脱水：可选用米汤加盐溶液，500ml米汤加细盐1.75g（相当啤酒瓶盖容量的一半），20～40ml/kg，4h服完。

纠正脱水：轻中度脱水口服补液盐溶液（ORS）由氯化钠3.5g、氯化钾1.5g、碳酸氢钠2.5g及葡萄糖20g组成，用温水冲服。中度脱水服50～80ml/kg（相当累积丢失量），每2～3分钟10～20ml/kg。脱水纠正后，余量稀释后服用。对于重度脱水患儿，如无静脉输液条件，可用鼻饲点滴ORS溶液20ml/（kg·h），连续滴注6～8h。

（2）静脉补液治疗 主要用于中、重度脱水患儿，需住院治疗。

①纠正脱水

A. 补充累积损失：补液量：轻度30～60ml/kg，中度60～100ml/kg,，重度100～120ml/kg。补液张力：等渗脱水1/2～2/3张；低渗脱水补等张～2/3张；高渗脱水补1/5～1/3张液体。

对重度等渗及低渗脱水，为迅速补充血容量，开始用2∶1

等张含钠液 20ml/kg（总量 <300ml 与 30 ~ 60min 快速滴入。余量用 2/3 张，8 ~ 12h 内输入。小儿年龄愈大，细胞外液量相对愈小，故学龄前儿童减少 1/4，学龄儿童减少 1/3 补液量。营养不良患儿脱水程度容易估计过高，肥胖儿容易估计不足，应密切观察病情，调整好液量。

B. 补充继续丢失：包括吐泻、发热、出汗、等继续丢失的量，一般按 10 ~ 40ml/kg、用 1/3 张液补充。

C. 补充生理需要：60 ~ 80ml/（kg · d），用 1/5 张液，与继续丢失量共同于 12 ~ 16h 内输入。如能口服，可停止输液。

②纠正酸中毒：轻中度脱水一般不需额外纠酸补碱。重度酸中毒首选碳酸氢钠液。计算公式如下：

5% 碳酸氢钠（ml）=1/2〔（—BE）×体重（kg）〕，计算出需要量，先给 1/2 ~ 2/3 量，根据病情变化，进行调整。对重症酸中毒，可先用碱性液提高 HCO_3^- 5mmol/L，因为 5% $NaHCO_3$ 1ml 含 0.6mmoLHCO_3^-，故用 5% $NaHO_3$ 5ml/kg，可提高 5mml/LHCO_3，（稀释为等渗后应用）。

③补钾：腹泻患儿见尿补钾，10% 氯化钾加入葡萄糖液中，浓度一般为 0.2%（27mmol/L），不得超过 0.3%（40mml/L）。对营养不良的患儿、慢性腹泻的患儿补钾需数日，可口服氯化钾 100 ~ 200mg/（kg · d），分 3 ~ 4 次口服。

④钙、镁补充：酸中毒纠正后，如原婴儿手足抽搐症患儿，应立即缓慢静脉注射 10% 葡萄糖酸钙 10ml，同时口服钙剂。如手足抽搐症发作经补钙剂后不缓解，须考虑低镁血症的存在，可用 25% 硫酸镁 0. 2 ~ 0. 4ml/kg，深部肌肉注射，，每天 1 次。

（3）药物治疗

秋季腹泻：不用抗生素。

细菌性感染腹泻：可选用庆大霉素每天 10～15mg/kg，分 3 次口服阿米卡星每天 8～10mg/kg，分 2 次肌注或静滴；环丙沙星每天 10～20mg/kg，分 2～3 次口服（婴儿慎用）多黏菌素 E 每天 5～10 万 U/kg，分 2 次口服。

思密达：为肠黏膜保护剂，可吸附病原体和毒素。用于急慢性腹泻，视年龄每次 1/3～1 袋（每袋 3g），重者首剂加量。

微生态疗法：可用双岐杆菌、乳酸杆菌和粪链球菌制剂，常用妈咪爱、乐托尔、培菲康等。

【预　　防】

1. 提倡母乳喂养，生后最初数月内母乳喂养尤其重要。避免在夏季断奶。添加辅食应循序渐进注意合理喂养。

2. 加强卫生宣教，对水源和食品卫生严格管理。培养儿童卫生习惯饭前便后要洗手。

3. 感染性腹泻易引起流行，要注意隔离，粪便要消毒处理。

4. 避免长期滥用抗生素，以免肠道菌群失调，致肠功能紊乱。